DE

L'IRRITATION

ET

DE LA FOLIE.

DE L'IMPRIMERIE DE LACHEVARDIERE,
RUE DU COLOMBIER, N. 30.

DE L'IRRITATION

ET

DE LA FOLIE,

OUVRAGE DANS LEQUEL

LES RAPPORTS DU PHYSIQUE ET DU MORAL

SONT ÉTABLIS SUR LES BASES

DE LA MÉDECINE PHYSIOLOGIQUE;

PAR F.-J.-V. BROUSSAIS,

CHEVALIER DE LA LÉGION D'HONNEUR,

MÉDECIN EN CHEF, PREMIER PROFESSEUR A L'HÔPITAL MILITAIRE D'INSTRUCTION DE PARIS,

MEMBRE TITULAIRE DE L'ACADÉMIE ROYALE DE MÉDECINE, ETC.

Lisez.

A PARIS,

CHEZ MLLE DELAUNAY, LIBRAIRE,

PLACE ET VIS-A-VIS DE L'ÉCOLE DE MÉDECINE.

A BRUXELLES,

AU DÉPÔT GÉNÉRAL

DE LA LIBRAIRIE MÉDICALE FRANÇAISE,

MARCHÉ AUX POULETS, N° 1213.

MAI — 1828.

Augte Delaunay

PRÉFACE.

Après beaucoup de vacillations dans sa marche, la médecine suit enfin la seule route qui puisse la conduire à la vérité, *l'observation des rapports de l'homme avec les modificateurs externes, et des organes de l'homme les uns avec les autres*. De toutes parts cette méthode prévaut dans les ouvrages et dans la pratique, soit qu'on l'avoue, soit qu'on refuse d'en convenir. C'est là *méthode physiologique*, parcequ'elle ne peut être suivie sans que l'on étudie la vie, qui seule rend les organes ainsi modifiables. Toutefois il ne faut pas s'y méprendre : ce n'est pas l'abstraction *vie* qu'il s'agit d'étudier, mais les *organes vivans*. Si l'observateur s'épuise en méditations sur des *propriétés*, sur des *forces* considérées indépendamment des organes ou des corps de la nature qui ont sur eux de l'action, il manquera son but, après beaucoup de travail: il ne connaîtra ni les organes, ni les agens; il ne connaîtra que les rêves de son imagination; il aura la tête remplie d'illusions. C'est ainsi que s'égarèrent les anciens, comme on le verra dans cet ouvrage; les modernes n'ont point échappé à ce piége, et l'on se prépare, encore aujourd'hui, à le tendre sous les pas de nos contemporains.

Puisque la véritable observation médicale est celle des organes et de leurs modificateurs, c'est une observation de corps, et elle ne peut se faire que par l'intermédiaire des sens: les sens doivent donc en fournir les matériaux, et c'est au jugement qu'il appartient d'en tirer des inductions. Mais ici se trouve le piége: si le médecin ne tire pas convenablement les inductions, ou s'il a le malheur d'oublier la source d'où elles découlent, il s'égare à l'instant même et se jette dans la fausse route que nous venons de signaler. L'aberration est d'autant plus facile aujourd'hui, que cette fausse route est protégée par quelques hommes marquans, par des personnages dont le nom impose le respect et semble commander la confiance sous le rapport des doctrines. C'est sous les auspices de ces noms respectables, dont quelques uns sont même chers à la France, que l'*éducation par les sens* est dépréciée et menacée de tomber dans le discrédit. Mais n'oublions pas une distinction importante, une grande vérité d'application. Si les mots abstraits *droits*, *légalité*, *liberté*, *désintéressement*, *élévation d'âme*, ne peuvent commander que des actions bonnes et utiles au bien public et à la gloire d'une nation, il n'en est pas ainsi des mots *propriétés vitales*, *forces vitales*, *nature médicatrice*, *spécifiques*, *contagion*, et autres pareils qui peignent aussi des abstractions de l'esprit humain, parceque rien n'est plus facile que d'en abuser; c'est-à-dire d'imprimer en leur nom, au corps vivant, des modifications nuisibles à la santé des hommes en particulier, et au bien de la société tout entière. Telle méthode de philosopher qui pourrait réussir en politique, en diplomatie, n'est donc pas toujours applicable à la médecine; et s'il suffit, dans ces deux sciences, aussi bien que dans les arts, de se laisser guider par le sentiment du beau, du grand, du juste, sans chercher à approfondir comment ces notions nous sont venues, il n'en est pas ainsi en médecine, quand il s'agit de dicter le régime et le traitement de l'homme souffrant, ou de juger des questions concernant la salubrité publique. Ces questions ne peuvent se résoudre de sentiment ou d'inspiration : ce n'est pas immédiatement sur les entités *force vitale*, *nature*, *principe*, que les modificateurs vont agir. Ils ne les influencent qu'après avoir frappé les organes, et si le coup a brisé ces derniers, le mal qu'aura produit l'idée abstraite sera désormais sans remède. En politique, au contraire, les résultats de l'application d'un faux principe peuvent être appréciés avant qu'il ait compromis l'existence du corps social, parceque les nations sont plus robustes que les individus. Il y a bien quelques victimes, mais leurs souffrances sont aperçues si la presse est respectée, et les masses peuvent être préservées des mêmes malheurs.

La société peut donc se perfectionner par l'empirisme, indépendamment des premiers principes : on peut également la rendre heureuse ou malheureuse au nom de Dieu, au nom du prince, au nom des lois ; l'expérience vient ensuite qui détermine lequel de ces trois mobiles produit le bien le plus durable, ou le mal le plus facile à corriger. D'ailleurs il importe fort peu, en politique, que l'idée du juste et de l'injuste vienne des sens ou d'une révélation intérieure. Il faut que les lois soient bonnes, et l'expérience a bientôt prononcé sur leurs avantages et sur leurs inconvéniens ; tout le monde peut les constater, tout le monde est forcé d'en convenir. Il n'en est pas ainsi en médecine tant que le mal que produisent les modificateurs ennemis de nos organes peut être attribué aux entités maladies; et la raison, c'est que le médecin empirique ne se corrige pas; l'expérience est perdue pour lui; il se borne à plaindre son malade, et continue, en sécurité de conscience, à frapper d'autres victimes. Bien préciser l'idée de la *maladie* est donc l'objet principal du médecin, et il ne peut y parvenir sans se rendre compte de la manière dont cette idée s'est formée en lui, c'est-à-dire, sans approfondir le sens des mots *propriétés vitales*, *forces vitales*, *lois vitales*, pour connaître celui des mots *fièvres putrides*, *fièvres malignes*, *etc.*, *etc.*

Il est donc indispensable que le médecin ait toujours la *matière des organes* présente à son esprit et qu'il n'oublie jamais que les idées abstraites de la science qu'il cultive lui sont venues par les sens, et qu'il ne peut, sans danger, procéder à l'étude de l'homme d'après des principes *à priori*.

L'objet de cet ouvrage est surtout de mettre cette vérité en évidence, et de préserver la médecine du mal que peut lui faire une secte philosophique essentiellement envahissante. De là, pour nous, la nécessité de donner aux jeunes médecins, que de faux systèmes pourraient séduire, une idée de la doctrine psychologique qui s'avance sur eux étendard déployé, et qui se flatte déjà d'une facile conquête.

Introduits dans le sentier de l'observation par les idées de *Descartes* sur la méthode, et par les conseils de *Bacon*, éclairés sur la nature de l'instrument qui sert pour cet objet par les travaux de *Locke* et de *Condillac*, les Français procédaient avec zèle et avec concert à l'agrandissement de toutes les connaissances utiles : c'est à cette unanimité d'efforts que la physique, la chimie, l'histoire naturelle, doivent les progrès qui les distinguent parmi nous, et qui ont donné tant d'essor à l'industrie : le tour de la médecine était arrivé, les études de cette science, de vagues qu'elles avaient toujours été, commençaient à devenir précises depuis qu'à la méthode expérimentale du grand *Haller* elle ajoutait la comparaison des organes malades avec les symptômes, et l'étude des propriétés et des forces vitales, dans les lésions pathologiques. Le professeur *Chaussier*, par ses excellens tableaux, avait si bien tracé la route de l'observation physiologique, qu'il paraissait impossible qu'on eût l'idée de s'en écarter ; *Pinel* avait tenté l'analyse philosophique des maladies, et s'il n'avait pas réussi dans cette grande entreprise, il avait du moins émis quelques idées que le génie de *Bichat* avait heureusement fécondées, et qui l'avaient mis à même de fournir des bases solides à la pathologie, par une véritable analyse des tissus constitutifs du corps humain ; nous observions tous de concert, en prenant nos sens pour guides ; nous profitions des avis de *Condillac* pour perfectionner notre langage scientifique ; le judicieux et profond *Destutt de Tracy* nous aidait puissamment dans cette tâche difficile dont le complément seul peut assurer au genre humain la conservation des connaissances qu'il a eu tant de peine à se procurer ; les savantes recherches de *Cabanis* donnaient à notre patrie une prépondérance philosophique qui semblait nous préserver de l'invasion des sectes étrangères : la belle doctrine des rapports du physique avec le moral nous appartenait, par son moyen, au moins autant qu'à l'Angleterre ; car notre Cabanis avait fait un pas au-delà des sens externes ; il avait reconnu la puissante influence des viscères sur la pensée, influence dont Épicure avait seul compris l'existence, sans toutefois en avoir fourni la démonstration physiologique. D'aussi précieux travaux donnaient à la physiologie et à la médecine le droit exclusif de dicter des lois à l'idéologie, et semblaient éloigner pour jamais la possibilité du renouvellement de l'invasion de notre science par les systèmes éphémères des écoles philosophiques. A peine osait-on croire au retour de ces subtilités scolastiques, et de ces disputes de mots qui avaient fait perdre tant de temps à nos ancêtres.

Hélas! nous étions loin de la vérité. Pendant qu'en France nous observions les corps avec les précautions nécessaires pour nous préserver des illusions et nous faire une idée juste de leur nature, on défigurait celle de l'homme en Allemagne et en Écosse, sous prétexte de rectifier le système de *Locke*. Le rectifier était en effet chose nécessaire; mais c'était par les données de *Cabanis* qu'il fallait y procéder, et non pas en nous faisant rétrograder vers l'antiquité, comme on se l'est proposé par le rappel du système de Platon.

Les Français témoignaient quelque dégoût pour l'obscurité du système de Kant, qui plusieurs fois avait été l'objet de leurs railleries: on entreprit de le naturaliser parmi nous, sous le prétexte spécieux de nous faire faire connaissance avec le premier disciple du grand Socrate, de ce martyr intéressant de la liberté de penser, de cet homme que toute la terre salue du nom de sage et que l'on a même qualifié de divin. En fallait-il davantage pour exciter la curiosité de notre jeunesse avide de toute espèce de connaissances! Le platonisme, vingt fois repoussé des écoles, le platonisme, que la France surtout regardait avec dédain, et dont elle se félicitait de n'avoir point subi le joug, nous est offert comme simple objet de curiosité littéraire : c'était l'appât à la faveur duquel on se proposait de nous détourner de la véritable observation, pour nous replonger dans les illusions et les chimères de l'ontologie. La physique, la chimie, l'histoire naturelle, les mathématiques, l'étude de l'histoire, aujourd'hui véritablement philosophique, sont des remparts d'airain que le kanto-platonisme ne pourra jamais renverser. Mais cependant, grâce à la surprise, il fait quelques pas au milieu de nous ; s'il n'entame pas nos rangs, il y fait quelques brèches. Son premier soin a été d'attaquer *Cabanis*, cent fois plus redoutable pour lui que ne l'étaient Locke et Condillac ;

car, bien que Cabanis soit loin d'être purgé d'ontologisme, il a, sur ses prédécesseurs, l'avantage d'en appeler à des faits réels que tout le monde peut vérifier, au lieu de s'en tenir à la spéculation systématique, et, en contemplant ces faits, il est impossible de ne pas en découvrir d'autres dont la méditation devient funeste à l'ontologie. Les kanto-platoniciens l'ont pressenti, et sans savoir, à beaucoup près, ce qu'on pouvait trouver par l'observation de l'homme au moyen des sens, ils ont voulu flétrir d'avance les fruits de cette observation qu'ils ne sauraient empêcher. C'est là précisément ce qu'ils s'efforcent d'effectuer aujourd'hui en montrant à côté et plaçant bien au-dessus de l'observation par les sens, une prétendue observation qu'ils appellent *intérieure*, et qui, si nous les en croyons, dépasse la première de toute la hauteur qui sépare le moral du physique, le ciel de la terre, le sacré du profane.

Quelques mots sacramentaux ont été choisis

par eux et font déjà fortune : les principaux sont *étroit* et *large*, *bas* et *élevé*, *grand* et *petit*, habilement disposés : tout ce qui tient à la philosophie du dix-huitième siècle est étroit, bas et petit ; tout ce qui découle du kanto-platonisme est large, élevé et grand. Ils tentent la conquête de notre jeunesse par l'arme si puissante chez les Français d'autrefois, par le ridicule ; ils espèrent qu'on s'empressera de se réfugier dans leurs rangs, pour se soustraire à des épithètes humiliantes.

Je ne sais s'ils ont compris que le ridicule change d'objet à mesure que les connaissances se multiplient, et que les mots ne peuvent plus avoir sur nous la même influence que par le passé ; mais ce qu'il y a de certain, c'est qu'ils ne s'en tiennent pas à ce moyen. Prenant le ton et le langage des fanatiques de religion, auxquels ils ont la prétention de se substituer, ils insinuent, que dis-je ! ils proclament à haute voix qu'on ne peut être homme de bien à moins d'être de leur parti. Peu s'en faut qu'ils ne déclarent dignes du gibet ceux qu'ils nomment les sensualistes. Qui pourrait être dupe du soin officieux qu'ils prennent de distinguer en eux, pour excuser leurs vertus, l'homme privé du philosophe, et d'en tirer la prétendue preuve d'une conviction non avouée en faveur des principes opposés, ou d'une inconséquence digne de pitié?

Habiles à multiplier les appâts qu'ils croient devoir offrir à notre jeunesse étonnée, ils se donnent pour éclectiques, après avoir traité tous les autres systèmes d'exclusifs, et semblent dire, ou disent en effet : « O vous qui aspirez à la véritable science, venez chés nous, hatez-vous, nous vous ferons connaître toutes les doctrines, et nous vous préserverons du malheur de vous laisser séduire par aucune d'elles; car il faut que vous sachiez que tous les autres philosophes sont des monomaniaques qui délirent sur une seule idée, et qui vous feraient infailliblement perdre l'esprit. » Eh! quel est donc leur éclectisme? Nous le savons désormais : ils l'ont déclaré authentiquement : ils sont placés entre le sensualisme et la théologie, mais à condition d'être toujours, et pour premier titre d'admission, *spiritualistes*. Sur ce, nous n'avons qu'un mot à leur dire : s'ils sont *essentiellement spiritualistes*, ils ne sont pas éclectiques, et ils ne peuvent juger les autres systèmes qu'en spiritualistes, c'est-à-dire en gens dominés par une idée exclusive.

Ils empruntent aux sensualistes les faits de sensations, mais ils les expliquent à leur manière ; ils prennent la révélation chez les théologiens, mais ils la modifient d'une manière qui leur est propre : ce sont de vrais réformateurs de culte, ou, si l'on veut, des illuminés qui aspirent à la domination universelle des consciences. Exclusifs en fait de spiritualisme, ils font d'ailleurs un amalgame de dogmes différens et qu'on a crus jusqu'ici contradictoires. Tel est leur éclectisme. Reste à savoir si les bases en sont solides, et si on les laissera jouir du droit de démonstration et de preuve qu'ils

b.

s'arrogent, et par lequel ils se mettent au-dessus des théologiens, dont l'autorité ne repose que sur la foi. C'est une question que l'on approfondira dans cet ouvrage, sans toutefois entrer dans les discussions théologiques, car on s'est fait un devoir de respecter les croyances religieuses, dans un ouvrage consacré à la physiologie et aux faits que les sens peuvent constater. En attendant, nous dirons que ce n'est ni le titre d'éclectique, ni celui de dogmatique qu'il faut rechercher, mais la vérité, par les moyens d'investigation que notre organisation nous fournit. Celui qui constate un fait de haute importance doit se montrer indifférent à la qualification qu'il plaît aux sectaires de lui donner.

Le pivot de l'ontologie, soi-disant éclectique, est dans les *forces*, et nous ferons, à cette occasion, quelques réflexions tendant à faire bien comprendre le sujet que nous traitons.

Les kanto-platoniciens de France, affichant

pour la matière le plus grand mépris, n'ont d'attention que pour les forces qui l'animent, et croient par là se placer fort au-dessus des observateurs de faits. Il faudra décider si le boursouflement qu'ils se donnent pour y parvenir les rend en effet plus légers qu'eux, ou ne les fait pas retomber au-dessous.

Qu'est-ce en effet qu'une force, en général, car il faut bien s'appesantir sur cette question, sinon l'induction tirée, par l'observateur, de quelque chose qui agit sur un corps ou dans un corps, pour lui faire subir des changemens? Un entraînement porte cet observateur à supposer que ce corps est mû par quelque chose qui agit sur lui, comme lui-même a coutume d'agir, en certains cas, sur certains autres corps : nul doute que l'on n'éprouve cet entraînement; impossible de ne pas convenir que personne ne peut s'en défendre, parcequ'on y est forcé par l'analogie, c'est-à-dire parcequ'on est porté à juger de ce qu'on ne sait pas par ce qu'on croit savoir; mais c'est là et précisément là que s'arrête le fait. L'homme chez qui le jugement l'emporte sur l'imagination, se contient, et gémit d'être forcé de demeurer dans l'ignorance des causes premières. Pour celui-là, le mot *force* n'est qu'une formule, le signe d'une perception qu'il a reçue à l'occasion d'un phénomène, et il ne s'en sert que pour en chercher d'autres que ses sens puissent également saisir.

Il n'en est pas ainsi de l'homme à imagination prédominante, de l'esprit poétique, du Platon ancien ou moderne : crédule d'abord, mais surtout orgueilleux et ne pouvant supporter l'idée d'ignorer, il passe du soupçon vague à la conviction la plus entière ; il fait plus, il se hâte de réaliser l'induction, il la personnifie, il la fait agir comme un être animé, vivant, comme un homme, en un mot ; puis il bâtit un roman dont cette induction, devenue force palpable, est le héros, et s'indigne contre celui qui lui refuse son hommage.

Voilà le fanatisme d'opinions; il diffère en intensité suivant le caractère du personnage où il se développe; mais il est foncièrement le même : tous les auteurs de ce genre, soit en médecine, soit en philosophie, soit ailleurs, ont beau protester de leur tolérance, ils n'en sont pas capables; ils ne peuvent l'être, ils tiennent trop à la fiction qui les a si agréablement occupés, à leur prose poétique, aux efforts incroyables que leur ont coûtés des rapprochemens inusités, visant au tableau et à l'effet, pour supporter l'idée de n'avoir rêvé qu'à des chimères; ils pardonnent à un confrère, romancier comme eux, quoiqu'il ait fait de l'idole un portrait différent du leur; mais ils ne feront jamais grâce à l'homme austère qui n'en veut célébrer aucune, et qui passe devant le panthéon de l'ontologie sans fléchir le genou.

Ce style figuré sied à merveille dans les peintures et dans les fictions qui sont du ressort de la poésie; c'est un style d'idylle, d'épopée même, si l'on veut ; mais ce ne devrait pas être le style de la philosophie : il ne lui va nullement ; l'expérience en a été faite assez souvent depuis Platon. Aussi les jeunes élèves ne peuvent-ils d'abord y rien comprendre ; ils se regardent avec étonnement, et s'accusent en secret d'un défaut d'intelligence. Toutefois, à force d'écouter ou de lire, il en est qui parviennent à se figurer les êtres fantastiques que ce style représente. Ceux-là, qui sont nécessairement en petit nombre, prennent le langage du maître, et deviennent d'autant plus fiers qu'ils étaient plus humblement admirateurs de son sublime talent. Aussitôt que ces nouveaux adeptes sont devenus inintelligibles pour leurs amis, que leur conviction est portée au point de les faire sourire de pitié et hausser les épaules au nom de Locke et de Condillac ; aussitôt que Cabanis n'est plus à leurs yeux qu'un athée, fort heureux d'avoir échappé au dernier supplice ; que Voltaire, Rousseau, Montesquieu, ne leur paraissent que de pauvres philosophes ;

que les ouvrages de Volney les indignent, que la sécheresse de Destutt de Tracy les rebute, leur éducation est faite : ils n'ont plus besoin d'étudier, ni même de consulter ces monumens de la gloire française, si ce n'est pour les critiquer, car ils ne peuvent y rien trouver d'instructif : ils sont au-dessus des législateurs de la pensée et du goût ; ce qu'ils ne peuvent apprendre dans les classiques encore très peu nombreux de leur école, ils sont sûrs de le trouver dans leur conscience, en se recueillant, fermant les yeux, s'éloignant du bruit, et s'écoutant penser. C'est quand ils sont parvenus à ce haut degré de perfection que leur visage se compose, que leur front s'élève, que leur expression devient superbe, et qu'ils ont l'intime conviction que leur intelligence est infiniment supérieure à celle des personnes qui leur disent avec un air de surprise : *Je ne vous comprends pas.*

Le moment nous semble venu de déchirer le voile qui rend leurs maîtres impénétrables : nous espérons divulguer, par cet ouvrage, le secret de leur apparente supériorité, et la cause de cette singulière stupeur qu'ils ont produite dans tout le monde savant.

C'est aux médecins que nous allons faire la révélation de tous ces mystères, parcequ e c'est leur cause que nous plaidons. Il n'appar tient qu'aux médecins physiologistes de déterminer ce qu'il y a d'appréciable dans la causalité des phénomènes instinctifs et intellectuels. Nous disons aux médecins, car celui qui n'a étudié que la physiologie normale ne possède pas assez de faits pour la solution de ces problèmes : l'homme n'est connu qu'à moitié s'il n'est observé que dans l'état sain; l'état de maladie fait aussi bien partie de son existence morale que de son existence physique : il ne faut donc pas être surpris des rêveries que débite l'ontologiste étranger aux connaissances normales et anormales, ou qui s'est contenté d'en prendre une teinture superficielle dans des auteurs qu'il était incapable de juger. Tel est le cas des kanto-platoniciens, et rien n'est plus étrange que la prétention qu'ils affichent aujourd'hui de donner des lois à notre science, surtout dans le moment où elle subit une révolution orageuse à laquelle ils n'ont encore su rien comprendre. De toutes parts se trouve la controverse, et ils n'en connaissent pas le vrai motif; la vérité et l'erreur, la sincérité et la dissimulation, le noble désintéressement et la vile spéculation qui sait imiter son langage, sont aux prises, non dans tout le monde médical, mais au milieu de la capitale de France, dans les salons, dans toutes les académies, et les kanto-platoniciens n'ont aucun moyen de s'y reconnaître. Ils ne savent pas ce qu'est la médecine, et ils osent la calomnier et affecter pour elle du mépris; ils proclament que la science de l'homme, telle qu'ils la conçoivent, est la seule qui ait de la certitude, sans avoir passé seulement dix ans de leur vie à étudier l'homme tel que le connaissent les médecins, c'est-à-dire considéré dans ses organes vivans et morts; ils croient que l'observation extérieure de l'homme adulte, parfait et sain, suffit pour expliquer l'homme embryon, enfant, malade, incomplètement développé, mort et soumis à l'analyse anatomique. La première observation est pour eux la seule réelle, parcequ'elle est la leur; l'autre n'est qu'hypothétique et vaine, ou, pour le moins, grossière, et faite pour les intelligences du commun. Il est urgent de leur montrer où se trouve la vérité; il importe surtout de leur faire comprendre que la conquête de quelques transfuges, de quelques spéculateurs qui leur sacrifient cette science, faute de la bien comprendre, est loin, immensément loin de la conquête de la médecine.

Nous ne ferons pas à la jeunesse française l'injure de croire qu'elle puisse être entièrement séduite par le langage ampoulé des kanto-platoniciens. Le fonds de bon sens qui la distingue la préservera sans doute aujourd'hui, comme elle le fit il y a quelques années. Mais elle peut être étourdie par le cliquetis de mots qui retentit de toutes parts à ses oreilles, et celle des écoles de médecine peut être surprise de voir qu'on parle d'introduire ce stérile jargon dans le sein même de la faculté, pendant qu'on en repousse, avec tant d'opiniâtreté, la méthode claire et féconde de la doctrine physiologique. Nous voulons essayer de leur dévoiler cette énigme, de leur faire bien sentir la dignité de la science qu'ils cultivent, et de prouver définitivement à tous les hommes qui ont consacré les plus belles années de leur vie aux études anatomiques, physiologiques et pathologiques, que la science qu'ils ont si laborieusement acquise n'est et n'aurait jamais dû être tributaire de la métaphysique; qu'elle ne peut rien tirer d'elle, et qu'au lieu d'en recevoir la loi, elle doit seule la lui donner, mais comme à un enfant ingrat qui méconnaît et qui méprise sa mère.

C'est d'après cette grande vérité que nous avons dû rallier les phénomènes instinctifs et intellectuels à l'excitation du système nerveux; ce qui leur donne une place importante parmi les causes génératrices de l'irritation. Aussi n'avons-nous pas hésité à choisir pour base de l'ouvrage qu'on va lire le cadre de l'article *irritation*, que nous avions publié dans l'*Encyclopédie progressive*, et que le public avait accueilli avec bienveillance. Mais la théorie de l'irritation vient de recevoir ici un développement qui lui était nécessaire et que ne comportait pas le plan de l'ouvrage où nous l'avions déposée ; de sorte que c'est vraiment un nouveau traité de l'irritation que nous offrons à nos confrères.

Comme, des quatre formes de l'irritation, la nerveuse est celle qui a reçu dans ce traité le développement le plus considérable, développement que réclamait son importance et que nous avions refusé de lui donner jusqu'à ce que le temps nous eût un peu mûri, nous n'avons cru pouvoir mieux faire que d'y joindre, à titre de preuve, la description d'une maladie correspondante. Nous avons choisi la folie, comme celle où le phénomène de l'irritation nerveuse joue le rôle le plus considérable : ce sujet nous convenait d'autant mieux qu'il prête une nouvelle force aux argumens que nous opposons aux prétentions ambitieuses des psychologistes. Il était temps d'ailleurs que les aliénations mentales fussent définitivement ralliées à la méthode physiologique.

Enfin nous avons eu pour but, dans cet ouvrage, de dévoiler le mystère à la faveur duquel le mauvais goût menace de se répandre dans la science de l'homme physique et moral ; de contribuer, par un nouvel effort, aux progrès de la médecine physiologique, et de signaler les causes qui les empêchent d'être encore plus rapides qu'ils ne sont ; enfin, de préserver d'un asservissement honteux une science que nous chérissons, et à la gloire de laquelle nous avons déjà consacré plus de la moitié de notre vie.

Il fallait des motifs aussi puissans pour nous forcer à interrompre la troisième édition de l'*Examen des doctrines médicales* que nous avions mise sous presse et que nous rougissons de faire attendre si long-temps ; mais ce travail va être repris avec une nouvelle activité.

DE L'IRRITATION

ET

DE LA FOLIE.

PREMIÈRE PARTIE.

DE L'IRRITATION CONSIDÉRÉE DANS SON APPLICATION A LA SANTÉ ET A LA MALADIE.

CHAPITRE PREMIER.

IDÉE DE L'IRRITATION.

Le mot irritation représente aux médecins l'action des irritans, ou l'état des parties vivantes irritées. On appelle irritans tous les modificateurs de notre économie qui exaltent l'irritabilité ou la sensibilité des tissus vivans, et qui élèvent ces phénomènes au-dessus du degré normal.

Le mot irritation est applicable à tous les corps vivans, puisque tous sont doués de l'irritabilité; mais on ne s'en sert dans le langage médical que pour désigner l'exaltation anormale de cette propriété vitale, ou celle de la sensibilité, chez les animaux les plus élevés dans l'échelle zoologique. Notre intention est de ne considérer ici l'irritation que chez l'homme, laissant à d'autres le soin d'en faire l'application à l'art vétérinaire.

Dire que l'homme est susceptible d'irritation, c'est sans doute dire qu'il est irritable; mais l'irritabilité, dont tous ses tissus sont doués, ne se prend pas dans le sens pathologique ou morbide. On exprime par ce mot la faculté que ces tissus possèdent de se mouvoir par le contact d'un corps étranger, ce qui fait dire que les tissus ont senti ce contact. Haller n'attribuait cette propriété qu'aux muscles; mais on convient aujourd'hui qu'elle est commune à tous les tissus. Lorsque l'homme a la conscience des mouvemens excités par les corps étrangers, que nous appellerons souvent modificateurs, on dit qu'il a senti l'impression de ces corps, et l'on donne à la faculté qu'il a de les sentir le nom de sensibilité. La sensibilité appartient donc au *moi*, et l'irritabilité, à toutes les fibres du corps de l'homme. Une partie affectée par les corps étrangers peut éprouver des mouvemens sans que le *moi* en ait la conscience; il n'y a là qu'irritabilité; mais si le *moi* éprouve une modification qui porte l'homme à dire *je sens*, il y a irritabilité et sensibilité. La sensibilité est donc la conséquence de l'irritabilité, tandis que l'irritabilité n'est pas celle de la sensibilité; en d'autres termes, il faut être irritable avant d'être sensible: l'embryon n'est pas encore sensible, il n'est qu'irritable; l'apoplectique n'est plus sensible, mais il est encore irritable. On voit que l'irritabilité est commune à tous les êtres vivans, depuis le végétal jusqu'à l'homme, et qu'elle est continue; tandis que la sensibilité est une faculté propre à certains animaux, qu'elle n'est pas continue, et qu'elle ne se manifeste que sous des conditions déterminées. Ces conditions sont l'existence d'un appareil nerveux, muni d'un centre, c'est-à-dire d'un cerveau, et un état particulier de cet appareil; car il n'est pas toujours apte à donner à l'animal la conscience des mouvemens qui se passent dans ses tissus. L'apoplectique et l'embryon en sont la preuve.

On avait érigé en propriété la faculté que la fibre possède de sentir l'impression d'un stimulant sans que l'animal en eût la conscience. On avait désigné cette prétendue propriété par le mot de sensibilité organique, parcequ'elle est tellement inhérente aux organes, qu'on peut l'observer chez ceux qui sont séparés de l'ensemble : mais comme le mouvement de la fibre stimulée est le seul phénomène apparent ; comme il est impossible d'isoler le *sentir* du *se mouvoir* ; comme le mot *sentir* n'a point ici d'autre sens que les mots *se mouvoir* ; comme le mot *sentir* pourrait, d'après les mêmes principes, être appliqué aux corps inertes, puisque rien n'empêcherait de dire qu'une bille qui se meut a senti le contact de la bille qui l'a frappée, cette sensibilité organique est une abstraction superflue qui ne saurait être admise dans la langue sévère d'une physiologie philosophique.

Les modificateurs qui mettent en jeu l'irritabilité sont appelés excitans ou stimulans, et leur effet excitation ou stimulation. L'excitation, considérée d'une manière générale, abstraction faite du lieu où elle existe et du modificateur qui la provoque, porte aussi le nom d'*excitement*. Enfin, lorsque l'excitation ou la stimulation sortent des limites de l'état normal, elles rentrent dans ce que nous avons appelé irritation, et les agens qui l'ont déterminée prennent la qualification d'irritans. C'est cette irritation qui fait aujourd'hui la base de la doctrine physiologique; mais avant de la considérer sous le rapport pathologique, et de nous engager dans la recherche du rôle qu'elle joue dans la production, la marche et le traitement des maladies, il est utile de jeter un coup d'œil sur les fastes de la science, afin de voir par quelles gradations nous sommes arrivés au point où nous nous trouvons présentement.

CHAPITRE II.

HISTOIRE DE L'IRRITATION.

Hippocrate n'eut aucune idée de l'irritation. Il admettait un *consensus* entre les organes, mais il l'attribuait à un principe intérieur, ἐνορμῶν, qu'un médecin moderne a traduit par *impetum faciens* : c'est par cette force occulte qu'il expliquait les phénomènes de la santé et ceux des maladies. Les dogmatiques qui suivirent le père de la médecine reconnaissaient une âme matérielle, éthérée ou ignée, en un mot, formée de ce qu'il y a de plus subtil dans la matière, et la faisaient présider à tous les actes vitaux. Cette âme mortelle a long-temps subsisté dans les écoles, tantôt seule, et tantôt subordonnée à une âme immatérielle et impérissable. Mais on n'avait aucune idée de l'irritabilité inhérente aux tissus vivans.

La théorie du *strictum* et du *laxum* de Thémison, développée par Thessalus, n'est point non plus celle de l'irritation. Il s'agissait de la facilité ou de la difficulté que les atomes éprouvaient à pénétrer dans les pores qui leur étaient appropriés; et la thérapeutique qui découlait de ces spéculations hypothétiques était absurde, et n'avait aucun rapport avec les théories modernes de l'excitement et de l'irritation. On se proposait d'ouvrir ou de fermer les pores de tout le corps, que l'on se figurait semblables à ceux de la peau sur laquelle on agissait le plus souvent. C'est à quoi l'on travaillait par des frictions exécutées tantôt avec des substances attractives, tantôt avec des astringentes ou répulsives, astrictives, etc.; et de vider le corps par des vomitifs, des purgatifs, la diète, pour le remplir ensuite en un certain nombre d'heures ou de jours fixés par la règle. Des hommes qui n'avaient aucune idée de l'anatomie et du jeu des fonctions, se figuraient qu'ils pourraient, par ces pratiques, déboucher tous les canaux du corps, les vider, les débarrasser de la vieille matière, et y introduire de nouvelle, qui devait être plus propre à l'entretien de la santé; c'est ce qu'ils appelaient *métasyncrise* ou *récorporation*. Ils se flattaient d'avoir donné, par cette prétendue régénération, plus de force, de souplesse, de perméabilité aux canaux vivans; en un mot, d'avoir corrigé leur excès de constriction ou de relâchement, pour les placer dans le degré moyen favorable à la santé et à la longévité. On voit combien est peu fondée l'assertion de ceux qui voient dans ce système l'origine des doctrines fondées sur le phénomène de l'irritabilité.

Galien développa la théorie élémentaire et humorale dont les germes se trouvent dans les ouvrages attribués à Hippocrate. Il fut le fondateur de l'humorisme. Il établit des forces pour agir sur les élémens, la terre, l'eau, l'air ou le pneuma, pour les convertir en humeurs, entretenir leurs mélanges, leurs rapports, les faire servir au maintien de la vie et diriger les efforts conservateurs de la nature dans les maladies. Il se perdit en subtilités sur presque toutes les questions qu'il traita, et n'eut aucune idée de l'irritabilité du corps animal.

Ce n'est pas dans l'application de la philosophie des Orientaux, de la magie et de la cabale, à l'art de guérir, qu'il faut chercher l'origine de la doctrine de l'irritation ; on n'y trouve que des absurdités qui dégradent l'esprit humain.

Les Arabes, qui cultivèrent la médecine avec tant d'ardeur avant l'invasion des Turcs, ne furent que les copistes ou les imitateurs de Galien et des anciens Grecs. Ils expliquaient tous les phénomènes de la vie par des forces occultes qu'ils multiplièrent prodigieusement. Ils furent les fondateurs de la matière médicale, de la chimie; mais ils n'eurent aucune idée de l'irritation. La dissection leur était interdite, et la voie des expériences ne leur était point connue. Ils n'eurent d'autre anatomie que celle d'Aristote, de Galien, et des médecins de l'école d'Alexandrie. Certes ce n'était pas à de pareilles sources qu'ils pouvaient puiser des notions sur les propriétés vitales du corps humain.

On est obligé de franchir tous les siècles de barbarie pour trouver, dans les auteurs, quelques traces fugitives du phénomène qui nous occupe.

Après la renaissance des lettres, quelques auteurs, par exemple Jérôme Fracastor, parlèrent de l'irritation exercée par les humeurs sur les solides; mais ils ne fondèrent point de système sur cet acte vital. Le mot irritation se trouve chez eux comme noyé et perdu dans un déluge d'expressions plus ou moins mauvaises, appartenant aux théories élémentaires et humorales.

C'est de l'irritation considérée d'une manière abstraite, et non de l'irritation vue dans telle ou telle partie du corps comme un état de la matière animale, qu'il est question dans cet auteur.

Pendant le cours du 16e siècle, à l'époque où l'on attaquait de toutes parts la théorie de Galien, un professeur de la Faculté de Montpellier, Joubert, qui le premier se déclara contre l'horreur du vide, se servit de l'irritation pour rendre raison des convulsions, qu'il expliquait par la réaction des solides contre les causes morbifiques. Il attribua aussi l'action des médicamens à une impression désagréable faite sur l'estomac, c'est-à-dire à une espèce d'irritation. Cependant l'humorisme était encore la théorie prédominante : on ne fonda point alors de système sur l'irritabilité de la fibre animale. On était même loin de la soupçonner quoiqu'on aperçût le phénomène dans quelques fonctions.

Les alchimistes, les fondeurs de métaux, ne s'occupèrent pendant long-temps qu'à inventer des spécifiques ou des panacées pour le traitement des maladies. Paracelse, leur coryphée, imagina une espèce d'âme attachée aux organes et résidant dans l'estomac : il la qualifia du nom d'archée et la chargea de présider aux fonctions, mais il ne lui donna point pour ministre l'irritation, et l'irritabilité ne joue aucun rôle dans son ridicule galimatias. C'est pourtant à l'un des sectateurs de la chémiatrie qu'il faut rapporter les premières notions clairement exprimées sur l'irritation. Van Helmont admit l'archée de Paracelse, et la fit également résider dans l'estomac. Ce médecin fut le premier qui donna une juste idée de la cause locale de l'inflammation. Il l'attribuait à la colère de l'archée, qui, offensée par la présence des causes morbides, envoie dans les parties un ferment qu'elle a toujours à sa disposition. C'est ce ferment qui irrite les tissus, qui appelle le sang, et devient ainsi la cause prochaine de l'inflammation. L'auteur se servait de l'exemple d'une épine enfoncée dans une partie sensible, afin de donner une idée du mécanisme producteur de l'inflammation. Il attribue à l'inflammation quelques maladies qui jusqu'alors étaient restées étrangères à ce phénomène, telle est la dysenterie, qu'il plaça le premier au rang des phlegmasies, assurant qu'elle ne diffère de la pleurésie que par le siége qu'elle occupe. Son idée sur le mode de développement de l'inflammation produisit le fameux article *Aiguillon* de l'Encyclopédie, qui est devenu la principale base des travaux modernes sur la vitalité propre à chacun de nos organes.

Toutefois cette idée n'eut pas tout le succès qu'on pourrait s'imaginer; car du système de Descartes naquirent la physiologie chimique de Sylvius, l'école mécanico-mathématique et l'animisme de Stahl, qui détournèrent pour quelque temps les médecins de la théorie naissante de l'irritation. Il est vrai que Van Helmont ne plaçait ce phénomène qu'en seconde ligne, que ses semences et son ferment rappelaient trop les théories humorales, et que son archée tendait manifestement à placer l'âme à la tête de tous les phénomènes physiologiques. Cet auteur peut donc être considéré comme le principal fondateur du spiritualisme médical, mais son irritation est trop séparée de la matière pour pouvoir servir de base à une théorie raisonnable fondée sur l'irritabilité des tissus vivans.

Sylvius de le Boé se servit, à la vérité, du mot irritation pour donner une idée de l'action des humeurs âcres, qu'il faisait résulter des fermentations, précipitations, distillations, dont le corps humain était le siége continuel; mais pour émousser ces âcres il employait des moyens nuisibles, tous plus ou moins irritans. Ainsi sa théorie ne repose point sur l'irritabilité considérée comme propriété fondamentale du corps et mobile des phénomènes vitaux ; l'irritation ne fut pour lui qu'un accessoire, le plus souvent mal appliqué. On doit en dire autant de ceux de ses sectateurs qui, de même que Floyer, multiplièrent les âcretés, et leur cherchèrent partout des spécifiques parmi les incrassans constamment associés à des médicamens irritans.

Dans le système de Borelli, l'un des fondateurs de l'école mécanique, l'irritation joue un rôle important : c'est par son moyen que le fluide nerveux, innervé dans les muscles par l'action du cerveau, détermine la contraction. L'irritation figure aussi dans la production des maladies, puisque le fluide nerveux devenu âcre par le vice de l'action sécrétoire des glandes, quoique le sang ne partage pas cet état, excite la fièvre en irritant le cœur. Mais c'est à peu près à cela que se réduisaient alors les explications fondées sur l'irritabilité ; car d'ailleurs l'évaluation des forces du cœur, des fibres de l'estomac ; les dissertations sur les efforts de trituration, sur la vitesse du sang, sur le choc que les molécules font éprouver aux parois des vaisseaux, sur l'influence que les angles, les courbures, exercent sur le cours des fluides, et autres recherches de pareille nature, auxquelles on procédait toujours par le secours du calcul, absorbaient toute l'attention des médecins, et la détournaient du phénomène principal. C'était l'élasticité considérée d'une manière mécanique qui était la propriété fondamentale du corps vivant, et non pas l'irritabilité : ce mot était plutôt employé métaphoriquement, et pour faire image, qu'au sens littéral, pour donner l'idée du principe d'action. C'est pour cette raison que toutes les explications de cette école étaient tirées de la mécanique ; aussi faut-il remarquer que la plupart des médecins qui la composaient étaient empiriques en pathologie et n'appliquaient le calcul et les données puisées dans la mécanique qu'à l'étude de la physiologie. De là sans doute l'opinion qui règne encore aujourd'hui parmi certains praticiens, que cette science ne peut rendre aucun service à la médecine pratique.

Cependant quelques médecins pénétrés de l'insuffisance des évaluations mécanico-mathématiques pour expliquer les mouvemens du sang, les congestions, les troubles des organes sécréteurs, eurent recours à l'irritation par laquelle le sang est attiré dans les parties, indépendamment de la force impulsive du cœur ; et cette irritation était pour eux un phénomène vital qu'ils ne subordonnaient plus à des fermens analogues à ceux de Van Helmont. Toutefois, malgré ces éclairs de raison et de physiologie vitale, l'irritation n'était encore qu'un phénomène accessoire, un phénomène non encore assez adhérent à la fibre animale pour qu'on se trouvât forcé de le mettre en action dans tous les phénomènes physiologiques et pathologiques. C'est pour cela que les auteurs qui n'étaient pas mécaniciens en physiologie étaient toujours humoristes ou empiriques, quand il s'agissait des causes et du traitement des maladies.

Stahl niait formellement que les parties fussent mises en jeu par les stimulans, et qu'elles se contractassent d'elles-mêmes sous leur influence. C'était nier le point fondamental de la doctrine de l'irritation. Il ne reconnaissait d'autre puissance active, capable de produire des mouvemens, que l'âme dont il avait emprunté l'*idée à Van Helmont*. C'était l'âme qui percevait les impressions, mais elle se servait de la tonicité comme du seul agent capable de produire les mouvemens. Quoique l'idée de faire agir les modificateurs immédiatement sur une substance immatérielle, sans tenir compte de l'impression faite sur la matière vivante, et de ne faire intervenir celle-ci que pour effectuer la réaction de l'être spirituel, paraisse étrange et contradictoire, cependant si l'on étudie le système de ce médecin, on reconnaît qu'il doit être favorable aux progrès de la théorie de l'irritation. En effet, il suffisait de placer ce phénomène entre les corps impressionnans et l'âme, comme il l'avait placé sous le nom de tonicité, entre l'action de l'âme et les mouvemens, pour s'apercevoir que l'irritation préside également aux phénomènes de la santé et à ceux des maladies. Mais on ne connaissait pas assez la propriété des différens tissus qui composent nos organes et nos appareils, pour arriver promptement à ce résultat. Cependant on employait le mot irritation pour donner une idée de la manière dont l'âme est affectée par les modificateurs : c'est l'âme, selon les disciples de Stahl, qui est irritée par la lumière qui frappe la rétine, et c'est elle qui détermine l'occlusion des paupières, la contraction de l'iris. L'un disait que l'âme s'irritait par l'impression des matières âcres qui affectent les nerfs (non qui irritent les nerfs), et qu'elle excite la fièvre; un autre, Robert Whytt, reconnaissait trois espèces de mouvemens musculaires, l'un naturel, l'autre produit par l'influence nerveuse et volontaire, le troisième involontaire et produit par l'irritation immédiate. Mais l'âme ne cessait jamais d'être en scène : on la considérait toujours comme la cause des mouvemens; et, pour expliquer ceux qui se passent dans la fibre musculaire séparée du corps, on soutenait que l'âme était divisible, et que sa présence dans chaque portion d'un cœur divisé était la cause des contractions qu'on y remarquait. On employait le même raisonnement pour expliquer la répétition des contractions d'un cœur arraché à un animal vivant, lorsqu'on cessait de le piquer. On ne voyait pas de milieu entre le mécanisme et l'animisme : si ce n'était pas mécaniquement que le cœur se mouvait, ce devait être par l'influence de l'âme. On ne tenait aucun compte de l'irritabilité inhérente à la fibre vivante. Même explication pour les irritations portées immédiatement sur les nerfs, et plus ou moins prolongées après la soustraction des modificateurs. Ce n'était donc point encore là la véritable théorie de l'irritation. D'autres cependant prétendaient que la volonté agit toujours comme un irritant sur les parties : c'était un pas de plus vers la vérité, mais le système n'était point généralisé. Il ne pouvait pas l'être tant que l'irritabilité était séparée de la fibre vivante, tant que la tonicité, substituée à l'élasticité des mécaniciens, était la principale propriété des tissus, et que l'irritation, être abstrait dans le système de l'auteur, était mise en action au lieu de l'irritabilité de la matière animale.

Sauvages était mécanicien en physiologie et empirique en pathologie : il soumettait tous les phénomènes mécaniques du corps vivant à l'âme, et étudiait les maladies par groupes de symptômes, comme l'atteste sa *Nosologie méthodique*. Il n'eut point une idée juste de l'irritation.

L'âme raisonnable de Stahl fut ensuite remplacée par un principe vital. Mais il n'y eut d'abord que le mot de changé. C'est ainsi que Casimir Medicus soutient que la matière par elle-même est incapable de tout mouvement, et que l'irritation des tissus, dont on était déjà forcé de convenir, n'explique rien sans l'intermédiaire de ce principe primordial. Un autre auteur rajeunit l'âme matérielle des anciens, et lui donna les mêmes fonctions qu'à l'âme raisonnable de Stahl. Chaque partie fut douée d'un sentiment et d'une imagination propres, qui étaient sous la dépendance de cette âme matérielle générale. On ne voit pas de terme nécessaire à la création de toutes les entités interposées entre l'âme immatérielle et les fibres des organes. Cet arbitraire ne pouvait pas résister aux progrès des sciences physiques. On n'y voit autre chose que le système de VanHelmont présenté sous d'autres couleurs.

Théophile Bordeu admit dans chaque organe un sentiment particulier; mais il ne l'érigea point en faculté intellectuelle : chaque organe, ayant une vie qui lui est propre, a aussi ses agens internes particuliers d'irritation qu'il tire du sang, des nerfs, etc. Cet auteur fit jouer un grand rôle aux glandes, doua le sang d'un principe d'action, et soumit tout cela au principe vital, qui, à la vérité, n'était ni l'âme raisonnable de Stahl, ni un principe matériel éthéré ou igné comme celui des anciens. C'était quelque chose d'abstrait, c'était le résultat général des vies particulières à chaque organe; mais c'était en même temps une force active, qui dirigeait l'ensemble des forces particulières et spéciales.

L'irritation n'est ici qu'un moyen secondaire. Ce n'est point elle qui, réfléchie d'un organe sur les autres, communique le mouvement et entretient la vie; c'est la force générale, résultant des forces particulières, qui sent les besoins, réclame les moyens, en dispose, concerte les mouvemens assimilateurs, dépurateurs, conservateurs, reproducteurs, et dirige les phénomènes de nutrition. Ce n'est donc point encore là la théorie de l'irritation. Parlerai-je du rôle chimérique que cet auteur fait jouer au tissu cellulaire, des douleurs et des cachexies provenant du vice de l'action des différens sécréteurs, et auxquelles la force vitale doit remédier par un travail, des efforts de coction plus ou moins prolongés, par des crises, des dépurations, etc.? On voit que la théorie de Bordeu, quoique fort supérieure à celles de ses devanciers, n'est point du tout analogue à la véritable doctrine de l'irritation.

Elle porte encore l'empreinte de l'animisme. On semble donner des idées, de l'action à un principe et à des principes dont personne ne peut se faire une idée précise. Ce qu'il y a de bon consiste à réunir ces principes ou ces vies particulières aux organes, de manière qu'il ne soit pas possible d'y penser sans s'occuper en même temps de ces derniers et de leurs modificateurs matériels. Quant à la théorie des coctions et des efforts avec irritation, c'est un reste de l'ontologie des écoles hippocratiques.

La Caze, tant vanté par quelques uns, parla de l'irritation ; mais, en faisant jouer un rôle presque exclusif au centre tendineux du diaphragme, qu'il considérait comme nerveux, dans la production des mouvemens vitaux, il s'éloigna tellement de la vérité, qu'il nous est impossible de le placer au rang des médecins qui ont fait faire des progrès à la théorie de l'irritation.

On ne serait pas tombé dans ces sortes d'erreurs physiologiques si l'on eût tenu à ne raisonner que d'après des faits bien établis ; mais la manie, dérivée de l'antiquité, de deviner les fonctions au lieu de les étudier, et celle, non moins funeste, de les considérer d'une manière abstraite, d'en parler même longtemps sans songer aux organes, ou de placer ceux-ci en sous-ordre en faisant planer audessus d'eux une entité immatérielle qui règle leurs mouvemens ; cette manie ontologique était encore trop accréditée pour que les médecins doués d'un peu d'imagination pussent lui échapper. D'autre part, les hommes sages, privés d'une anatomie analytique et physiologique, car personne n'en avait encore fait de pareille, n'avaient d'autre ressource que l'empirisme ou le scepticisme : mais le scepticisme ne dicte point de formules, et les malades en veulent; il fallait donc se livrer à l'empirisme en médecine, et renoncer à sa raison en physiologie, en se contentant de la superficie des faits, et disant avec Horace : *Permitte divis cætera.*

Barthez, fameux sectateur du principe vital, lui subordonna des forces particulières trop multipliées, et le mit en scène comme une espèce d'âme intelligente, quoiqu'il eût déclaré ne désigner par ce principe que la cause, quelle qu'elle soit, des phénomènes vitaux. Ce savant admit aussi des altérations humorales fondées, ainsi que ses forces, en partie sur la théorie des galénistes, en partie sur celle de Bordeu; car il faisait tous ses efforts pour concilier entre elles les opinions des différens auteurs. Il ne vit dans l'irritation qu'un phénomène secondaire, et n'en fit point la base d'un système régulier de physiologie et de médecine.

Ernest Platner, dans sa grande anthropologie, admet un esprit nerveux, sorte d'âme matérielle qu'il donne pour l'instrument général de l'âme immatérielle. Cet esprit est pompé par les organes dans l'atmosphère : il correspond au pneuma des anciens médecins. C'est une émanation de l'âme générale du monde qui vient de l'éther. Cette âme matérielle, diversifiée dans chaque organe, lui donne sentiment, désir, aversion, et explique tous les phénomènes, dans lesquels l'irritation ne figure que faiblement.

Jusqu'ici nous n'avons trouvé que du vague sur l'irritation; mais, si nous jetons les yeux sur François Glisson, nous verrons quelque chose de plus précis. Sans entrer dans les détails du système de ce philosophe médecin, nous remarquons qu'il accorde à la fibre animale une force particulière qu'il appelle irritabilité, et dont les facteurs sont la perception et l'appétit. La perception diffère de la sensation. La perception précède le mouvement qui est l'effet de l'irritabilité, et se convertit en sensation quand elle est parvenue à l'âme. Cette perception est naturelle dans les fibres, et les nerfs la possèdent; elle rend les fibres irritables, elle est le fondement du mouvement naturel, que l'auteur distingue du mouvement sensitif, résultant d'une sensation. L'âme, ayant reçu la sensation de la perception naturelle, agit sur elle pour faire mouvoir les muscles, et non point immédiatement sur les muscles mêmes. La volonté, mise en action par l'âme, agit sur les fibres irritables par le moyen des nerfs, c'est-à-dire sur leur perception naturelle. L'irritabilité est partagée en naturelle, vitale et animale, et les humeurs y participent. Il y a des esprits vitaux qui sont intermédiaires entre l'âme immatérielle et les organes. Les sympathies entre ces derniers sont expliquées par la communication de l'irritabilité animale.

Malgré cette ontologie, il est facile de reconnaître dans la théorie de Glisson, la première que l'on possède sur l'irritation, les germes de la théorie de l'excitement. Pour la trouver il ne s'agit que d'éliminer les entités immatérielles qui sont placées entre l'impression des excitans et le mouvement de la fibre ; il restera l'irritabilité de celle-ci, et son résultat sera l'irritation. Toutefois cette irritabilité est encore trop générale, trop vague ; il fallait l'apprécier et déterminer son degré et son rôle dans chaque tissu ; mais cette précision ne devait exister qu'à une époque bien plus rapprochée de la nôtre. Ce n'est donc point à Hoffmann qu'il faut rapporter les premières notions sur la théorie de l'excitement.

L'irritation occupe une place importante dans le système de cet auteur, mais elle n'en est point la base. On va en juger. Le sang contient un fluide éthéré qu'il distribue dans toutes les parties du corps, et qui est sécrété par le cerveau qui le répand dans les nerfs. Ce fluide est le premier mobile de la vie; c'est lui qui donne l'irritabilité à tous les tissus; il est l'intermédiaire à l'aide duquel l'âme immatérielle agit sur les corps; il constitue lui-même une âme sensitive, et chacune de ses parties a l'idée du mécanisme de tout l'organisme. C'est d'après ces idées que cette âme matérielle se forme un corps pour l'habiter; elle l'entretient, le répare, etc. On voit que les particules pensantes de cette âme sensitive représentent les monades de Leibnitz.

S'agit-il des mouvemens qu'il fait exécuter à son âme sensitive, Hoffmann les étudie et les explique par la mécanique, l'hydraulique; la vie consiste dans la conservation du mélange par le mouvement qui est produit par l'esprit contenu dans le sang. C'est ce même mouvement qui entretient la chaleur.

Indépendamment de ce mouvement, Hoffmann en admettait un autre qu'il regardait comme fondamental, c'est la diastole et la systole des membranes du cerveau ou méninges, déjà établi par Pacchioni et Baglivi. C'est ce nouveau mouvement, propagé dans la dure-mère de la moelle épinière, qui pousse le fluide nerveux dans les différentes parties du corps. L'excès de ce mouvement lui servait à expliquer les convulsions. En général, les maladies dépendent ou du vice de ce mouvement, ou du mélange imparfait des humeurs, produit par le vice de l'esprit répandu dans le sang dont il ne dirige pas convenablement la mixtion. L'excès du mouvement produit le spasme; trop faible, ce mouvement donne naissance à l'atonie, tandis que le vice du mélange engendre les maladies humorales. De là une pathologie bizarre et tout arbitraire. On voit que l'embarras général des médecins de ce temps, quelle que soit la secte à laquelle ils appartenaient, vient toujours de l'obligation où ils croient être de faire une place à l'âme immatérielle, et d'expliquer ses rapports avec toutes les parties du corps. Descartes l'avait logée dans la glande pinéale; d'autres la plaçaient en d'autres régions du cerveau : mais Hoffmann, d'abord élevé dans le système de Van Helmont, voulait de l'âme dans toutes les parties du corps. Restait à vaincre la difficulté du contact d'une substance spirituelle avec la matière. On avait déjà l'habitude de s'en tirer avec des *esprits*, sorte de matière subtile, plus ou moins analogue à *l'éther*, dont on la faisait souvent dériver. Or, ces espèces de gaz pouvant toucher, d'une part, à l'âme, et de l'autre aux organes, il ne s'agissait plus que d'expliquer leurs opérations par la chimie ou par la physique du temps. Que l'on employât une ou deux âmes, une ou deux sortes d'esprits, cela ne change rien au fond de l'idée. Hoffmann faisait de son âme et de ses esprits tantôt des mécaniciens, tantôt des chimistes, et d'autres fois il semblait mettre les molécules en action d'après les lois aveugles d'une simple végétation vitale, comme si ces molécules n'avaient pas opéré sous les yeux des principes immatériels, et en quelque sorte sous leurs mains. Sa doctrine pathologique le conduisait d'ailleurs aux stimulans, quoiqu'il en abusât beaucoup moins que plusieurs autres. Tout cela ne ressemble point à la théorie de l'irritation, et notre auteur est encore moins avancé que Platner.

Jusqu'ici l'irritabilité avait été considérée d'une manière trop vague et toujours abstraite. Le grand Haller parut et détermina par des expériences précises quels sont les tissus irritables. Le résultat fut que la fibre musculaire est la seule qui jouisse de l'irritabilité. Quant aux autres tissus, les uns, comme le nerveux et ceux qui en sont abondamment pourvus, ne reçurent en partage que la sensibilité : d'autres enfin, et ceux-là ne sont pas les moins nombreux, furent déclarés dépourvus de ces deux propriétés, et doués seulement d'une force morte. La connexion des nerfs, qui, selon Haller, ne produit que de la sensibilité, lui servait à expliquer les sympathies ou la propagation de l'excitement des fibres d'une partie à une autre.

Cette théorie était un grand pas de fait, parcequ'elle donnait de la consistance à des idées jusque là trop abstraites pour fixer les esprits sévères et difficiles à persuader. Mais d'abord elle ne rendait pas assez raison des phénomènes de motilité et des mouvemens qui se passent dans les tissus très nombreux auxquels Haller refusait l'irritabilité et la sensibilité, pour ne leur accorder qu'une force morte ; car qu'est-ce qu'une force morte dans un corps vivant? Le tissu cellulaire, les organes qui, selon l'auteur, en sont formés, comme les tendons, n'avaient point de propriétés. Comment donc expliquer l'union de ces tissus avec ceux qui sont sensibles et irritables? Mais, indépendamment de ce premier défaut, le système de Haller en avait un second non moins grave. La sensibilité, cette partie de l'âme des anciens, se trouvait matérialisée en s'attachant au tissu des nerfs, et figurait hérétiquement sur la même ligne que l'irritabilité de la fibre musculaire. C'est ce qui ne pouvait manquer d'exciter de grandes rumeurs parmi les physiologistes et les philosophes. Quoi qu'il en soit, malgré tous les efforts que l'on fit dans le temps pour remédier aux inconvéniens de cette matérialisation, qui empiétait sur le domaine de l'âme, elle a persisté jusqu'à nos jours, et nos philosophes spiritualistes ne peuvent se débarrasser de cette cruelle épine qu'en plaçant l'âme entre Dieu et la sensibilité, comme les anciens plaçaient l'esprit ou l'éther entre l'âme et la matière. Nous reviendrons nécessairement sur ce sujet.

Cependant les successeurs de Haller perfectionnèrent sa théorie de leur mieux. L'un rétablit l'irritabilité de Glisson, en fit la seule cause de tous les mouvemens, la donna à tous les tissus, et n'accorda qu'aux nerfs le pouvoir de l'exciter et de la mettre en action. Un autre prouva, bientôt après, que l'irritabilité est indépendante des esprits vitaux et qu'elle appartient originairement aux fibres; car il la démontra dans les zoophytes et les plantes. D'autres firent voir que l'essence du corps humain consiste dans la réunion des forces de ses différens tissus. Ils virent que l'irritabilité persiste dans les parties dont on a détruit la sensibilité par la ligature ou la section des nerfs qui s'y distribuent. Ils établirent même que l'irritabilité existe partout, indépendamment des nerfs; on signala les agens extérieurs qui l'excitent, la diminuent, l'éteignent, l'épuisent en l'excitant à l'excès (travaux de l'école de Winter). Ces excitateurs de l'irritabilité prirent le nom de stimulans qu'ils ont gardé jusqu'à nos jours. Plusieurs auteurs allèrent jusqu'à nier l'existence du fluide nerveux.

Il s'éleva beaucoup de disputes sur la sensibilité de chaque partie; on refusa de l'estimer d'après les expériences faites sur les animaux vivans; on prétendit en juger plutôt par la douleur que l'inflammation y fait ressentir, que par la présence des nerfs. On soutint que la contractilité est une qualité primitive de la matière vivante, et qu'en conséquence toutes les parties du corps en sont douées, sans aucune distinction. Cette opinion trouva beaucoup d'approbateurs. C'est ainsi que s'établissaïent peu à peu les bases de la théorie de l'irritation.

Comment se fait-il qu'avec de pareilles données on ait pu rester si long-temps dans l'ontologie médicale, que tout ait été remis en problème, et que la médecine soit parvenue jusqu'à nos jours sans avoir pu s'associer définitivement avec la physiologie par l'intermédiaire de l'irritation ?

Pierre-Antoine Fabre lui donna cependant un appui bien précieux. Il démontra mieux qué personne l'irritabilité du système capillaire, indépendamment de l'innervation cérébrale : il observa sur les grenouilles que le sang affecte toutes sortes de directions, c'est-à-dire qu'il suit souvent une marche rétrograde dans les petites artères, et directe dans les veinules. Le docteur Sarlandière a répété cette expérience devant nous, en plaçant le mésentère d'une grenouille sous le foyer d'un microscope. Nous avons constaté que les molécules des fluides circulans se précipitent de toutes parts en convergeant, même à travers les veines, vers le point que l'on a irrité en y implantant une épingle, et s'y accumulent jusqu'à former une congestion; qu'ensuite celles de la circonférence peuvent se dégager et prendre une direction inverse, si l'on établit un nouveau point d'irritation dans le voisinage du premier. Ce fait devient décisif pour la théorie de plusieurs maladies irritatives et pour celle des révulsions. Fabre en avait déjà fait une heureuse application à la théorie des inflammations. S'il fut peu satisfaisant lorsqu'il essaya de l'appliquer aux fièvres, c'est qu'il ne considérait pas ces affections comme des phlegmasies.

En effet, tant que les fièvres n'étaient pas réduites au phénomène de l'irritation inflammatoire, elles restaient dans le domaine du principe vital, sorte d'âme immatérielle mais périssable, soumise à l'âme immortelle, ou du moins étroitement liée avec elle. Ce principe prévoyant, cette providence intérieure, hippocratique, dont tous les actes avaient un but qu'il fallait deviner, réduisait le rôle du médecin à celui des augures et des aruspices, au moins dans la majeure partie des cas et dans les plus saillans, surtout dans ceux qui excitent le plus vif intérêt à cause de la multitude et de l'extrême mobilité des scènes qui s'y passent. Comment une série de notions dont la plupart étaient si incomplètes aurait-elle pu s'associer avec l'irritabilité de manière à se changer en une véritable science? Ne fallait-il pas d'abord renverser le monstrueux colosse des fièvres essentielles si laborieusement élevé par les efforts de tous les médecins, depuis les premières époques de la civilisation?

Toutefois, cette nouvelle théorie de l'inflammation qui consistait à l'attribuer à une irritation locale qui attire les fluides, donna les moyens d'attaquer avec succès le système de Boërhaave sur l'obstruction des petits vaisseaux par les globules sanguins, considérée comme cause de l'inflammation, et fournit de meilleures bases à la thérapeutique de ces maladies; mais on n'en retira pas tous les avantages qu'on avait droit d'en espérer, par la raison que les inflammations étaient beaucoup trop restreintes, et qu'il existait des systèmes qui tendaient à en diminuer encore le nombre. L'ontologie était trop puissante à cette époque pour permettre à la théorie de l'irritation de prendre un grand développement et d'enfanter une doctrine véritablement physiologique.

Quelques uns établirent identité entre la force nerveuse et l'irritabilité, et firent contribuer l'âme à tous les mouvemens irritatifs; mais, comme il avait été prouvé que l'irritabilité est indépendante de l'influence nerveuse, ces idées ne furent point accueillies. L'innervation n'est en effet, pour la fibre, qu'une cause d'excitation qui se borne à la mettre en action et rend son irritabilité plus prononcée.

Ainsi fut préparée la théorie toute nerveuse qui prit naissance à Édimbourg, et dont le fameux Cullen est l'auteur. Elle dérive de celle de Frédéric Hoffmann, car ce dernier cherchait souvent la cause de plusieurs maladies dans les nerfs; mais elle en diffère en ce point qu'Hoffmann soumettait les nerfs à la dure-mère, qu'il en expliquait l'influence d'une manière mécanique, que les causes des maladies se trouvaient ainsi mécaniques, que d'ailleurs il admettait des maladies par cause humorale, tandis que Cullen rejetait ces explications, attribuant tout, en principe, à des modifications nerveuses primitives.

Cullen est, à proprement parler, le père du solidisme, quoiqu'il y déroge souvent. Il combine les idées d'Hoffmann avec celles de la doctrine des forces du corps.

Dans sa théorie des fièvres, il part du principe que toutes les causes de ces affections sont débilitantes; cette débilité existe à la périphérie, et la réaction de la nature médicatrice excite les forces et produit la chaleur; mais la débilité de la périphérie persiste pendant tout le cours des fièvres. La membrane interne de l'estomac partage cette débilité.

La diminution de l'énergie du cerveau est la cause première de celle de la peau. Le spasme succède à l'atonie, et c'est contre l'un et l'autre que se développe la réaction. Ainsi le quinquina et les autres toniques deviennent les spécifiques de ces maladies.

Cullen attribue l'inflammation à l'irritation des capillaires sanguins, et le rhumatisme est donné comme un type de cet état, tandis que les phlegmasies viscérales sont méconnues. Quant à la goutte, elle diffère beaucoup du rhumatisme, puisqu'elle est considérée comme une maladie de tout le système : c'est une débilité nerveuse produite par l'atonie de l'appareil digestif. Cette atonie donne lieu à une réaction périodique qui produit les accès, qui ne sont autre chose qu'une congestion sur les articulations.

L'irritation devient, dans ce système, un agent important, mais presque toujours secondaire. C'est en faire un mauvais usage. L'auteur la fait résulter de la débilité, et l'on se demande en vain ce que signifie cette débilité primitive, dans des affections que l'on guérit mieux en affaiblissant les malades qu'en les excitant dans l'intention de les fortifier. L'irritation n'est point ici à sa véritable place ; ce n'est point encore là la doctrine de l'irritation. Cullen d'ailleurs néglige beaucoup de maladies. Il admet, contre ses propres principes, des âcretés humorales, et en revient presque toujours à la médication tonique. C'est à lui que l'on doit la thérapeutique tonique dans les fièvres et dans presque toutes les affections chroniques où il voyait toujours le relâchement de l'estomac. Ce sont ses idées, consacrées par le système de son disciple Brown, qui ont prévalu jusqu'à ce jour dans les écoles européennes.

L'atonie qui reparaît ici sur la scène tire bien sa source première du *laxum* de Thémison, qui le faisait résider dans les vaisseaux ; mais l'atonie désormais est présentée sous un autre aspect : déjà Stahl l'avait admise comme un relâchement de la fibre en général ; Hoffmann l'avait placée plus souvent dans les nerfs que dans les vaisseaux ; Cullen vient, et la voit dans toutes les espèces de tissus. Ce n'est plus contre la stagnation des fluides que la nature réagit comme dans le système de Boërhaave ; c'est contre le relâchement qui s'est changé en spasme. Du moins les boërhaavistes laissaient subsister l'énergie dans leur organe de réaction:

irrité par l'obstacle qui arrêtait le sang qu'il avait poussé, le cœur redoublait de vigueur, et l'impulsion qu'il donnait était si forte que l'inflammation et la fièvre en résultaient. Cette colère du cœur, substituée à la colère de l'archée, était à la vérité gratuite ; mais du moins elle n'impliquait point contradiction. Il n'en est pas ainsi du système atonico-spasmodique de Cullen ; l'atonie n'était pas seulement dans la peau et dans les extrémités vasculaires de la périphérie, elle était aussi dans l'estomac, et surtout dans le cerveau : trait choquant d'irréflexion dans une doctrine où le système nerveux était le principal organe de la vie et le moteur de toute réaction ; car le cerveau étant conçu dans un état de débilité, on ne voit plus d'où peut partir la réaction qui allume la fièvre pour vaincre le spasme et dissiper l'atonie. Si Cullen avait été animiste, on pourrait supposer qu'il avait donné ce rôle à l'âme ; mais il ne parlait que de nature, de vie et de matière. Il faut donc que, dans son système, ce soit le principe vital, conçu comme chose différente de la matière, qui agisse sur elle et produise la réaction.

Cullen a pourtant rendu un éminent service à la médecine, en mettant sur la voie de la véritable manière d'agir des médicamens. Il a fourni les moyens d'anéantir les médications spécifiques, en enseignant que les médicamens n'agissent que sur la force nerveuse. Leur action première s'exerce, selon lui, sur l'estomac, et celui-ci, par ses nombreuse sympathies, réagit dynamiquement sur toutes les parties du corps et corrige la disposition aux maladies. C'était dire que les médicamens n'agissent point directement ni spécifiquement sur les entités morbides. Il est vrai que cet auteur ne se propose, le plus souvent, que de relever le ton de l'estomac ; mais il n'a pas méconnu l'impression relâchante et dissolvante des émolliens, et la réaction vitale qui rend les astringens et les narcotiques irritans. On devait, avec de pareilles données, arriver quelque jour à s'apercevoir que les moyens thérapeutiques, quels qu'ils soient, ne font que modifier les propriétés vitales et agir en augmentant ou en diminuant l'excitation des organes. Cet auteur a donc fourni à la théorie de l'irritation des bases auxquelles les observations de ses successeurs devaient donner, par la suite, une plus grande solidité.

Jacques Gregory, professeur à Édimbourg, et l'un des fondateurs de la nouvelle théorie nerveuse, prétend que tout est nerf dans l'économie : il explique les maladies par les sympathies, et doute que les calmans diminuent directement l'irritation ; il est tenté de croire que leur action primitive est irritante. Cette idée, devenue une des principales dans le système de Brown, et jusqu'à Rasori, a servi de base à toutes les dissertations sur l'excitement.

Samuel Musgrave, médecin de Londres, fut de la même école : tout, jusqu'aux hydropisies et aux maladies putrides, contagieuses, dépendait de l'affection du système nerveux, et les médicamens n'avaient d'action que sur ce système.

De la Roche (*Analyse des fonctions du système nerveux*) professa des principes à peu près semblables. Il établit, comme Gregory, une distinction entre la rapidité et l'intensité des phénomènes nerveux ; la première augmente en raison de la diminution de la seconde. Il appelle stimulans les agens qui précipitent l'action nerveuse, et réserve le nom de toniques pour ceux qu'il croit propres à lui donner de l'intensité. Cette théorie a prospéré : on distingue encore aujourd'hui l'excitation, de l'action tonique ; mais celle-ci n'est qu'une nuance de l'excitation, qui, pour cela, ne cesse pas d'être essentiellement la même, selon les médecins physiologistes.

D'après Albert Thaer, la fièvre n'est autre chose que l'excitement des nerfs des organes vitaux : d'où résulte accroissement de l'irritabilité du cœur et des artères. Il répète, après Baglivi, que la crudité, dans les fièvres, est la suite d'une contraction spasmodique et irrégulière, et que la cessation du spasme amène la coction. Ces expressions sont trop vagues ; le siége du spasme est indéterminé. Ce spasme n'est point rapproché de l'inflammation ; mais, en somme, on voit toujours que la doctrine de l'irritation tend à devenir le système prédominant. Stoll lui-même, malgré tout son humorisme, partage l'idée que la fièvre et l'inflammation sont dues à l'augmentation de l'irritabilité du cœur et des artères, et Selle n'hésite pas à placer la cause de la fièvre dans une disposition particulière du système nerveux, que l'on ne peut rapporter à autre chose qu'à l'irritation.

La théorie de Schæffer, médecin de Ratisbonne, est bien plus rapprochée de celle que nous professons aujourd'hui en France ; quoiqu'elle en diffère beaucoup sur un grand nombre de points des plus essentiels, comme on le verra par la suite. Selon lui, toutes les maladies dépendent de l'irritation contre nature du système nerveux ; excitement, crudité, coction, tout cela n'est que nerveux. Les évacuations critiques ne jugent pas les maladies fébriles; elles ne sont que le signe du relâchement qu'amène la cessation du spasme. On remarque chez cet auteur une attention soutenue à donner plus aux nerfs affectés, irrités, qu'à de prétendues âcretés. Les médicamens agissent sur les nerfs de l'estomac; ils mettent en jeu les sympathies, par le secours du grand nerf intercostal. Voilà sans doute de précieuses données pour fonder la théorie des maladies aiguës; mais on manque des rapprochemens qui pouvaient les utiliser : l'auteur conclut de sa théorie à la nécessité des vomitifs, comme moyen d'ébranler fortement l'économie, de rompre le spasme, de hâter la coction, etc., etc.. Recourir aux irritans pour vaincre l'irritation, sans avoir pour objet d'opérer une révulsion, c'est-à-dire de créer une seconde irritation, mais en leur supposant une vertu spécifique, directement anti-irritative, comme l'a fait depuis Rasori, c'était avoir une fausse idée de l'irritabilité des tissus ; car l'idée juste est fondée sur la connaissance du mode d'action des fluides intérieurs et de tous les agens extérieurs sur ces mêmes tissus; c'est cette juste notion qui constitue la véritable science du médecin.

Nous trouvons dans Jean Gardiner une excellente application de la doctrine toute nerveuse de cette époque. Il attribue le catarrhe au transport de l'irritation de la peau sur la surface interne des voies aériennes. Que peut-on dire de plus précis sur l'action sédative du froid? et pourquoi tous les autres points de théorie n'étaient-ils pas concordans avec celui-là?

Quelques classificateurs ont reproduit de nos jours un système que l'on trouve tout développé dans Vanderheuvel. Cet auteur le fondait sur les différentes aberrations de la force vitale : les genres des maladies reposaient sur le désordre des fonctions générales, et les espèces sur celui des fonctions spéciales : on avait donc des maladies par l'excès d'irritabilité générale, et d'autres par celui de l'irritabilité locale, etc., etc. Le vice de cette méthode a déjà été démontré : on ne saurait abstraire les propriétés vitales des organes pour les faire présider à leurs affections. Il faut étudier la lésion de ces propriétés dans les organes malades, et non pas la lésion des organes dans les maladies de leurs propriétés; car de telles maladies ne peuvent être que des chimères, et c'est un des élémens de l'ontologie médicale. Toutefois ces essais indiquent que l'attention des médecins ne tend plus à se diriger sur des chimères, quoiqu'elle s'y dirige encore à leur insu, mais bien sur les phénomènes auxquels nous attachons l'idée de vie. Ces phénomènes étaient connus, pour la plupart; on ne pouvait plus les perdre de vue : il ne s'agissait donc que de trouver la bonne méthode de les étudier; mais on était encore loin de la posséder.

Désormais l'âme intelligente de Stahl ne présidait plus aux maladies : la force vitale, la nature avait pris sa place, et, d'animistes, les médecins étaient devenus solidistes. Selon Vacca Berlinghieri, professeur à Pise, on ne devait point s'attacher aux humeurs. Il fallait se borner à étudier les solides et les forces qui les animent. Point de putréfaction dans les humeurs en circulation; elle n'existe que hors des vaisseaux. La constitution atmosphérique n'altère les humeurs qu'en affectant les solides. Il admet un principe de réaction qui est la cause de tous les changemens salutaires ou nuisibles, et c'est sur ce principe, qui est la même chose que la force vitale, que le médecin doit agir par les médicamens; car ils ne peuvent exercer leur action que sur ce principe. Les bases de cette théorie sont fort bonnes; mais les applications en étaient mauvaises. On se tenait encore dans de grandes généralités. On tendait, malgré soi, à l'abstraction du principe vital, et l'irritation n'était point étudiée dans chaque organe, et les rapports de leur irritabilité avec les divers agens n'étaient point connus.

Grimaud, professeur à l'école de Montpellier, fut au nombre des vitalistes, mais d'une manière qui mérite être remarquée. Il trouve une grande affinité entre les maladies nerveuses et les fièvres. Il y voit le même principe de réaction. Le froid et la chaleur de la fièvre sont également des affections des parties nerveuses. Mais les vices des humeurs ne sont point le résultat de ceux des solides; car le principe vital agit également sur les humeurs. Les humeurs ont donc aussi leurs maladies vitales, indépendantes des solides. Ce nouveau genre d'humorisme, déjà professé par Bordeu, a depuis toujours compté des partisans. Mais mettre le principe vital à planer sur les solides et sur les fluides dont il est séparé, c'est de l'ontologie; et voir des entités morbides toutes formées dans les fluides avant que les solides en souffrent, c'est de l'illusion et de la chimère. Une cause de maladie peut bien résider quelque temps dans les fluides, comme nous le verrons plus bas; mais la maladie proprement dite n'y réside pas. Enfin, faire agir les modificateurs curatifs sur les fluides, indépendamment des solides, est une autre chimère qu'on ne peut étayer d'aucun fait. Quel que soit le rôle que l'on assigne au solide vivant, dans cette théorie, on ne peut jamais y voir rien qui la fasse confondre avec la doctrine de l'irritation.

Malgré tous les travaux des solidistes, on n'avait point encore porté l'unité dans les différens phénomènes du corps animal. La plupart des médecins ne pouvaient s'empêcher de séparer, avec Haller, la force nerveuse, de l'irritabilité qui n'appartenait qu'au système musculaire; de sorte que l'irritation des nerfs ne ressemblait point à celle des muscles, et l'on n'avait aucune idée de l'irritation des tissus, que cet auteur avait doués de la force morte. On cherchait bien à établir cette unité si désirée, en disant que les nerfs sont la base de tous les tissus, et, qu'en définitive, tout se réduit à la substance nerveuse : mais une pareille hypothèse ne pouvait séduire les anatomistes, et se trouvait contredite par les observations des praticiens, qui ne pouvaient se résoudre à ne voir qu'une modification nerveuse dans l'influence des causes des maladies et dans l'action des médicamens. D'autre part, le principe vital n'était pas assez matériel pour pouvoir être mis en rapport avec les agens extérieurs, et l'on ne pouvait se dissimuler qu'en cherchant à le modifier d'après les théories en crédit, on n'obtenait pas toujours les résultats que l'on s'était proposés.

Le malaise qui résultait de ces pénibles incertitudes tendait à ramener grand nombre de bons esprits à l'empirisme, lorsque le système de Brown, d'abord inconnu et méprisé, commença à se répandre et attira fortement l'attention de la plupart des médecins.

Brown avait été disciple de Cullen : il adopta, comme son maître, l'idée que la faiblesse préside à la plupart des maladies ; mais il ne fit point du spasme une chose distincte : il n'y vit qu'une modification de la débilité, et rejeta toute explication humorale. Brown emprunta également à Cullen l'idée de la non spécificité des médicamens, et ne voulut reconnaître qu'une modification de la vie dans l'action qu'ils exercent sur les organes. Il ne se servit point du mot *principe vital*, il ne s'exerça point à réduire les fonctions à des phénomènes purement nerveux; il ne saisit que deux idées, l'excitement ou son défaut, et rattacha ces idées à deux autres qui en devinrent l'équivalent, l'excès de force ou le défaut de force. Jadis avait existé la théorie du *strictum* et du *laxum:* Brown rattacha encore ces deux mots à sa théorie, de sorte que l'excès d'excitement et de force fut la même chose que l'excès de ton ou le *strictum*, tandis que le *laxum* se rattacha au défaut de force et d'excitement.

Brown posa d'abord en principe que la vie ne s'entretient que par l'excitation, et que vivre n'est autre chose qu'être excité. Jusqu'ici rien de mieux; il est bien évident que tout ce qui nous fait vivre n'a pour effet perceptible aux sens de l'observateur que de ranimer les phénomènes auxquels nous attachons l'idée de vie, lorsqu'ils allaient diminuant et semblaient tendre à s'anéantir; mais, pour tirer parti de ce principe, il fallait étudier toutes les parties du corps en rapport avec les agens externes d'excitation, rechercher comment les organes s'excitent réciproquement les uns les autres, étudier attentivement les effets des excitans externes et internes dans chacun des tissus dont les organes sont composés. Or, c'est ce que Brown ne fit pas; car cette manière d'étudier l'excitation n'est autre chose que la doctrine française, qui porte le nom de doctrine, ou, si l'on veut, méthode physiologique. Voyons donc ce qu'il fit, et cherchons à découvrir la cause de ses erreurs.

Brown traita l'excitation d'une manière abstraite, c'est-à-dire, en la séparant des organes, et se jeta de prime abord dans l'ontologie; ensuite il appliqua aux organes eux-mêmes ce qu'il avait rêvé sur l'excitabilité. Il soutint que l'excitabilité, considérée d'une manière générale, comme une modification de la vie, se consume et s'épuise par l'action des excitans ou par l'excitement, et s'accumule par le repos, c'est-à-dire, par le défaut d'excitement. De ce principe, il déduisit une foule de conséquences, dont il y en a très peu de justes. Ainsi, d'après son système, un excitement modéré entretient l'équilibre des forces; ce que personne ne peut contester : un excitement plus grand produit un surcroît de vigueur, source de toutes les maladies qu'il appelle sthéniques ou par excès de force; un excitement encore plus énergique épuise l'excitabilité et fait naître la faiblesse ou asthénie indirecte. Mais il est une autre espèce de faiblesse, qu'il nomme directe; elle est constamment le produit du défaut d'excitement : et, plus elle augmente, plus l'excitabilité devient extrême. Brown alla jusqu'à dresser une double échelle, représentant, d'une part, tous les degrés de l'augmentation de l'excitement, par l'action des stimulans, jusqu'au plus élevé, qui se transforme en faiblesse ou asthénie indirecte; et de l'autre, tous les degrés d'augmentation de l'excitabilité, par le défaut des stimulans, dont le résultat est l'asthénie directe, jusqu'à l'extrême faiblesse, qui se termine par la mort. On sent combien une théorie, qui place le plus haut degré de l'excitabilité dans le moment où cette propriété va s'éteindre pour jamais, est fausse et ridicule; mais ce n'est encore là que son moindre défaut; le principal est qu'elle conduisait les Browniens à une pratique extrêmement meurtrière. La fausse supposition que la force vitale diminue constamment par un haut degré d'excitement, pour donner lieu à la faiblesse indirecte, amenait Brown à traiter par les excitans toutes les maladies inflammatoires qui produisent l'accablement et l'impuissance du mouvement musculaire. L'idée, non moins erronée, que, toutes les fois que les excitans ont agi en moindre quantité qu'à l'ordinaire sur l'économie, l'excitabilité est accumulée, et qu'il faut la consommer par des excitans, l'obligeait d'administrer ce genre de modificateurs à toutes les personnes affectées de maladies chroniques ; en effet, Brown plaçait tous les excitans sur la même ligne ; les alimens, les fluides contenus dans les vaisseaux, en faisaient la partie principale ; d'où résultait clairement que, puisque ces personnes étaient plus maigres que dans l'état de santé, elles n'avaient pas été assez excitées, et que par conséquent rien n'était plus urgent que de les soumettre à l'excitation. Cependant on sait aujourd'hui, depuis la doctrine physiologique, que la plupart des maladies de longue durée sont des inflammations qui ont été produites et entretenues par les excitans, et qu'elles ne peuvent guérir que par l'emploi soutenu des agens d'une propriété tout-à-fait contraire.

Si Brown avait étudié l'excitation dans les organes, au lieu de la considérer d'une manière abstraite, il aurait évité toutes ces erreurs ; il aurait reconnu que les personnes dont le régime est trop excitant, au lieu de devenir moins irritables, comme il le prétend, le deviennent davantage, et finissent par ne pouvoir plus supporter aucune excitation. Il aurait compris que l'excitabilité peut être fort augmentée dans certains organes, lorsqu'elle est diminuée dans quelques autres ; par exemple, dans le cas suivant : lorsque les personnes qui ont abusé des boissons alcooliques tombent dans la stupeur avec une fièvre violente, elles sont fort excitables dans la surface interne des organes digestifs, quoiqu'elles le soient très peu dans les appareils sensitifs externes. Convaincu de cette importante vérité, il n'aurait pas conseillé de traiter la plupart des maladies aiguës par le vin, le quinquina et autres stimulans analogues, et l'humanité n'aurait pas eu tant à gémir des progrès étonnans que son système n'a cessé de faire jusqu'à nos jours.

Si Brown avait bien observé les personnes affaiblies et émaciées par les maladies de langueur, il aurait pu s'assurer que, dans la plupart des cas, leur maigreur provient de ce qu'elles étaient trop excitables, pour avoir été trop excitées, et non pas pour ne l'avoir pas été suffisamment, et que, par conséquent, ce n'est point en les soumettant à une nouvelle excitation que l'on peut espérer de diminuer leur excitabilité. S'il eût fait cette remarque, on ne verrait pas encore de nos jours plusieurs médecins traiter par les stimulans des malades atteints d'inflammations chroniques, et hâter, par ce moyen, la désorganisation de leurs viscères.

Les spéculations abstraites de cet auteur sur l'excitabilité ne lui ont point révélé les lois de ce phénomène : il n'a point vu que lorsque des malades déjà trop excités guérissent sous l'influence des médicamens excitans, cela dépend de ce qu'il s'est opéré une révulsion, c'est-à-dire un déplacement de l'excitation qui abandonne les organes essentiels à la vie, pour se porter sur des tissus d'un ordre secondaire qui souvent sont sacrifiés à la conservation de l'individu; il ne s'est point aperçu que ces crises heureuses sont rares à tel point que, dans l'immense majorité des cas, le traitement excitant achève la destruction des principaux organes, occasione la mort ou produit des maladies de langueur presque toujours incurables.

Mais Brown n'était point praticien, il n'était point anatomiste, et d'ailleurs, de son temps, on ne connaissait pas assez le degré de vitalité de chacun de nos tissus, pour qu'il fût possible d'y bien observer le phénomène de l'excitabilité, et de prendre une juste idée de la manière dont ils se transmettent réciproquement l'excitation. Il fallait une anatomie analytique, et aucune nation ne possédait encore un Chaussier, un Bichat.

Telle est la substance du fameux système de Brown ; il ne fut pas adopté rigoureusement dans toutes les écoles : les unes le modifièrent sans en changer les bases ; les autres l'amalgamèrent avec les théories humorales, c'est-à-dire que tantôt le traitement s'adressait aux humeurs peccantes et tantôt à l'excès ou au défaut de force ; d'autres adoptèrent une sorte d'empirisme dont le brownisme leur fournit les indications curatives. Chaque maladie était considérée, non pas comme l'affection de tel ou tel organe, mais comme un groupe de symptômes portant telle ou telle dénomination et exigeant nécessairement les débilitans ou les fortifians. Lors donc que l'on rencontrait un malade, on comptait les symptômes, sans s'informer de quel organe ils dépendaient. Cela fait, on donnait à l'ensemble de ces symptômes le nom de la maladie avec laquelle on trouvait qu'il avait le plus de rapports. La dénomination était tirée des anciens auteurs ; mais quant au traitement, on en puisait les bases dans le système du médecin écossais. Si la maladie appartenait aux affections sthéniques de Brown, on la traitait par les débilitans : si elle se rapportait aux asthéniques du même auteur, les stimulans étaient préférés, et notez que ces derniers cas étaient incomparablement les plus nombreux.

Toutefois on n'était pas constamment fidèle à cette méthode, car il n'y avait de base fixe dans aucun de ces systèmes : par exemple, parmi les maladies fébriles, les unes étaient dénommées, d'après l'organe affecté, pneumonies, péritonites, hépatites; les autres, d'après l'état des forces du sujet, fièvres adynamiques, sthéniques, asthéniques; quelques unes, d'après l'humeur qui s'écoulait des parties malades, catarrhes, fièvres muqueuses, fièvres bilieuses; plusieurs, d'après le danger, fièvres pernicieuses; certaines, d'après la surprise ou la terreur qu'elles inspiraient aux médecins, fièvres malignes, fièvres irrégulières ou ataxiques; d'autres, d'après certains accidens prédominans, fièvres syncopales, algides, nerveuses, etc. Même confusion par rapport aux affections chroniques : on avait des dyspepsies, maladies qualifiées d'après la difficulté de la digestion, des hypochondries qui tiraient leur nom de certaines sensations rapportées à la région des hypochondres, des obstructions dont la cause était mal appréciée, des dartres, des scrofules, dont les rapports avec l'état des viscères n'étaient point compris, etc. S'agissait-il du traitement, tantôt on voulait fondre des engorgemens sans penser à l'excitation que produisent les prétendus fondans; d'autres fois on se proposait de porter à la peau sans songer que les médicamens sudorifiques devaient, avant de faire suer, exciter plus ou moins les voies gastriques ; dans plusieurs cas on prétendait attaquer un virus par des moyens qui se bornaient à détériorer l'estomac ; le plus souvent on avait pour principal but de relever les forces et d'augmenter la nutrition, et l'on ne s'apercevait pas qu'on ne communiquait aux malades qu'une vigueur factice, un embonpoint trompeur, qui cachait l'altération des principaux organes, et ne servait qu'à rendre leur destruction plus certaine. En un mot, l'irritabilité des organes était entièrement méconnue, et l'on adressait les remèdes à de vaines dénominations, sans que jamais les fautes que l'on commettait pussent servir à en éviter de nouvelles.

Cette dégoûtante confusion éloignait de la médecine tous les bons esprits; on les jetait dans l'empirisme. Mais qu'espérer de l'empirisme lorsque l'idée de maladie était si peu déterminée? L'empirisme consiste à trouver un remède approprié à la maladie, sans se mettre en peine d'expliquer cette dernière, ni la manière dont elle est modifiée par le remède. Mais quelle idée fallait-il se faire d'une maladie à cette époque de la médecine? Si l'on ne voulait point d'explication, la maladie ne pouvait être qu'un groupe de symptômes, ou bien un seul symptôme, comme l'inappétence; mais tantôt l'inappétence se guérit avec de l'eau, tantôt avec du vin; quelquefois en se purgeant ou en jeûnant; d'autres fois en mangeant des alimens plus copieux ou plus excitans qu'à l'ordinaire, etc. Que faire donc? quel parti prendre? Si l'on ne veut pas raisonner, ou faire de la théorie pour découvrir auquel de ces moyens il faut s'adresser, il ne restera qu'à les essayer successivement les uns et les autres; et si par malheur on tombe d'abord sur celui qui ne convient pas, il exaspèrera le mal, et le rendra peut-être incurable. Ce que je dis ici du défaut d'appétit est applicable à la majeure partie des autres maladies; de sorte que les médecins ne pouvaient pas adopter exclusivement la méthode empirique : ils se partageaient en deux grandes classes; les uns, crédules et superficiels, s'abandonnant à une théorie, surtout à celle que la mode accréditait dans leur pays, ou qu'un professeur éloquent faisait valoir du haut d'une chaire d'université; les autres, difficiles à convaincre par la sévérité de leur jugement ou la vacillation naturelle de leur esprit, se jetant dans l'empirisme ou dans l'éclectisme le plus dangereux, et gémissant, aux yeux des savans, de l'incertitude et de l'impuissance de l'art de guérir. A force de chercher, et de vouloir tout apprendre sur l'homme physique, on semblait être arrivé à douter de tout.

Il est facile de voir, d'après cet aperçu, que la médecine n'était point une science, et que l'excitation, dont on avait eu tant de peine à se faire une idée, n'était pas encore devenue la base d'un sytème régulier applicable à la santé aussi bien qu'à la maladie. Il n'y avait pourtant pas d'autre moyen de parvenir à fonder une véritable science, et chacun le sentira lorsque nous aurons exposé les dogmes principaux de la doctrine physiologique.

CHAPITRE III.

PRINCIPES DE LA DOCTRINE PHYSIOLOGIQUE.

L'irritation en forme la base : nous professons d'abord, avec Brown, que la vie ne s'entretient que par l'excitation. Mais nous abandonnons aussitôt cet auteur, parcequ'il prend la voie de l'abstraction en dissertant toujours sur l'excitation considérée en elle-même ; nous aimons mieux étudier ce phénomène dans les organes et dans les tissus qui les composent, ou plutôt observer les organes et les tissus excités. C'est cette étude qui nous fournit un certain nombre de vérités générales que nous allons rapporter ici, en les appuyant de quelques exemples.

L'homme ne peut exister que par l'excitation ou la stimulation, car les deux mots sont synonymes, qu'exercent sur ses organes les milieux dans lesquels il est forcé de vivre. Ces milieux ne se bornent pas à stimuler la surface externe de son corps qui se compose de la peau et du sens de la vision ; ils pénètrent par les ouvertures naturelles, ouvertures qui sont elles-mêmes des organes sensitifs, dans de vastes surfaces continues avec la peau ; ces surfaces, que l'on peut regarder comme des sens internes, plongent dans l'intérieur de plusieurs viscères, et reçoivent, comme les sens externes, la stimulation ou l'excitation des corps étrangers. Ces surfaces sont membraneuses, comme la peau elle-même, mais d'une structure un peu différente. Ce sont la membrane interne du larynx qui pénètre, par la trachée et les bronches, dans toutes les cellules des poumons, et la membrane du pharynx qui descend, par l'œsophage, dans l'estomac, et parcourt tout le canal intestinal jusqu'à l'anus. Ces deux surfaces sont incessamment en contact, la première avec l'air et les corpuscules qu'il tient en suspension ; la seconde avec l'air, les alimens, les boissons et tout ce qui peut être introduit soit par la bouche, soit par l'anus ; et l'excitation en est le résultat.

Celle-ci s'exerce sur la matière nerveuse des surfaces indiquées, tant externes qu'internes, que nous appelons *surfaces de rapport*. Cette matière nerveuse, ayant été excitée, transmet l'excitation à l'appareil nerveux ; et celui-ci, soit par ses cordons seuls, soit à l'aide de son centre, c'est-à-dire du cerveau, la réfléchit dans la trame de tous les tissus, sans en excepter les surfaces de rapport. Ces surfaces sont donc placées entre deux agens d'excitation : les corps étrangers avec lesquels elles sont en contact, et l'influence du cerveau, que nous appellerons innervation [1].

Les ébranlemens qui résultent de la stimulation de l'appareil nerveux entretiennent, pendant tout le cours de la vie, les mouvemens qui avaient commencé chez le fœtus. L'embryon, par lequel il commence, n'est d'abord autre chose qu'une petite masse de matière vivante. Mais cette matière ne peut conserver la vie que par l'excitation que produisent sur elle les matériaux propres à sa nutrition. L'embryon les trouve d'abord dans les humeurs de l'utérus, qui ont été elles-mêmes soumises à l'action des modificateurs externes; ce sont donc des fluides déjà animalisés qui sont ses premiers excitans, comme

[1] On met aujourd'hui en question si l'excitation des nerfs n'est pas l'effet du fluide électrique. Nous ne traiterons pas cette question ; que les nerfs soient des conducteurs de l'électricité ou de toute autre chose, les phénomènes de l'irritation des organes n'en sont pas moins des faits qui peuvent toujours être observés et constatés pour servir à l'histoire de la science.

ses premiers matériaux nutritifs. Mais lorsque, par leur moyen, ses organes ont été développés jusqu'à un certain point, c'est du sein même de la nature que l'enfant doit retirer les uns et les autres. Les excitans dont il est pourvu au moment où il voit le jour, c'est-à-dire les fluides contenus dans ses vaisseaux, seraient bientôt épuisés, ou perdraient leur propriété excitante et nutritive, s'ils n'étaient incessamment renouvelés. Or c'est la stimulation des surfaces de rapport, c'est celle qu'elle détermine dans l'appareil nerveux, c'est l'impression faite par les molécules étrangères qui viennent d'être absorbées, ce sont ces excitations réunies, qui, s'ajoutant à l'excitation occasionée par le sang ou par les fluides déjà assimilés, entretiennent l'action du cœur, celle de tous les tissus capillaires, et par conséquent la vie.

Voilà donc trois ordres de puissances stimulantes ou excitantes, les corps extérieurs, excitation convergente, qui aboutit au cerveau; l'innervation du cerveau sur tous les tissus, excitation divergente; les stimulations résultant du mouvement des fluides, assimilés ou non assimilés, au milieu des solides, excitation générale qui s'exerce dans toutes les directions. Ajoutez-y les influences des organes les uns sur les autres, soit par l'intermédiaire du cerveau, soit immédiatement par les cordons nerveux, sorte de stimulation qui se fait également dans tous les sens, et vous aurez l'idée des principales stimulations de l'économie.

Ce n'est pas tout néanmoins : les fluides, dans leurs rapports entre eux et avec les solides, éprouvent des combinaisons nouvelles, des changemens de forme, des transformations continuelles. De là la métamorphose des substances nutritives en humeurs propres à l'individu, du chyle en sang, du sang en différentes humeurs, des liquides en solides, et des solides en liquides. Or, on peut considérer tous ces mouvemens moléculaires, fondés sur des affinités particulières aux corps vivans, et qui constituent ce que nous appelons, en les isolant par la pensée, la chimie organique; on peut, dis-je, les considérer comme autant de causes nouvelles d'excitation. En effet, ce sont eux qui occasionent les dégagemens du calorique, et le calorique, produit dans l'intérieur des tissus par cette cause, est, pour ces mêmes tissus, un excitant qui les stimule de la même manière que le calorique extérieur.

A ces causes, déjà nombreuses, mais toutes vitales, d'excitation, se joignent les agens que nous appelons non vitaux, tels que l'attraction et ses modifications, l'électricité, la chimie brute ou inorganique qui agit bien souvent, avec d'autres corps étrangers, sur les surfaces de rapport. Ces puissances tendent à assimiler les corps organiques aux corps bruts, et si elles n'y parviennent pas toujours, c'est que les lois de la vie réagissent contre elles et neutralisent leur action. Or cette réaction elle-même n'est autre chose qu'une excitation.

C'est sous l'influence continuelle de ces nombreuses causes d'excitation que la vie se maintient. Elle en dépend à tel point que, si ces causes viennent à manquer, la mort est inévitable. On a beaucoup exalté la puissance vitale, la force conservatrice. Cette force est sans doute faite pour exciter notre admiration, mais il ne faut pas trop lui accorder. On a représenté l'homme, pour ainsi dire, comme indépendant, et libre au milieu de la nature à laquelle il semble commander. Voulez-vous juger de sa prétendue indépendance? Il n'est besoin, pour le terrasser, de recourir à des puissances d'une activité héroïque, comme le poison, le feu, l'explosion d'un volcan; contentez-vous de le soustraire, pendant quelques minutes, à l'influence excitante de l'oxygène et du calorique; ensuite demandez-lui qu'il déploie cette force conservatrice que l'on a tant célébrée dans les maladies de toute espèce. Il en tenait les moyens d'un agent physique; le défaut de ce modificateur a suffi pour l'en priver. Vous n'avez pas brisé les instrumens de sa force vitale; vous ne lui avez rien ôté; vous n'avez fait qu'arrêter le courant du principe inconnu, mais matériel, qui faisait jouer les ressorts de son existence : vous ne l'avez suspendu qu'un moment, et déjà l'homme n'est plus qu'une masse de matière inanimée. Que l'on critique maintenant la proposition fondamentale de la doctrine physiologique!

Nous avons rapporté à l'excitation la manifestation de tous les phénomènes auxquels on a de tout temps attaché l'idée de vie : savoir, les mouvemens de la matière organique fixe, disposée en forme de fibres, *contractilité*, et par suite les mouvemens des fluides ou de la matière animale mobile; la conscience de ces mouvemens, *sensibilité*, dont les modifications nous donnent toutes les opérations intellectuelles. C'est de ces phénomènes que dépendent tous les autres, tels que la production de la chaleur animale, la nutrition, ou échange des matériaux de l'animal contre ceux des autres corps, la génération, etc.

Comme la contractilité est le principal instrument des phénomènes secondaires de l'économie, car les primitifs sont ceux des affinités moléculaires, il est fort important de bien fixer l'idée de contractilité. Nous l'avons définie dans notre Physiologie, une condensation, un raccourcissement de la fibre animale, et nous avons avancé que ce raccourcissement n'appartenait pas seulement à la fibre musculaire, mais qu'il était commun à toutes les formes de la matière vivante servant à la construction de nos organes, et qui se réduisent aux suivans : la fibrine, la gélatine, l'albumine. Mais, comme l'on a publié des résultats d'expériences et même des gravures qui tendraient à établir que la fibre musculaire n'éprouve pas de raccourcissement dans sa contraction, mais seulement une espèce de plicature en zigzag qui ne produirait pas une grande diminution dans sa longueur, il nous paraît utile, pour éviter à nos lecteurs des recherches pénibles, de rappeler ici les faits sur lesquels nous nous sommes fondé pour généraliser la contractilité, et la considérer comme nous l'avons fait. J'avertis cependant que cette explication n'est pas rigoureusement nécessaire au maintien de la doctrine physiologique, qu'elle est surabondante, et que quand il serait vrai que la contraction *musculaire* n'est pas un raccourcissement de la fibre, les bases de cette doctrine n'en seraient même pas ébranlées, loin d'être renversées, comme on l'a proclamé dans un chant triomphal dont je laisse l'appréciation aux bons esprits. Mais allons aux faits.

Les muscles sont les agens de tous les mouvemens : ils les exécutent en se contractant ; lorsqu'ils se contractent ils se raccourcissent ; nos yeux suffisent pour nous en convaincre : si l'on était tenté de mettre en doute ce raccourcissement chez les hommes et chez les animaux, dont les muscles s'étendent d'un os à un autre, on ne pourrait pas le nier chez les vers et chez les mollusques ; en un mot, chez tous les animaux dépourvus de squelettes, le raccourcissement de la fibre musculaire est si évident qu'il faudrait être dépourvu d'yeux pour le contester.

Celui qui prétendrait que le raccourcissement n'est pas le même chez les animaux à sang chaud, se tromperait, car il est fort évident dans la trompe de l'éléphant ; un simple plissement ne pourrait pas y produire une si grande réduction. Personne non plus ne saurait avoir l'idée de nier le raccourcissement des fibres musculaires de l'estomac, des intestins, de la vessie, de la matrice; car il est plus qu'évident (*si fas*) que ces fibres sont moins longues quand ces organes sont vides et quand leurs parois internes sont en contact, que lorsqu'elles sont distendues par l'accumulation des corps étrangers.

Le raccourcissement ou la condensation de la fibre musculaire est donc un fait bien prouvé; et ce n'est point raisonner sur une hypothèse que de partir de ce fait pour en expliquer quelques autres; c'est au contraire raisonner d'une manière très conséquente.

Si l'on était tenté d'attribuer la contraction des muscles en général aux tissus nerveux qui les pénètrent, chez les animaux à sang rouge, sorte d'erreur qui a été professée autrefois, que peut-être certaines gens pourraient s'aviser de rajeunir, on répondrait que les polypes, les poulpes, etc., où le raccourcissement est si marqué, n'ont point de nerfs; on pourrait encore faire voir la force contractile dans la fibrine extraite du sang, et dans celle de quelques plantes céréales. Le raccourcissement est

5.

donc une propriété de la fibre musculaire et de la fibrine en général : cette propriété tient à l'organisation de cette forme de la matière animale ; elle est indépendante du tissu nerveux. Nier ces propositions ce serait nier l'évidence, et il n'est aucune expérience artificielle qui puisse infirmer en quoi que ce soit les expériences naturelles.

Une foule d'agens peuvent mettre en jeu la contractilité de la fibre musculaire ; mais ce sont les stimulations qui lui sont communiquées par la voie des tissus nerveux qui l'excitent avec le plus d'efficacité. En effet, toutes les fois que l'animal n'est pas purement homogène, qu'il est doué d'organes divers destinés à se mouvoir de concert, il existe un tissu qui transmet l'excitation des uns aux autres, et ce tissu, c'est le nerveux. Ce tissu est muni d'un centre appelé *cerveau*, et d'une foule d'expansions diversement configurées connues sous le nom de *nerfs*. Les extrémités de ces expansions se présentent à l'extérieur du corps sur les surfaces sensitives ou sens externes, à l'intérieur de certains organes, sur les surfaces sensitives internes ou sens internes : de plus, il s'en rencontre dans tous les autres organes, mais elles n'y sont ni aussi nombreuses, ni autant développées : en tous ces lieux, les extrémités nerveuses reçoivent des stimulations ; elles les conduisent vers leur centre, qui les réfléchit, par d'autres nerfs, dans les muscles, afin que la fibrine de ces derniers se raccourcisse ou se condense, ce qui est la même chose, et détermine les mouvemens nécessaires à l'exercice des fonctions.

Quelques physiologistes pensent que ce qui parcourt les nerfs pour venir exciter la fibre musculaire, est quelque chose d'analogue à l'électricité ; d'autres rejettent cette explication, assurant que le fluide électrique peut bien suivre le trajet des nerfs, mais ne pénètre pas dans leur *intérieur*. Ils admettent donc un fluide particulier parcourant les fibrilles nerveuses. Ce qu'il y a de certain, c'est qu'en faisant passer un courant électrique le long du nerf principal d'un membre séparé du corps, on détermine la contraction de toutes les fibres musculaires de ce membre qui reçoivent des filets de ce même nerf. Mais cela ne fait rien à la question qui nous occupe.

Les mouvemens qui sont exécutés par le raccourcissement de la fibre musculaire sont tous ceux de locomotion, ce qui est immense ; ceux de la voix, de la respiration, de la déglutition ; les mouvemens de progression des matières ingérées dans le canal digestif ; la majeure partie de ceux d'exonération du corps ; tous les mouvemens volontaires ou involontaires de quelque étendue, qui servent à exprimer les besoins, les passions, en un mot les sensations un peu vives ; tous les mouvemens qui font avancer les masses de fluides circulans, etc.

Voilà donc une prodigieuse quantité de mouvemens qui sont exécutés par la fibrine du corps formant la matière propre des muscles, et qui dépendent uniquement de son raccourcissement ou de sa condensation. Cette condensation elle-même n'est-elle pas manifestement déterminée par l'excitation imprimée aux nerfs par divers agens, et transmise par eux à la fibrine ? Or, l'exagération de tous ces mouvemens constitue un des genres de l'excitation morbide, une espèce d'irritation; mais quand il n'y aurait pas raccourcissement, cette exagération n'en serait pas moins réelle, produite par les mêmes agens, susceptible d'être calmée par les mêmes moyens, et n'en constituerait pas moins une des grandes sections des maladies irritatives reconnues par la doctrine physiologique, comme nous le verrons bientôt. Passons à une autre forme de matière animale.

Cette seconde forme, c'est la gélatine ; elle constitue la grande majorité des tissus qui ne sont pas musculeux, ou plutôt elle se trouve dans tous les organes, entremêlée avec les autres formes de la matière animale ; partout on lui reconnaît le phénomène de la contractilité, et cette contractilité est, comme celle de la fibrine, un raccourcissement ou une condensation.

Le tissu cellulaire et aréolaire, qui sert de moyen d'union à toutes les parties du corps, et de dépôt à la graisse, est formé de gélatine ; or, ce tissu est susceptible de raccourcissement: quand il se vide dans les marasmes, il se condense et entraîne avec lui la peau, qui forme d'autant moins de rides que les sujets sont plus jeunes et plus vigoureux. Il suffit d'avoir ouvert un sujet gras et un sujet maigre, et de les avoir comparés, pour avoir la certitude que le tissu cellulaire revient sur lui-même en se condensant, et qu'il parcourt une étendue très considérable. Il ramène à leur ancienne place, non seulement la peau quand elle a été écartée des autres organes par l'embonpoint, les épanchemens séreux, etc., mais aussi toutes les membranes séreuses, destinées à faciliter les mouvemens des organes les uns sur les autres, qui auraient été changées de situation par les tuméfactions normales ou anormales, comme les réplétions alimentaires, les grossesses, les collections séreuses ou hydropisies, les tumeurs inflammatoires, etc.

Le tissu fibreux, qui sert de base à la peau, est gélatineux, et chacun sait avec quelle énergie il se contracte dans la frayeur et dans plusieurs autres passions qui produisent ce qu'on appelle chair de poule, qui font dresser les cheveux, etc.

Les tissus fibreux des corps caverneux sont formés de gélatine, et leur contractilité est si forte sous l'influence du froid, de la colère, de la terreur, de la honte, etc., que le pénis paraît entièrement rétracté et durci. Ce raccourcissement est encore plus considérable dans le pénis des animaux du genre *equus*.

Le système vasculaire est formé de gélatine, à l'exception des grosses artères, où la fibrine se présente dans une modification particulière; est-il rien de plus contractile que tous ces tissus capillaires sanguins, qui reviennent sur eux-mêmes en quelques instans après avoir été distendus par l'abord des fluides; que tous ces excréteurs qui semblent, en quelques cas, éjaculer leur fluide? tels sont ceux de la salive, des larmes, etc. Tous les canaux excréteurs ne dardent pas ainsi leur fluide ; mais tous ont assez de force pour le chasser, le conduire et le faire parvenir à sa destination: et qu'on ne dise pas que cette action n'est pas un raccourcissement de leurs fibres; elle l'est à tel point, que la plupart de ces canaux se ferment et s'oblitèrent lorsqu'ils cessent d'agir. Or, c'est cet appareil vasculaire, destiné soit au sang, soit à la lymphe, soit aux humeurs sécrétées, qui constitue la majeure partie de la masse des viscères. Il serait donc inutile d'insister pour prouver que la contractilité consistant dans le raccourcissement ou la condensation, règne dans tous ces organes, et y détermine les mouvemens des colonnes de fluides qui les parcourent.

C'est encore par l'influence nerveuse ou l'innervation que tous ces mouvemens vasculaires sont entretenus, ranimés, accélérés : l'expérience ne laisse aucun doute à ce sujet, puisque tout ce qui excite les nerfs d'un tissu vasculaire, tout ce qui peut exalter sa sensibilité, y appelle les fluides en plus grande quantité, détermine, ou leur accumulation, ou leur sortie plus copieuse qu'à l'ordinaire, ou leurs transformations ou combinaisons diverses. La stimulation arrive donc aux fibres vasculaires, formées de gélatine essentiellement contractile, comme elle arrive aux fibres musculaires : elle y produit également la condensation suivie de l'élongation ou du relâchement; et les rapports, ainsi que les alternations de ces deux mouvemens, expliquent tous les déplacemens des colonnes ou masses de fluides qui circulent à travers nos organes. Que ne dit-on que les nerfs sont les seuls agens de tous ces phénomènes, et que le mouvement de condensation d'une veine, ou d'un vaisseau lymphatique qui diminue de calibre à mesure que la colonne de fluide qui les parcourt diminue de grosseur, est un phénomène nerveux auquel la gélatine est étrangère? Cela serait aussi raisonnable que de prétendre que les fibres des muscles sont toutes passives dans la contraction de ces organes.

La gélatine forme encore les ligamens, les cartilages et les os : cette matière animale n'a point ici perdu la contractilité, car cette propriété est essentielle à son existence; mais les effets en sont enchaînés, tantôt par le croisement des fibres gélatineuses, et tantôt par leur combinaison avec une matière inerte, avec le phosphate de chaux, qui leur donne la solidité. C'est ainsi qu'une portion de la matière animale vivante est préparée pour servir de point d'appui aux organes, et déterminer la forme et l'attitude de l'animal

Reste enfin la troisième forme de la matière animale, ou l'albumine; c'est surtout dans le cerveau qu'il convient de l'étudier, parcequ'elle y est en grande masse, et que l'œil peut juger de ses mouvemens. Or, le mouvement de condensation y est de toute évidence, lorsque la partie supérieure du crâne a été enlevée : après chaque pulsation du cœur, après chaque inspiration, on remarque que le cerveau, qui avait été soulevé et élargi, revient sur lui-même. Sa condensation se fait dans la direction de ses fibres blanches, de la circonférence vers le centre et vers la base. D'ailleurs la présence d'une membrane séreuse entre les plicatures et les différentes surfaces de la masse encéphalique, ne permet pas de douter un seul instant qu'un mouvement ondulatoire ne parcoure continuellement ces fibres, et que la masse encéphalique ne soit dans une agitation perpétuelle. Il faudrait être dénué de toute faculté de rapprochement et d'induction pour révoquer en doute un semblable fait. Nous avons même avancé, et nous le répétons ici, que ces mouvemens préexistent aux surfaces séreuses de l'encéphale et même doivent les produire; car la matière gélatineuse qui constitue ces membranes est telle que deux surfaces immobiles l'une contre l'autre doivent nécessairement adhérer ensemble.

Puisque les mouvemens alternatifs de condensation et de relâchement existent dans les masses d'albumine, ils doivent exister dans chaque fibre en particulier; et l'on ne peut pas supposer qu'ils soient étrangers aux phénomènes de l'innervation. Sans doute il se passe quelque chose de plus dans l'intérieur des tissus nerveux; sans doute nous ignorons comment cette autre chose est liée aux mouvemens dont il s'agit, et peut les utiliser dans l'innervation. La contractilité n'en doit pas moins être admise comme la propriété vitale de la matière des nerfs; les enveloppes de l'encéphale, le névrilème des nerfs, le système vasculaire de l'un et des autres la possèdent comme tissus gélatineux. L'albumine ou la fibre nerveuse proprement dite en jouit comme matière albumineuse. C'est par cette importante matière que nous sommes en rapport avec l'oxygène, avec le calorique, avec l'électricité, avec d'autres impondérables, peut-être; en un mot, avec cette source éternelle de la vie qui nous est inconnue dans son essence, et dont l'excès ou le déficit d'un moment suffisent pour nous anéantir. Il ne nous est pas donné d'expliquer ces actes primitifs de la vie, parceque nous ne pouvons nous mettre au-dessus du phénomène qui nous constitue êtres sensibles, ni au-dessus de l'acte par lequel nous nous observons nous-mêmes pour contempler ce même acte : aussi, jamais les médecins physiologistes n'ont affiché une telle prétention. Mais tout ce qui est la conséquence de cette première impulsion, tout ce qui s'exécute par les mouvemens des instrumens de cette force supérieure, c'est-à-dire par les deux autres formes de la matière animale, la fibrine et la gélatine, se manifeste par le phénomène de la contractilité. Or, cela est immense, comme nous venons de le prouver, puisqu'il n'est pas un frémissement de fibre musculaire, pas une impulsion de vaisseau, pas une résistance de ligament qui ne s'y rapportent. Or, c'est l'exagération de tous ces phénomènes de contractilité qui constitue l'irritation dans les tissus dont il s'agit : on peut donc facilement juger jusqu'à quel point il peut être utile de savoir la bien observer.

En effet, tous les actes spontanés, soit instinctifs, soit volontaires, dont le concours assure l'exécution des différentes fonctions, tend à soustraire l'homme aux causes toujours imminentes de destruction, ou bien à satisfaire le sentiment de curiosité qui le porte à s'observer et à se comparer avec ce qui n'est pas lui : tous ces actes, nous le répétons, ne sont que des effets de l'excitation.

Remarquez qu'en affirmant cela, nous ne disons pas que tous ces actes se réduisent à l'excitation. Nous nous bornons à avancer qu'ils ne se manifestent à nous que par suite de l'excitation. Certes, les combinaisons moléculaires qui changent les propriétés chimiques des alimens dans le canal digestif; celles qui font paraître dans la bile, dans le lait, dans l'urine, des formes de matière animale que l'on ne trouve pas dans le sang; celles qui attachent la matière mobile et circulante à la matière fixe organisée; celles qui font germer et croître un embryon, etc., ces combinaisons ne sauraient se réduire à l'excitation, quoiqu'elles se manifestent à la suite de l'excitation produite par le contact des corps étrangers. En effet, si la fibre est excitable, c'est parcequ'elle existe sous la forme qui lui est propre. Si elle existe ainsi, c'est parceque les lois de l'affinité vitale ont rapproché et maintenu les molécules qui la composent. Le phénomène de composition est donc, dans le développement de chaque animal, antérieur au phénomène d'excitation : ces deux phénomènes ne sont donc pas la même chose. Rien de plus clair et de plus simple que ce raisonnement, et nous ne comprenons pas encore comment on a pu le trouver trop subtil.

Comme notre intention n'est pas de discuter sur la cause première des affinités moléculaires qui organisent les corps vivans, mais seulement de donner une idée des phénomènes qui se rapportent à l'excitation de l'homme, considéré dans son état de parfaite organisation, nous allons compléter l'exposition des dogmes fondamentaux de la doctrine physiologique, par quelques développemens sur la sensibilité et sur le rôle que joue le système nerveux dans la perception et dans le mouvement. De cette manière nous aurons traité la question des propriétés vitales, autant qu'il est nécessaire pour bien comprendre le phénomène de l'irritation, objet fondamendal de cette première partie.

CHAPITRE IV.

SUR LES FONCTIONS DU SYSTÈME NERVEUX DANS LES PHÉNOMÈNES INSTINCTIFS ET INTELLECTUELS.

Voici quel est le plan de ce chapitre : j'examinerai successivement, dans trois sections, 1° les fonctions de l'appareil nerveux chez l'adulte ; 2° leur développement depuis l'état d'embryon jusqu'au parfait développement du corps de l'homme ; 3° les raisons des prérogatives qui distinguent l'homme entre tous les animaux.

Ces recherches me conduiront à l'examen des propositions fondamentales des psychologistes modernes, qui seront le sujet du cinquième chapitre.

SECTION PREMIÈRE.

Des fonctions de l'appareil nerveux chez l'adulte.

Le rôle des nerfs, que nous considérons ici dans leur état de parfait développement, est de propager la stimulation dans l'économie pour entretenir les fonctions en les ranimant, sous l'influence des agens d'excitation. Voilà ce que l'observation nous démontre, indépendamment de tout système et de toute explication sur le mode de réception et de propagation de ces stimulations. Nous savons également que le résultat perceptible à nos sens est l'augmentation des phénomènes de la vie, dans les lieux où la stimulation est transmise, comme dans ceux où elle est d'abord provoquée. Cela posé, nous pouvons d'abord rechercher les fonctions du système nerveux, que je partage en quatre degrés.

1° Si nous partons des fonctions les plus simples du système nerveux, nous le voyons, les nerfs stimulés, transmettre les stimulations à une petite distance. Une épine reste enfoncée sous un ongle sans aucune perception ; la matière nerveuse qu'elle stimule propage pourtant la stimulation aux régions voisines du nerf ou à d'autre substance nerveuse éloignée, puisque insensiblement il se fait un appel de fluides et qu'il se forme une congestion qui est déjà assez considérable quand elle est perçue comme douloureuse. Même phénomène dans les viscères : un corps étranger, arrêté quelque part où la sensibilité est obtuse, y attire une fluxion qui prouve que la stimulation s'est propagée : on sait que les nerfs accompagnent toujours les vaisseaux. Placez la même stimulation circonscrite dans un point de la membrane muqueuse des intestins grêles, elle détermine un surcroît de mouvement non seulement dans les capillaires de cette membrane, mais aussi dans la portion des fibres musculaires qui leur correspond.

Voilà des exemples de stimulations propagées par les nerfs à de très courtes distances. En voici d'autres à des distances un peu plus grandes.

2° La stimulation que nous avons posée dans un point rétréci du canal digestif s'est accrue; elle fait un appel plus considérable de fluides; elle se propage au foie, au pancréas, et la bile se précipite avec le fluide pancréatique. La sécrétion du mucus est altérée à des distances plus grandes; l'action est exaltée dans les ganglions du mésentère. En un mot, il y a un trouble dans les fonctions organiques du bas-ventre; en d'autres termes, des sympathies organiques plus considérables que celles de l'exemple précédent, mais pourtant sans aucun signe de propagation de la stimulation au-delà de cette cavité viscérale.

3° Les vers, qui ont un appareil nerveux sans encéphale bien constitué, seulement avec une extrémité du nerf central plus active que le reste, offrent un exemple à peu près de ce genre. La stimulation est promenée par les nerfs, qui ne sont pas plus nombreux que les vaisseaux, le long de ces mêmes vaisseaux ; elle parvient au point où ils se terminent dans les capillaires, ou marche de ce tissu vers le grand nerf, et règle la distribution des matériaux nutritifs. Le nerf grand sympathique suffit aux fonctions de relation, qui sont très peu de chose dans les animaux réduits au palper et à une progression fort simple : il a peut-être une vitalité moins obtuse que chez les animaux qui ont un système nerveux plus développé; mais on voit toujours assez que l'appareil nerveux est ici beaucoup plus pour la vie nutritive que pour celle de relation. Ce degré sert d'échelon pour parvenir au suivant.

4° Concevons dans l'abdomen une nuance de stimulation plus élevée que celle que nous avons posée en dernier lieu ; elle se propagera au cœur, aux poumons, à la peau, aux membres, aux différens sécréteurs chargés des dépurations ; elle ira même jusqu'au cerveau ; car l'organisation de l'homme est telle, que la stimulation, née dans un point du corps, ne peut se propager à un grand nombre d'organes, si elle n'est assez considérable pour parvenir jusqu'à l'appareil encéphalique. Ici commence la sensibilité pour les exemples puisés dans l'homme; car c'est ici que se fait remarquer la perception par des sentimens douloureux de différentes nuances, et rapportés les uns dans les viscères d'abord stimulés, les autres dans les membres; en un mot, dans plusieurs régions de l'appareil nerveux, soit à l'intérieur, soit à l'extérieur. La perception nous ayant découvert la sensibilité, nous devons, pour en connaître les phénomènes, l'étudier dans les différentes espèces de nerfs qui concourent avec l'encéphale à sa production, et surtout dans les divers états de l'encéphale lui-même.

On sait que le sentir ne peut être considéré que comme une fonction du cerveau; mais en supposant cet organe sain et parfaitement développé, il nous donne des sensations qui diffèrent suivant les nerfs qui lui ont transmis la stimulation. Placé entre deux ordres de nerfs dont les uns se terminent à la surface du corps où ils forment les expansions sensitives, et les autres se plongent dans le tissu des viscères, le cerveau reçoit d'abord deux espèces générales de stimulations bien différentes l'une de l'autre. Si l'on examine ensuite chacun de ces deux ordres de nerfs, on y trouvera des différences secondaires très dignes d'attention, et qui prouvent que le cerveau a bien autre chose à faire que de répondre aux stimulations sensitives vulgairement admises par les physiologistes et les métaphysiciens. Chaque sens externe est en rapport avec un agent particulier dont l'impression produit la stimulation sensitive, et tous sont susceptibles d'un autre genre de stimulation lorsqu'un corps vulnérant pénètre dans la matière nerveuse de l'organe du sens.

Les nerfs intérieurs offrent aussi des différences. Nous y trouvons d'abord le sens génital, moitié externe et moitié interne, qui réside soit dans des surfaces muqueuses en rapport avec plusieurs espèces d'agens, soit dans des tissus érectiles, qui fournissent des perceptions différentes. Nous observons ensuite un sens particulier dans chaque surface muqueuse intérieure. Celui de la respiration, qui s'étend depuis le larynx jusqu'à l'extrémité des bronches, et qui varie dans ce trajet, diffère beaucoup de celui de l'ingestion alimentaire, dont la tunique interne de l'estomac est le siége; et celle des intestins possède un sens qui offre des différences depuis le duodénum jusqu'à l'anus. Le sens des organes urinaires est aussi très différent si on le considère dans son bas-fond et vers l'embouchure de ce viscère; et le sens de l'urèthre, excité tantôt par l'urine, et tantôt par la liqueur spermatique, chez l'homme, laisse observer des différences qui se multiplient encore suivant les différens degrés de vitalité de la membrane interne qui tapisse ce canal.

Outre les sens internes déjà très multipliés de l'état normal, nous devons en admettre d'autres que l'état morbide peut créer; car partout où l'irritation se développe, la matière nerveuse, présente dans tous les tissus, acquiert une activité qu'elle n'avait pas, et qui devient une source continuelle de perceptions. Ainsi les principaux sécréteurs, le foie, le pancréas, et les testicules surtout, le cœur, les membranes séreuses qui enveloppent et facilitent les mouvemens des principaux viscères, les tissus des muscles, le cellulaire, celui des ligamens, des aponévroses, des cartilages, et même des os, deviennent, dans certaines maladies chroniques, de véritables sens internes qui envoient vers le cerveau des stimulations qui rivalisent avec celles fournies par les sens normaux. N'oublions pas non plus que dans une foule de cas où l'homme ne porte pas le titre de malade, plusieurs de ses sens internes normaux, et surtout ceux de l'appareil digestif, sont tellement exaltés par l'irritation, que leur action sur l'encéphale est décuple ou centuple de ce qu'elle est dans l'état normal.

Remarquez maintenant que tous les sens internes normaux ont une destination analogue à celle des sens externes. En effet, placé entre ces deux ordres de sens, le cerveau est organisé de manière à ce que, dans toutes les perceptions externes relatives à la satisfaction des besoins instinctifs, qui se développent les premiers, il ne puisse déterminer l'action qu'en vertu d'autres perceptions simultanées ou consécutives qui proviennent des sens internes; c'est ce que nous avons présentement à développer.

Posons d'abord, comme fait principal dans la question, que le cerveau, ou mieux l'encéphale, car cette expression désigne toute la matière nerveuse contenue dans la boîte du crâne, est organisé pour correspondre avec ces sources différentes de stimulations; qu'il n'acquiert que lentement et difficilement son plus haut degré de perfection, qui correspond toujours au leur, et qu'il dépérit plus ou moins promptement avec elles : c'est ce qui va ressortir de l'exposition suivante.

SECTION II.

Développement successif des différentes fonctions de l'appareil nerveux, depuis l'état d'embryon jusqu'à celui d'adulte.

Dans le premier moment de son existence, l'homme n'est qu'une petite masse de matière animale : il ne possède aucun organe ; mais les molécules de cette matière s'arrangent d'après les lois d'une affinité que nous n'observons que de loin, de manière à construire successivement ses différens tissus. Pendant tout ce travail de la chimie vivante, les nerfs et l'encéphale ne peuvent avoir aucun rôle ; ils se forment, et c'est tout.

Aussitôt que les tissus sont formés, ils agissent ; chacun prend un rôle, et le nerveux, qui nous occupe, s'empare du sien, qui consiste à faire cheminer la stimulation pour déterminer des mouvemens dans les autres formes de la matière animale ; le tout afin que les matériaux de nutrition soient apportés dans le lieu où la chimie vivante doit les employer ; car il ne peut s'agir alors d'autre chose que de presser le plus vivement possible le développement d'un individu de l'espèce humaine.

Les nerfs remplissent donc d'abord le même rôle que chez le ver et autres animaux des plus basses classes où l'on commence à les observer. Il n'y a point encore de membres chez l'embryon des premières semaines; le cerveau et les nerfs ne peuvent donc présider qu'aux mouvemens du cœur et du système vasculaire.

Mais les membres commencent à germer et à pousser comme de petites appendices; le rôle de l'encéphale augmente à proportion qu'ils se développent; et dire qu'il agit davantage, c'est dire que sa masse acquiert plus de volume et d'énergie. Les stimulations qui sont promenées dans les nerfs, et réfléchies par le cerveau, peuvent donc alors déterminer des mouvemens dans les membres du fœtus. C'est ce que la mère nous affirme dès qu'elle est parvenue au troisième ou au quatrième mois de sa grossesse.

La gestation avance : pendant le reste de sa durée, les sens internes qui doivent servir à la respiration, à la nutrition et à l'exonération de son superflu, sont élaborés beaucoup plus que tous les autres, sans excepter les externes. L'enfant naît, et les cris qu'il pousse à la première impression de l'air nous annoncent qu'il est sensible, et nous font présumer qu'il l'était avant sa naissance, et que c'est par l'influence d'une sensation quelconque qu'il a souvent agité ses petits membres, dans sa prison.

Les fonctions du système nerveux et de l'encéphale, leur centre, se sont donc déjà bien multipliées depuis le moment de la conception. Mais ne les supposons pas plus considérables que l'observation et l'induction ne peuvent nous les représenter. L'enfant naissant acéphale ne perçoit ni le contact de l'air, ni le besoin de respiration, quoique le sens du tact et le sens de la respiration soient convenablement développés et reçoivent des stimulations. Les cris de l'enfant qui vient au monde et sa première respiration sont donc déterminés par une réaction de l'encéphale en conséquence de ces premières stimulations. La peau et les surfaces bronchiques sont bien stimulées par l'air chez l'acéphale; mais les stimulations qu'elles reçoivent parcourent en vain son système nerveux; il n'y a pas de cerveau pour les recueillir et les réfléchir sur les muscles respirateurs; il n'y a point perception; il n'y a point sensation.

L'enfant est bientôt couvert de vêtemens qui lui conservent son calorique, et remplacent, autant que possible, le milieu d'où il sort : la stimulation douloureuse de la peau ayant cessé, les cris cessent, et l'enfant reste dans le calme, en continuant à obéir au seul sens interne qui soit alors en activité, à celui de la respiration. Mais il ne jouit pas long-temps de ce repos : un autre sens interne ne tarde pas à solliciter le cerveau : c'est celui de la digestion ou de l'assimilation première. Dès qu'il a parlé, l'enfant recommence ses cris. On l'approche du sein de sa mère : aussitôt qu'il en a senti le contact, il dirige sa face vers elle, et tous les mouvemens pour saisir le mamelon et opérer la succion et la déglutition, sont exécutés avec précision.

Ce second besoin satisfait, l'enfant retombe dans son calme habituel, dont les sens qui président aux exonérations ne peuvent encore le faire sortir. Il dépose le superflu de sa nourriture dans les langes qui l'enveloppent, et ne se réveille que par l'irritation que ces matières âcres excitent sur la peau, ou par un nouvel appel de l'estomac, à moins que quelque irritation extraordinaire n'agisse sur lui. Les physiologistes savent que l'évacuation du gros intestin et celle de la vessie urinaire ne peuvent se faire sans un certain concours d'action de la part des muscles respirateurs; il faut au moins que ces muscles suivent l'organe qui revient sur lui-même, parcequ'aucun vide ne peut s'établir entre des viscères qui se touchent : or ces muscles sont soumis à l'encéphale ; l'encéphale réagit donc en vertu des stimulations des sens internes des organes dépurateurs comme en vertu de celles du sens de la respiration, c'est-à-dire sans perception de plaisir ni de douleur, tandis qu'il réagit avec cette dernière perception pour répondre au besoin du sens interne gastrique et à la stimulation trop vive de la peau. Si cependant quelque obstacle intervenait, soit pour la respiration, soit pour la défécation, l'innervation de l'exonérateur sur le cerveau augmenterait, et la douleur serait perçue avec plus ou moins de vivacité, selon les progrès que le cerveau aurait faits dans son développement.

Ces premières perceptions sont des perceptions instinctives, et les mouvemens qui en résultent ne peuvent être rapportés qu'à l'instinct. L'instinct règne seul chez l'enfant naissant ; mais il est encore très borné. Nous le verrons s'accroître avec les progrès de l'âge. Mais comme il pourrait alors être confondu avec l'intellect, il faut saisir le moment actuel pour le bien distinguer. Il se réduit, pour le physiologiste, à des stimulations parties des surfaces sensitives internes et externes, propagées au cerveau et réfléchies par lui de manière à produire des mouvemens musculaires ; ce qui s'exécute tantôt avec perception agréable ou pénible, tantôt sans perception appréciable pour l'observateur.

Nous pouvons donc, dès à présent, distinguer deux espèces de réactions dans le cerveau recevant des stimulations par ses nerfs : 1° réaction sans perception de douleur ou de plaisir; 2° réaction avec douleur ou plaisir. Le tout sans que les phénomènes de l'intelligence se soient encore manifestés; le tout possible dans tous les animaux qui sont doués d'un appareil nerveux. Gardons-nous donc d'en supposer plus qu'il n'y en a, et poursuivons notre histoire du développement des fonctions nerveuses.

L'enfant grandit, ses membres se développent; deux sens externes qui jusqu'alors n'avaient paru fournir aucune perception, commencent à modifier l'encéphale qui s'est aussi développé pour leur correspondre : l'enfant fixe les yeux sur les objets, il suit leurs mouvemens, ou, si on déplace son torse, il exécute une rotation de la tête pour ne pas abandonner la direction des rayons lumineux qui s'en échappent : c'est un instinct plus développé qui lui fait exécuter ces mouvemens. De plus, il est attentif au bruit, c'est-à-dire que, d'après le même principe, il s'en éloigne, s'en approche comme il peut, ou tient son corps immobile pour percevoir l'impression de la voix humaine ou du son des instrumens, etc. Deux nouveaux sens sont donc en action, et l'enfant qui n'avait que le tact et le goût jouit maintenant de la vue et de l'ouïe.

Cette acquisition ne semble d'abord produire aucun acte nouveau; mais ensuite on s'aperçoit que lorsque ses premiers besoins sont satisfaits, l'enfant ne retombe plus, comme autrefois, dans le sommeil; il commence à s'observer lui-même; aidé des signes de sa nourrice, il reconnaît l'inconvénient de sa malpropreté, et apprend à s'en délivrer. Il témoigne par le sourire le plaisir que lui causent la satisfaction de ses besoins et les caresses de sa nourrice; il commence donc à se mettre en rapport avec les individus de son espèce. Il cherche à palper les corps qu'il aperçoit, il s'efforce de produire des sons imitatifs de ceux qu'il a entendus. Un nouveau besoin s'est développé, c'est celui de l'observation. Un autre l'accompagne nécessairement, c'est celui du mouvement. L'enfant exerce ses muscles locomoteurs non seulement pour mettre les objets à sa portée, mais aussi pour s'en approcher, quoiqu'il le fasse souvent infructueusement. Il est contraint à cela par une impulsion intérieure purement instinctive, et n'eût-il aucun objet à explorer, aucun but à atteindre, il se remue, il s'agite, il n'est jamais en repos, à moins qu'il ne sommeille ou qu'une vive impression ne le force à un moment d'immobilité, en donnant une direction bien déterminée à son attention.

Mais arrêtons-nous sur cette possibilité de le distraire de ses sensations; elle n'existait pas autrefois. Il y a donc dans le cerveau une nouvelle faculté qui s'est développée avec les sens externes de la vue et de l'ouïe... Oui sans doute, et cette faculté n'est autre chose qu'un plus grand développement de l'instinct, tenant à l'augmentation de l'encéphale, qui non seulement s'est agrandi, mais qui de plus commence à se dessiner dans des régions où il n'était encore qu'ébauché. Ces régions sont les différens points de sa partie antérieure qui correspondent à l'os frontal : à mesure qu'elles se prononcent, l'expression de la physionomie augmente, c'est-à-dire que les yeux, les mouvemens des muscles de la face, et jusqu'à la teinte du visage, nous annoncent que l'enfant a des idées qui ont de l'analogie avec quelques unes des nôtres; car l'expression n'est pas une entité siégeant dans le visage, mais la faculté dont jouit cette partie du corps de faire comprendre à l'observateur que l'observé a des idées. Les physionomies les plus expressives ne disent rien aux spectateurs imbéciles.

Voilà donc les premiers linéamens de l'intelligence qui désormais sont tracés. Nous les eussions cherchés inutilement chez l'enfant naissant qui nous a donné tant de preuves de sensibilité : c'est ce que je prie le lecteur de ne pas perdre de vue; il en conclura, sans difficulté, que la sensibilité diffère en quelque chose de l'intelligence et de l'instinct. En effet l'action des nerfs sur les mouvemens du cœur et des vaisseaux avec lesquels ils se sont développés, constitue le *premier degré* de l'action nerveuse ; le *second* se manifeste quand le cerveau, stimulé soit par les sens internes, soit par les membres fléchis, pressés sous quelques viscères, et dans un mode que l'on peut présumer défavorable au bien de l'économie, détermine des mouvemens dans les muscles locomoteurs. L'enfant qui vient de naître donne des preuves évidentes de sensibilité, mais par la douleur seulement, et exécute des actes d'instinct : c'est le *troisième degré* de l'action nerveuse. Enfin le *quatrième*, auquel nous venons d'arriver, semble être préparé par le développement des sensations agréables, inaperçues jusque là ; c'est celui où l'intelligence se manifeste par la naissance de l'attention, par des actes d'observation, et par la faculté que possède désormais l'enfant de différer les actes sollicités par l'instinct au nom des premiers besoins, pour en exécuter d'autres commandés par des impressions extérieures.

Toutefois cette intelligence est encore extrêmement bornée, et ce serait bien à tort qu'on se la représenterait égale à celle de l'homme adulte. L'enfant ne perçoit d'abord que les idées des corps bruts; rien n'annonce qu'il puisse encore les analyser et abstraire leurs attributs. Il paraît beaucoup plus avancé sous le rapport des perceptions que lui procurent ses semblables; car, bien long-temps avant qu'il puisse donner, par ses gestes, la preuve de son intelligence sur les couleurs, la consistance, le mouvement des corps inertes, il distingue très bien la bienveillance, la malveillance ou la colère dans la physionomie des personnes qui l'approchent. Souvent même il ne peut supporter, sans une angoisse qui le porte à verser des larmes et à détourner le visage, l'aspect des adultes qui lui sont inconnus, surtout s'ils ont la physionomie un peu sévère; tandis que la vue d'un autre enfant et l'approche d'une physionomie douce ou insignifiante ne lui occasionent aucune émotion pénible.

Cela vient évidemment de ce que le développement de l'instinct marche plus vite que celui de l'intelligence : telle physionomie l'effraie, d'après l'instinct de la conservation individuelle, comme l'effraierait un précipice où l'on feindrait de vouloir le jeter, ou la vue d'un animal furieux disposé à s'élancer sur lui. Il perçoit ces sensations comme celles de la faim, de la soif, du besoin du repos et de l'agitation, de la chaleur et du froid, et il y obéit d'abord sans hésiter ; mais le besoin d'observation, dont l'attention toujours croissante manifeste les progrès, le rend bientôt éducable et annonce qu'on pourra l'accoutumer à soutenir sans frayeur l'aspect de tous les objets qui lui causaient d'abord de si grands troubles.

Cependant l'enfant marche, il imite les accens de la voix humaine et même toutes les actions de ses semblables ; il fait plus, il témoigne qu'il a des idées non-seulement sur les attributs matériels des corps, mais aussi sur les circonstances dans lesquelles il les a observés. Il retient, quand il vit avec des personnes instruites, tous les mots par lesquels nous exprimons nos jugemens sur les différentes scènes de la vie sociale, et les emploie de manière à nous prouver qu'il en a saisi le sens. On serait donc tenté de croire son intelligence parfaite : mais combien elle est encore éloignée de son dernier développement ! Pour vous en assurer, essayez de le contraindre à faire, avec ces mots qu'il entend si bien, un raisonnement un peu rigoureux et un peu suivi ; aussitôt vous verrez son attention se détacher de la série d'idées que vous voulez lui imposer, pour se porter sur des idées plus simples que la mémoire leur substituera, ou sur les impressions qui arriveront par les sens. Cela dépend de ce que l'instinct l'emporte encore de beaucoup sur l'intellect : le cerveau de l'enfant non encore pubère est organisé de manière à ce que le sujet ne trouve de plaisir un peu vif qu'aux impressions provenant des objets matériels : ce sont les seules encore qui ébranlent agréablement son système nerveux. Boire et manger, faire beaucoup d'exercice pour voir des objets nouveaux et satisfaire le besoin encore vague de l'observation ou la curiosité ; mettre ses membres en action, chose que lui commande la nature ; essayer ses forces, les comparer avec celles d'un autre, tant pour les exercer que pour obéir au besoin de la satisfaction de soi-même qui s'est manifesté, mais qui ne s'applique encore qu'à des actes extérieurs : telles sont les habitudes impérieusement voulues par l'instinct, auxquelles l'impubère revient toujours, quoi qu'on fasse pour l'en détourner. Les jouissances de la réflexion ne lui sont point encore connues, à l'exception de celles qu'il obtient par la ruse, qu'il substitue à la force toutes les fois qu'il veut agir sur un plus puissant que lui. Ce genre de plaisir a beaucoup plus d'attraits pour lui que celui de la bienfaisance, à moins qu'il n'y trouve un moyen d'exercer ses facultés dominantes; ce qu'il fera, par exemple, pour protéger un enfant plus faible que lui, mais qu'il tourmentera l'instant d'après. En général il préfère le mal au bien, parcequ'il satisfait davantage sa vanité, et qu'il y trouve plus d'émotion; car il lui en faut à tout prix. C'est pour cela qu'on le voit si souvent se complaire à briser les objets inanimés; il y trouve la double jouissance, fondée sur le besoin de la satisfaction de soi-même, de voir céder une résistance et d'exciter le courroux des personnes raisonnables; ce qui lui semble une victoire dont il jouit délicieusement après s'être soustrait par la fuite au châtiment mérité. C'est d'après le même principe d'action qu'il se délecte dans la torture des animaux; il savourerait avec le même délice celle des individus de son espèce s'il n'était retenu par la crainte, car le besoin de la conservation individuelle est aussi chez lui très prononcé. La compassion le retient bien encore quelquefois, mais elle est peu développée à cet âge chez le sexe masculin; on la trouve plus souvent, et beaucoup plus prononcée chez les jeunes filles. Je sais que tous les actes des impubères n'ont pas ce cachet de dépravation : le caractère de bonté que quelques uns doivent avoir dans la suite commence déjà à se dessiner avant l'époque de la raison ; mais la grande majorité est telle que je viens de la dépeindre, et plus les jeunes garçons sont vigoureux et sentent vivement le besoin de dépenser leurs forces en mouvemens extérieurs, plus ils sont portés à mal faire : il n'est guère d'enfant qui n'abuse de sa force sur ceux qui sont plus faibles que lui; c'est son premier mouvement; mais les pleurs de sa victime l'arrêtent quand il n'est pas né pour la férocité, jusqu'à ce qu'une nouvelle impulsion instinctive le fasse commettre la même faute.

Pour corriger tous ces penchans, que la raison et l'expérience des conséquences fâcheuses redresseraient trop tard ou ne pourraient jamais redresser, on a recours à deux ordres de moyens : on leur oppose le besoin instinctif de la conservation individuelle, par des châtimens qui excitent la terreur chez l'enfant, et tournent contre lui les conséquences de ses mauvaises actions; on cherche à détourner le besoin de la satisfaction de soi-même des plaisirs dont il a pris la pernicieuse habitude, pour le rendre attentif à ceux qui résultent des récompenses et des éloges obtenus par la docilité, la bienveillance, la bonté, l'assiduité aux devoirs, les efforts d'attention, de mémoire, d'intelligence. On exerce, par anticipation, cette dernière faculté aux idées du bien et du mal, du juste et de l'injuste; du mérite et du démérite; notions précieuses qui sont confuses à cet âge et appliquées au gré des petites passions de l'enfant, mais que l'on rectifie en les lui présentant élaborées par les travaux des philosophes et des sages; au reste, on ne réussit dans cette tâche difficile qu'en raison du développement des parties de l'encéphale qui sont spécialement consacrées aux facultés intellectuelles.

Pendant que l'on s'épuise en efforts infructueux pour hâter le développement de l'intelligence de l'enfant et lui inspirer du goût pour les choses sérieuses, une nouvelle fonction s'établit, et la nature opère sans effort ce que l'art n'aurait jamais pu effectuer : les organes destinés à la reproduction de l'espèce se développent, et l'encéphale reçoit une impulsion qui doit le conduire à son dernier degré d'accroissement et d'énergie. Le jeune pubère s'aperçoit d'un changement prodigieux dans sa manière de voir : aussitôt qu'il a reçu l'influence du nouveau sens, une inquiétude vague s'empare de lui ; les yeux de l'autre sexe font naître dans son intérieur des mouvemens instinctifs qui l'étonnent. Si nous examinons l'état de son intellect, nous remarquons qu'il découvre dans les mots qu'il croyait entendre un sens qu'il n'avait pas soupçonné ; qu'il voit des rapports, de l'enchaînement, de l'ordre, là où il n'apercevait que des différences, de la multiplicité, de la confusion : les notions de dépendance, de causalité, lui apparaissent ; il aime la déduction qui lui devient aussi facile qu'elle était naguère difficile, et paraît tout à coup *objecteur* et raisonneur. Il commence à trouver du plaisir à se réfléchir sur lui-même, à observer ce qu'il fait et ce qu'il pense ; il a de la tendance à se comparer aux autres sous le rapport de ces nouvelles facultés qu'il se plaît par conséquent à étudier aussi chez eux ; et s'il se trouve quelque avantage, il en est beaucoup plus flatté qu'il ne le serait d'une prédominance de force ou d'adresse, quoiqu'il soit encore plus sensible à ce dernier genre de succès qu'il ne le sera dans la suite; révolution étonnante et que tous les lieux communs de la sagesse n'auraient jamais opérée.

La nouvelle facilité que l'adolescent trouve en lui pour toutes les opérations intellectuelles manque rarement de le séduire; elle tend à lui faire croire qu'il invente, qu'il crée, en quelque sorte, ce qu'il découvre; il lui semble que la pensée marche plus vite chez lui que chez le reste des hommes; il voit avec une sorte de dédain la lenteur intellectuelle et la circonspection de l'âge mûr; la présomption et l'orgueil s'emparent de lui. Il n'a garde de s'apercevoir que son esprit n'opère que sur cette multitude de notions qu'on a eu tant de peine à lui inculquer durant sa longue enfance; il n'a pas encore eu le temps de connaître la résistance, et l'expérience seule peut lui donner l'idée des inconvéniens de la précipitation dans les jugemens, et d'une facilité qui semble faite pour renverser tous les obstacles.

Comme les forces musculaires et le sentiment de la vie et de la santé ont augmenté avec les facultés de l'intelligence, le jeune homme voit devant lui une perspective immense, incommensurable; et le pouvoir générateur, dont il se sent abondamment pourvu, ajoute à sa fierté en multipliant ses jouissances intellectuelles.

Tel est l'homme au printemps de la vie. Le système nerveux exécute désormais toutes les fonctions qu'il doit remplir; toutefois les facultés intellectuelles n'auront acquis leur plus haut degré possible d'énergie que vers l'âge de trente ans, époque où l'accroissement en grosseur aura fini de développer l'encéphale dans toutes les directions où ses fibres doivent s'étendre. Dans cet espace de temps qui sépare l'apparition des dernières facultés intellectuelles du parfait développement de l'ensemble intellectuel, le jugement va toujours se perfectionnant. L'homme, s'étant souvent trompé pour avoir conclu précipitamment sur les premières impressions, c'est-à-dire s'étant vu souvent forcé, par l'acquisition de nouvelles idées, à réformer ses premiers jugemens, devient bientôt sensible à cette espèce d'humiliation. La première fois qu'il découvre ces sortes d'erreurs, il s'empresse de les rectifier, sans en éprouver d'autre sentiment que celui du plaisir d'apprendre quelque chose de nouveau; mais lorsqu'il voit la nécessité des rectifications se multiplier à chaque instant, son amour-propre s'alarme; il s'irrite et déploie la ruse pour soutenir l'autorité de ses premiers jugemens; mais, dans le secret de son intérieur, il se promet de tout faire pour s'épargner l'humiliation ou la colère, et devient ce que l'on appelle circonspect.

C'est alors que ses facultés, si elles ont été cultivées, sont portées au plus haut degré possible; et l'homme est tellement favorisé par la nature, qu'il peut en jouir long-temps et se procurer une somme de bonheur dont les autres animaux n'ont aucune idée.

Cherchons maintenant à quoi il est redevable de tant d'avantages.

SECTION III.

Raison des prérogatives qui distinguent l'homme entre tous les animaux.

Nous avons laissé l'impubère en rapport avec tous les objets matériels, soit animés, soit inanimés, distinguant de lui-même tous leurs attributs extérieurs, pouvant saisir aussi leurs attributs physiques les plus difficiles à découvrir, et jusqu'aux circonstances qui peuvent les modifier, mais seulement quand on les lui faisait remarquer, retenant à merveille tous les signes de ces opérations intellectuelles, et possédant par conséquent les idées de l'abstrait. Mais nous avons remarqué qu'il témoignait une grande répugnance pour faire l'application de ces signes précieux à la recherche de ces mêmes circonstances qui font varier l'état des corps, et à l'observation de son intelligence en rapport avec celle de ses semblables ; c'est-à-dire pour se livrer au raisonnement et à la réflexion. En d'autres termes, nous avons vu qu'il apprenait facilement, non seulement les mots, mais les formules de raisonnement ; qu'il paraissait les entendre, mais qu'il ne témoignait aucune tendance à en faire de pareilles, quoique placé dans des circonstances favorables, et qu'un pouvoir insurmontable ramenait son attention vers un ordre d'idées beaucoup moins compliquées. Nous avons remarqué qu'en même temps qu'il acquérait la faculté de la réflexion et du raisonnement, un nouveau sens se manifestait, avec un nouveau besoin instinctif. Ainsi toujours même marche dans le développement de l'homme : s'il acquiert un surcroît de faculté intellectuelle, il reçoit une ampliation de faculté instinctive. Mais la nature paraît avoir associé le sceau du perfectionnement de l'intelligence à la faculté génératrice, ce qui fait que le jeune homme ne se trouvera pas transformé en père de famille avant d'avoir acquis la force et l'intelligence nécessaires pour pourvoir à tous les besoins de ses enfans. Les exceptions à cette règle, quoique rares, suffisent néanmoins pour en démontrer l'extrême importance. On voit chez les enfans mâles quelques pubertés prématurées, par exemple, à l'âge de cinq à sept ans, qui coïncident avec les facultés intellectuelles ordinaires à cette époque de la vie ; spectacle dégoûtant et vraiment digne de pitié. C'est par l'exploration de ces sortes de sujets que l'on peut obtenir la solution de la question qui nous occupe. Qu'on les examine bien, et l'on verra, comme l'a parfaitement observé le docteur Gall, que le cervelet est toujours très développé, tandis que la partie antérieure du cerveau, principal instrument de l'intelligence, qui achève toujours de se développer à la puberté normale, ne l'est pas plus que ne le comporte l'âge de l'enfant. Le docteur Gall en conclut que le cervelet est l'organe spécial de la génération ; mais si l'on considère, 1° que le cœur, tout le système sanguin, les muscles respirateurs, ceux qui dépendent de la volonté, prennent lour dernier accroissement avec le cervelet, tout aussi bien que les organes génitaux ; 2° que si les testicules sont enlevés avant la puberté, le développement de tous ces organes manque aussi bien que celui du cervelet; 3° enfin, que la castration après l'évolution de la puberté ne se borne pas à diminuer le volume du cervelet, mais atténue aussi jusqu'à un certain point tout l'appareil musculaire avec l'appareil sanguin, on sera forcé de convenir, 1° que le cervelet n'est pas uniquement destiné à l'instinct de la propagation, mais qu'il est également lié au surcroît d'énergie vitale qui vient achever le développement de tous les organes; 2° qu'il n'est pas le promoteur de ces changemens; 3° que la simultanéité du développement du cervelet, du système sanguin et des muscles extérieurs, après celui des testicules ou des ovaires, est le seul fait toujours constant; mais que d'ordinaire le cerveau reçoit en même temps sa dernière impulsion végétative d'où dépend l'entier développement des facultés intellectuelles, et surtout celles de réflexion et d'induction.

C'en est assez pour résoudre la question que nous avons posée plus haut.

SECTION IV.

A quoi tient le dernier développement des facultés intellectuelles et instinctives, qui accompagne l'évolution de la puberté.

Il nous paraît que le développement des testicules et des ovaires est d'abord amené par les progrès ordinaires de la nutrition, qui procède toujours des organes les plus importans à l'existence de l'individu, à ceux qui le sont le moins ; que ces organes commencent à croître et à sécréter sans secousse préparatoire, et qu'ensuite ils excitent dans tout l'ensemble viscéral, soit par l'influence de leur matière nerveuse, qui paraît être une spécialité dans l'appareil sensitif, soit par la résorption du liquide qu'ils élaborent, un surcroît de vitalité qui pousse le corps à son dernier degré de développement. Telle était *à peu près* l'opinion générale avant le système de M. Gall, qui rapporte tous ces changemens au cervelet. Mais comment lui imputer des changemens qu'il ne saurait produire seul? Que ne croît il, que ne détermine-t-il les formes de la puberté chez les eunuques, à l'exception toutefois de ce qui est relatif à l'acte générateur? Pourquoi ne conserve-t-il pas ces formes chez les pubères que l'on soumet à la castration ? D'où vient qu'il s'affaisse lui-même après cette opération, et simultanément avec tout le système musculaire? Dira-t-on qu'il se sert des organes génitaux comme d'un instrument pour réagir sur l'économie ? Cette assertion laisserait toujours subsister l'influence admise depuis plusieurs siècles, des testicules sur le système sanguin, sur les muscles, et même sur le cerveau. Il est donc bien plus simple de prendre les faits tels qu'ils sont, et de convenir que, puisque le cervelet est incapable de produire les changemens des formes, de la voix, de la couleur, des forces musculaires, du caractère, des inclinations qui caractérisent la puberté, ces changemens sont un effet du développement de cette partie de l'appareil générateur qui doit fournir les premiers matériaux de l'embryon ; que le cervelet en reçoit l'influence comme tout le reste de l'appareil encéphalique, mais que son développement semble lié plus particulièrement avec les fonctions intérieures qui président à la nutrition et décident de l'abondance et de l'énergie de la fibrine.

On voit que les facultés intellectuelles se développent, comme les instinctives, avec le système nerveux; qu'elles résultent de l'ampliation qui se fait insensiblement, depuis l'état d'embryon jusqu'à celui d'adulte, dans les fonctions de l'encéphale et des nerfs répandus dans les différentes parties du corps ; enfin qu'elles ne sont autre chose, pour les sens de l'observateur physiologiste, que le phénomène de la transmission de la stimulation dans l'appareil nervoso-encéphalique, considéré dans certaines circonstances déterminées. L'enchaînement de faits dont nous avons déroulé le tableau donne la preuve de cette assertion ; mais pour la rendre encore plus frappante, nous ajouterons les considérations suivantes, qui sont puisées à la même source, c'est-à-dire dans l'observation rigoureuse des faits.

1° Le degré d'innervation qui donne les phénomènes instinctifs et intellectuels étant le plus élevé, et s'associant à celui qui fournit le mouvement musculaire, ce degré, dis-je, est nécessairement perturbateur; il ne tarderait guère à compromettre notre existence s'il n'était interrompu au bout d'un certain temps : de là la nécessité du sommeil, qui substitue un autre mode d'innervation à celui de la veille. Le sommeil, quand il est parfait, suspend ces deux ordres de phénomènes, quoiqu'il ne puisse empêcher les stimulations un peu fortes, faites sur différens nerfs, de parvenir à l'encéphale, et d'être par lui réfléchies dans d'autres nerfs. Ce qui le prouve, c'est que le cœur, les plans musculeux des organes creux, et les muscles respirateurs, qui ne peuvent agir *régulièrement* que par l'influence du cerveau, continuent leurs mouvemens, bien qu'aucun acte instinctif ne se manifeste, et qu'aucune pensée ne trouble la quiétude du sommeil. En effet les rêves n'existent que dans le sommeil incomplet, ou bien au commencement et à la fin du sommeil ordinaire. Mais si l'on réveille tout-à-coup un homme bon dormeur et un peu fatigué, au milieu de son premier sommeil, on apprendra de lui qu'aucun rêve ne l'occupait. Les rêves et le somnambulisme viennent encore en preuve de notre assertion; car ils présentent une nuance de repos où beaucoup de stimulations parviennent au cerveau, et déterminent des séries de pensées et d'actes où l'on remarque toujours un état incomplet et irrégulier de l'innervation encéphalique : tantôt l'instinct normal soumet l'intelligence à laquelle il obéissait durant la veille; tantôt une intelligence anormale provoque des mouvemens instinctifs qui ne se seraient point d'eux-mêmes développés, etc.; mais cette innervation est toujours moins considérable que celle de la veille. Le fœtus paraît passer par ces diverses nuances d'innervation : pendant les premiers mois il est dans le sommeil parfait ; durant le cours des derniers ce sommeil est souvent interrompu par des perceptions qui ne peuvent mettre en jeu autre chose que l'instinct dans ses phénomènes les plus bornés, dans ceux qui sont relatifs à la conservation individuelle ; encore ne se manifestent-ils que par des mouvemens momentanés, provoqués par la douleur. Ces mouvemens sont en effet les premiers actes et les plus simples dans la série des animaux doués d'un appareil sensitif. Ils le sont même à tel point, qu'ils ne diffèrent de ceux du polype qu'en ce qu'ils viennent d'une stimulation réfléchie par un appareil encéphalique. Mais n'est-il pas évident que l'embryon n'avait d'abord que les mouvemens du zoophyte, et qu'en se développant il acquiert ceux de l'endormi ?

2° Les maladies augmentent, diminuent, interrompent, dépravent l'innervation de l'encéphale sous les rapports instinctif, intellectuel, sensitif et musculaire : dans plusieurs états soporeux peu profonds, tels que ceux dits coma, léthargie, apoplexie incomplète, il y a interruption parfaite de l'innervation intellectuelle avec persistance, jusqu'à un certain point, de l'innervation instinctive, qui se manifeste encore par des mouvemens musculaires coordonnés : le malade se retourne pour se soustraire au bruit, à la lumière, au palper, etc. Dans l'épilepsie et dans l'hystérie, l'instinct réagit aussi, mais d'une manière irrégulière, par des convulsions. Dans l'apoplexie forte, l'instinct et l'intellect sont également abolis : mais les mouvemens du cœur et ceux des fibres musculaires splanchniques existent, coordonnés, par l'encéphale, avec ceux des muscles respirateurs. Dans la syncope complète, ainsi que dans l'asphyxie, l'innervation du cerveau est diminuée à tel point que les mouvemens des muscles respirateurs n'existent plus, et que ceux du cœur ne sont pas sensibles.

Voilà donc les fonctions de l'encéphale et des nerfs analysées par leur diminution, selon leurs différens degrés d'intensité décroissante ; et l'adulte rétrograde jusqu'au niveau de l'embryon. Dans la folie, au contraire, on trouve ces fonctions analysées par leur exaltation, non seulement selon leurs degrés, mais encore selon leurs diversités, ainsi que nous le verrons dans la seconde partie, jusqu'à ce que l'excès de l'irritation enlève à l'homme les premiers et les plus simples mobiles de ses actions, l'instinct et la volonté, et le ramène au degré d'innervation de l'embryon dont les membres ne sont pas encore développés. C'est ce que l'on a coutume d'observer dans les folies qui dégénèrent en démence complète. L'homme alors, dépouillé de tout mobile d'action extérieure, reste immobile, ne témoignant ni appétit, ni désirs; ne sentant aucun besoin, il se laisserait mourir de faim et croupir dans ses excrétions, si ses semblables ne prenaient pitié de sa position. Toutefois la vie persiste, les alimens étant introduits par des secours étrangers dans son estomac, tant que les voies gastriques peuvent les assimiler, et que les innervations intérieures peuvent distribuer dans l'économie et offrir aux divers tissus les fluides assimilés qui doivent servir à leur nutrition.

Il est donc vrai que le rôle du système nerveux est de transmettre les stimulations d'une partie de l'économie à l'autre, et qu'en le remplissant il fait paraître cinq ordres de phénomènes : 1° les mouvemens oscillatoires du cœur et du système vasculaire ; 2° les mouvemens contractiles des fibres musculaires viscérales ; 3° les mouvemens des muscles respirateurs, toujours coordonnés avec ces derniers, et attestant l'intervention de l'encéphale ; 4° les mouvemens de ces muscles et de ceux de la voix et de la locomotion, dans un ordre et dans un but que l'on peut saisir, mais sans opération intellectuelle ; phénomène de pur instinct, qui n'est lui-même que l'expression des premiers besoins, donnée par l'appareil nerveux encéphalique ; 5° enfin, les mêmes mouvemens sous la direction de l'intelligence, qui tantôt les coordonne d'après les suggestions qu'elle reçoit de l'instinct, et tantôt d'après les désirs, qui ont leur source dans le besoin d'observation.

On voit que ce dernier besoin s'ajoute comme surcroît à tous les autres ; qu'il se manifeste d'abord, pour les satisfaire, par l'impulsion de l'instinct, à mesure que la mère cesse d'y pourvoir ; et qu'il finit, le cerveau se perfectionnant, par enfanter toutes les opérations intellectuelles, qui, bien que parties d'une source unique, semblent se multiplier d'autant plus que l'homme cède davantage aux impulsions de ce même besoin. Il est encore évident que le plus haut degré de perfectionnement des actes suggérés par le besoin de l'observation est celui où l'intelligence se replie le plus énergiquement sur elle-même pour s'observer et se faire observer aux autres hommes ; car il est incontestable, comme l'ont dit quelques philosophes, que plus l'homme réfléchit pour le plaisir de réfléchir, plus il aime à communiquer ses idées : bien différent en cela de celui qui médite les moyens de satisfaire des besoins moins relevés ; car celui-ci, quand il est prudent, se cache toujours, et ne communique aux autres que celles de ses idées qui peuvent servir à l'exécution de ses projets.

CHAPITRE V.

DES THÉORIES ADMISES SUR LES FACULTÉS INTELLECTUELLES.

Après avoir suivi l'homme dans son développement et avoir constaté les inappréciables avantages qu'il doit au perfectionnement graduel de son appareil encéphalique, nous sommes conduits à nous occuper de la manière dont il se rend compte à lui-même de ses avantages. Ici les hommes se partagent en deux sections : ceux qui parlent de leurs facultés intellectuelles sans en connaître les organes, et ceux qui n'en parlent qu'avec cette connaissance. Les premiers sont entièrement étrangers aux idées de l'irritation : il s'agit de les y amener ; car, indépendamment de la cause première et du profond respect qu'elle doit inspirer, on est forcé par le témoignage imposant de mille et mille faits bien observés, de rapporter tous les phénomènes instinctifs et intellectuels à l'action de l'appareil nerveux, et d'en expliquer les lésions par les changemens qui surviennent dans son excitation ; changemens où l'on voit figurer en première ligne le phénomène de l'irritation.

Pour arriver à la démonstration de cette vérité nous examinerons, dans sept sections, les questions suivantes : 1° comment l'homme est arrivé à s'abstraire de lui-même, et les fondemens de la doctrine des psychologistes ; 2° quelle idée ils se font de la conscience, et si les animaux en sont doués ; 3° s'il est possible de faire une science avec les seuls phénomènes de conscience, comme le prétendent les psychologistes, et c'est là que nous dévoilerons les causes des erreurs commises par eux dans l'interprétation de leurs perceptions intérieures ; 4° de quelle manière la conscience et les sens doivent s'aider dans la confection d'une science de l'homme sentant et pensant, avec quelque dissertation sur le principe que les psychologistes veulent imposer au système nerveux ; 5° si l'explication des physiologistes sur la cause appréciable des phénomènes intellectuels est une hypothèse équivalente à celle du principe des psychologistes, et nous montrerons en même temps les rapports qui lient les fonctions intérieures à celles de relation ; 6° à quoi se réduisent, en dernière analyse, toutes les objections faites contre le rôle de l'appareil nerveux, dans la production des phénomènes intellectuels ; 7° ce qu'il faut penser des métaphysiciens qui se disent rationalistes, théologiens, illuminés, mystiques.

SECTION PREMIÈRE.

Comment l'homme s'abstrait de lui-même. — Fondemens de la doctrine des psychologistes.

C'est en cherchant à satisfaire ses premiers besoins que l'homme débute dans la carrière de l'observation : les remarques qu'il fait ne lui servent d'abord qu'à cela. Bientôt l'observation des corps qu'il est obligé d'explorer devient elle-même un plaisir qui le distrait souvent et lui fait oublier l'objet de ses recherches ; enfin ce nouveau plaisir prend sur lui un tel empire qu'il oublie tout-à-fait l'objet primitif, et s'imagine qu'il n'est au monde que pour contempler la nature et pour s'observer lui-même, ce qui devient pour lui la plus noble et la plus essentielle des occupations. Il va plus loin : il se partage en deux entités, dont l'une, qu'il confesse être commune à lui et aux animaux, est l'objet de son mépris ; tandis que l'autre, qui n'a rien de commun avec le sang, la chair, et même le système nerveux, commande à la première et constitue l'homme par excellence. Voici comme il procède pour arriver à ces assertions ontologiques.

Il prend tous les phénomènes de l'innervation intellectuelle, plus ou moins entremêlée de l'instinctive, il les désigne par un mot, et ce mot devient pour lui le mobile de ces phénomènes eux-mêmes. Évidemment il est conduit à cette distinction trompeuse par l'ignorance de la manière dont ces phénomènes sont produits; c'est ce que nous avons un grand intérêt à approfondir, tant pour déterminer au juste les fonctions du système nerveux, que pour faire bien comprendre la théorie de la folie, dont nous nous occuperons dans la seconde partie de cet ouvrage.

Jugeant de lui par des corps d'un ordre moins relevé, et par les circonstances dans lesquelles il les voit placés, l'homme s'imagine que ses phénomènes intellectuels sont dirigés par un être intelligent placé dans l'intérieur de son cerveau, comme les accords d'un jeu d'orgue le sont par un musicien soustrait aux regards des spectateurs. Il ne voit pas qu'il n'y a nulle parité entre un joueur d'instrument, qui est un homme, et la cause des phénomènes intellectuels qui se manifestent chez ce même homme. Il persiste ; il fait une science de l'observation de ces phénomènes, et la nomme *métaphysique*.

Cependant l'anatomiste arrive armé de son scalpel : il dissèque l'homme mort ; il expérimente sur l'animal vivant ; il le compare avec l'homme sain et malade, quoi qu'en puisse dire le métaphysicien, qui se croit déshonoré par une telle comparaison, et lui démontre que son prétendu joueur, qu'il a si gratuitement installé sur la glande pinéale ou sur le pont de Varole, n'est autre chose que l'ensemble de l'appareil encéphalique. Des raisonneurs s'emparent de cette découverte, et font sentir au métaphysicien l'impossibilité de mettre en contact une chose qui ne possède aucun des attributs reconnus propres aux corps, avec la matière nerveuse de l'encéphale. Cette difficulté ne l'arrête pas ; il imagine une entité intermédiaire, une espèce d'air ou de gaz, une matière subtile, pour établir ce rapport d'une espèce si singulière. On lui répond que, quoi qu'il fasse, son intermédiaire sera toujours un corps quelconque, et on lui prouve qu'un homme raisonnable ne peut admettre l'existence d'une chose qui n'est démontrée par aucun sens.

Le métaphysicien n'est point convaincu ; il n'a pas assez observé les fonctions nerveuses pour pouvoir l'être, mais il hésite. Son incertitude, ses réticences, la faiblesse de ses argumens, lui enlèvent tout crédit auprès des savans; et bientôt l'opinion générale est que, puisqu'il n'y a de faits certains et capables de constituer une science que ceux qui sont sensibles, il faut ramener la métaphysique aux faits observables par les sens; ce qui détruit cette science en la réduisant à des notions physiologiques analogues à celles que nous venons d'exposer.

La science de l'homme en était à ce point lorsque les métaphysiciens, que l'on croyait à la veille de se rendre de bonne grâce, et de se rallier aux observateurs qui prennent leurs sens pour guides de leurs recherches, ont essayé de rétablir le crédit de l'ontologie philosophique, en la fondant sur ce qu'ils ont appelé *les faits de conscience*.

C'est donc sous l'inspiration de leur conscience que les métaphysiciens modernes, qui ont répudié ce nom pour n'être pas confondus avec les théologiens, tiennent le langage suivant, sous le nom de *psychologistes*: « Oui sans doute, » les sciences doivent reposer sur des faits ob- » servables; mais il n'est pas de rigueur qu'ils » soient tous observés par les sens. Il y a deux » espèces d'observation indépendantes l'une de » l'autre, celle des naturalistes et celle des phi-

» losophes : la première n'admet que l'observa-
» tion des sens; la seconde est fondée sur l'ob-
» servation intérieure, et les faits qu'on y décou-
» vre sont des faits de conscience. Ils ne tombent
» point sous les sens ; mais ce sont toujours des
» faits, et des faits de la plus grande certitude,
» puisqu'il n'y a rien dont on soit plus assuré
» que d'éprouver du plaisir ou de la douleur,
» de se sentir soi-même, et de sentir que l'on
» pense ou que l'on a pensé à une chose; que
» l'on veut ou que l'on a voulu faire quoi que ce
» soit; que l'on croit telle chose, et que l'on
» doute de telle autre, etc., etc. Or, continuent
» les psychologistes, puisqu'il y a deux ordres
» de faits également certains relatifs à l'homme,
» l'histoire de l'homme est double : ce serait en
» vain que les naturalistes prétendraient la faire
» complète avec les seuls faits du domaine des
» sens, et les phisolophes avec les seuls faits de
» conscience ; ces deux ordres de faits ne pour-
» ront jamais se confondre. La conscience se
» sent elle-même et ne sent point les sensations:
» les sens ne perçoivent que les impressions ex-
» térieures, et ne peuvent ni voir, ni entendre, ni
» palper ce que la conscience sent en elle-même.
» Les sens et la conscience n'ont rien de com-
» mun que d'être également en rapport avec

» le principe intelligent, qui est un de sa nature, » et dont ils sont les ministres ; et si l'on n'a pas » encore réussi à faire une science certaine de la » philosophie, c'est que l'on n'avait pas compris » ces vérités. Jusqu'ici l'on a confondu les deux » ordres de faits et les deux sciences qui leur cor» respondent : le naturaliste s'est égaré en vou» lant traiter les faits de conscience comme des » faits sensibles ; le philosophe s'est également » trompé en admettant cette méthode, et en af» fectant de s'en rapporter à sa conscience pour » juger des faits sensibles. Les deux ne doivent » se faire aucun emprunt, aucune concession : » il est temps que l'un et l'autre connaissent » leurs domaines respectifs ; et si le naturaliste » ou le physiologiste veulent absolument trai» ter le moral de l'homme, il faudra qu'ils aban» donnent l'investigation qui exige le secours » des sens, qu'ils laissent là leurs scalpels et » leurs microscopes, et qu'ils se livrent, aussi » bien que les philosophes, à la méditation dans » l'absence de toute impression extérieure, afin » de devenir uniquement psychologistes. »

Ainsi parlèrent les nouveaux métaphysiciens ; et les idéologistes enrôlés sous la bannière de Locke et de Condillac, qui rapportent toutes nos idées aux impressions faites sur les sens, se trouvèrent fort embarrassés : ils n'avaient pas prévu cette importante objection ; et lorsque les psychologistes se mirent à proclamer, au nom de leur conscience, l'existence d'un mobile indépendant de toute substance animale, lorsqu'ils protestèrent qu'ils sentaient parfaitement en eux-mêmes ce mobile, qu'ils le voyaient penser et agir librement, et primitivement, sans autre relation avec les sens extérieurs que celle qu'un maître doit avoir avec ses serviteurs, les idéologistes n'osèrent les contredire ouvertement. Mais quand les psychologistes en vinrent à prononcer, de par leur sibylle, anathème contre ceux qui douteraient de ces vérités ; quand ils vouèrent au mépris ceux qui seraient assez grossièrement organisés pour ne pas s'apercevoir qu'il est absurde de ne pas s'en rapporter sur sa propre nature au témoignage d'un principe supérieur en sagesse et en élévation à ces sens composés de matière vile et putrescible, les idéologistes, qui avaient admis le principe simple, sans se douter qu'on trouverait moyen de correspondre directement avec lui, demeurèrent sans réplique, et commencèrent à faire des concessions. (Un seul toutefois doit être excepté.) On en est à ce point ; les idéologistes se taisent, ou du moins ne réfutent point; et les médecins qui cultivent la physiologie ne réclament qu'à demi-voix la science des facultés intellectuelles qu'on veut leur ravir, et que des hommes qui n'ont point fait une étude spéciale des fonctions veulent s'approprier sous le nom de psychologie. Comme c'est uniquement sur le témoignage de la *conscience* qu'ils se fondent pour élever leurs réclamations, je vais examiner ce qu'ils entendent par ce mot, et s'il est effectivement possible d'en faire la base unique d'une véritable science.

SECTION II.

De l'idée que les psychologistes se font de la conscience. — Les animaux en sont-ils doués ?

Ils entendent par le mot *conscience* la faculté que l'homme possède de s'observer lui-même, non pas d'observer l'extérieur de son corps, car il ne peut le faire que par le secours de ses sens, mais d'observer sa pensée, de sentir qu'il pense ou qu'il a pensé à telle ou telle chose; qu'il veut ou qu'il ne veut pas, qu'il a ou qu'il n'a pas voulu telle ou telle autre. C'est ce que j'ai désigné dans mon Traité de physiologie appliquée à la pathologie, par les expressions *se réfléchir sur soi-même*, ce qui n'a point de terme; car, en m'observant, je sens que je m'observe, et ainsi de suite. Ce phénomène d'innervation intra-crânienne paraît être celui qui nous distingue dans la série des animaux, et qui nous place à leur tête par la perfection à laquelle il peut s'élever dans notre espèce. Nous ne pouvons l'admettre chez aucun être vivant que lorsqu'il parvient à nous faire entendre qu'il en est doué. Il nous le fait entendre par ses actes ou par ses discours. Comme l'embryon, le fœtus, l'enfant qui vient de naître, comme tous les animaux des plus basses classes ne font rien qui puisse nous donner l'idée qu'ils possèdent cette faculté, comme ils sont privés du langage, et qu'ils ne peuvent nous dire *je sens que je sens*, ni témoigner qu'ils nous comprennent quand nous employons cette formule, nous n'hésitons pas à prononcer qu'ils ne sont point doués de la faculté qu'elle exprime. En observant l'enfant, à mesure qu'il se développe, nous saisissons le moment où il délibère entre plusieurs impressions : nous devons juger alors qu'il commence *à sentir* qu'*il sent* et qu'*il a senti*, c'est-à-dire que les phénomènes de conscience se développent en lui.

Si, d'un autre côté, nous portons nos regards sur plusieurs animaux, nous observons les mêmes phénomènes : en effet, il est évident pour nous que les animaux ne se confondent avec aucun corps de la nature; nous les voyons recevoir plusieurs impressions, hésiter pour se déterminer à l'action, et agir enfin sans que nous puissions toujours croire qu'ils n'aient obéi qu'à une des impressions actuelles. Il est même des cas où nous pouvons affirmer qu'ils obéissent à un simple souvenir, c'est-à-dire qu'ils sentent maintenant qu'ils ont senti autrefois des impressions différentes de celles qui leur viennent actuellement par les sens. Tel est assurément un chien de chasse bien dressé qui jadis dévorait le gibier, et qui maintenant l'apporte à son maître sans hésiter; il semble même s'applaudir de n'avoir pas écouté sa gourmandise. Tel est un autre chien qui, tenté par les caresses et l'aspect des alimens, refuse de rester auprès de celui qui lui fait toutes ces avances, pour retourner à plusieurs lieues rejoindre son maître absent, qu'il n'a pas vu depuis plusieurs jours, etc. Tels sont les loups, les chiens libres, et plusieurs autres animaux de proie, qui, pressés par la faim, mais prévoyant, à l'aspect de l'ennemi, qu'ils n'auraient pas le temps de la satisfaire avec sécurité, vont cacher quelque part un animal vivant qu'ils viennent de prendre, après avoir pris la précaution de le tuer, et courent ensuite à leur défense ou à celle de leurs petits. Tels sont aussi les chiens et les renards qui chassent en compagnie, et dont l'un poursuit le gibier pendant que l'autre l'attend à son gîte, parcequ'il a observé qu'il ne manque pas d'y revenir.

Une chatte ennuyée de ce qu'on lui enlevait toujours ses petits, se décida à aller mettre bas dans un grenier. Quand les petits de cette dernière portée commencèrent à grandir, et que son lait cessa de pouvoir leur suffire, elle voulut les amener à la cuisine; mais trouvant la porte fermée, elle appela pour se la faire ouvrir. La porte ouverte, elle regagna l'escalier du grenier pour aller chercher ses petits, qui, trop sauvages, s'étaient enfuis au bruit de l'ouverture de la porte. Celle-ci fut refermée sur la mère, mais elle appela de nouveau, et se la fit encore ouvrir. Le défaut de succès de son prémier essai lui servit de leçon pour cette fois; elle entra quelques pas, caressa la cuisinière, et se mit en devoir de ressortir et de regagner l'escalier, mais en se détournant comme pour exciter la curiosité de cette femme, et l'engager à la suivre, afin de connaître le motif de ses démarches. La chatte réussit: la cuisinière, étonnée de ce manége, suivit cette mère inquiète, et découvrit dans l'escalier du grenier ses petits qui prirent encore une fois la fuite. Ayant enfin compris les intentions de la chatte, la cuisinière lui laissa la porte ouverte, et parut ne donner aucune attention à ce qu'elle allait faire : la chatte en profita, et à force d'appeler ses petits, et de leur donner l'exemple, elle parvint à les introduire dans la cuisine.

Tous ces actes, et mille autres que nous pourrions y ajouter, prouvent incontestablement que les animaux dont l'organisation se rapproche le plus de la nôtre possèdent, jusqu'à un certain point, la faculté de sentir qu'ils perçoivent et qu'ils ont perçu des impressions différentes, et même la faculté d'induction.

Enfin l'enfant arrive à posséder les instrumens du langage ; il y arrive par les progrès du développement de son cerveau ; il y parvient en laissant derrière lui l'animal au niveau duquel il se trouvait naguère : et c'est alors qu'il entend notre formule *je sens que je sens*, ou qu'il la prononce de lui-même.

C'est ainsi que la conscience humaine développée par les progrès lents et successifs de l'encéphale, finit par placer l'homme au-dessus de tous les autres animaux.

Maintenant que nous avons bien déterminé les caractères de cette faculté, voyons comment les psychologistes veulent s'en servir pour construire une science particulière.

SECTION III.

S'il est possible de faire une science avec les seuls phénomènes de conscience. — Causes des erreurs des psychologistes à cet égard.

Ils disent qu'il faut écouter le langage de la conscience, et pour cela se recueillir, se placer dans le silence et dans l'obscurité, afin qu'aucun sens ne travaille; s'abstraire de tous les corps de la nature, en un mot, s'écouter penser. Ils affirment sérieusement que lorsque l'on s'est long-temps exercé à ce genre de rêverie, on découvre une perspective incommensurable, un monde nouveau, peuplé d'une foule de faits, chacuns les plus admirables, et liés entre eux par des rapports naturels dont on peut saisir les lois; des faits surtout qui n'ont rien de commun avec ceux que nous procurent les sensations, des faits enfin dont la contemplation assidue élève le psychologiste fort au-dessus des autres hommes, sans excepter les naturalistes et les physiologistes, qui ne s'occupent que d'idées fournies par les sens.

Examinons donc maintenant ce qu'ils peuvent trouver dans leur conscience en procédant à cette espèce de recherche. Indépendamment de la faculté de se sentir sentir, ils y trouveront deux sortes de choses : parlons d'abord de ce qui s'est établi primitivement dans la conscience. Les psychologistes sont sûrs d'y rencontrer des sensations provenant des viscères qui correspondent incessamment avec le cerveau, non seulement la faim, la soif, les désirs vénériens, le froid, le chaud, la douleur déterminée, ou le plaisir, rapportés à une partie du corps quelconque ; mais de plus ils y remarqueront une foule de sensations vagues, indéterminées, qui tantôt les porteront à la tristesse, tantôt à la joie, quelquefois à l'action, d'autres fois au repos, un jour à l'espérance, l'autre jour au désespoir et même à l'horreur de l'existence. Ils y trouveront tout cela sans se douter d'où cela vient ; car les physiologistes, ou plutôt les médecins, et parmi ces derniers ceux qui s'occupent le plus utilement des irritations de l'ensemble viscéral et de la folie, sont les seuls qui puissent le leur apprendre. S'ils prennent toutes ces sensations intérieures pour des révélations de la divinité qu'ils nomment conscience, ils peuvent augmenter leur richesse en prenant, à la manière des Orientaux, une certaine dose d'opium, combiné avec des aromates. Ils se trouveront alors, comme Mahomet, en rapport avec tout ce qu'il y a de plus extraordinaire dans l'empyrée. Mais passons au second ordre de choses que le rêveur ne peut manquer de trouver dans sa conscience.

Il y trouvera le souvenir des impressions faites sur les sens; je ne dirai pas qu'il y verra des images, ou des empreintes, ou des idées considérées comme des entités, mais je dirai qu'en s'observant il percevra des sensations tellement associées avec les corps qui ont impressionné les sens quand on les a reçues la première fois, qu'elles ne peuvent se renouveler sans que l'on pense à ces mêmes corps. La conscience est donc peuplée, 1° de matériaux provenant de l'intérieur ou des nerfs viscéraux, y compris ceux du cerveau lui-même ; 2° de matériaux provenant de l'extérieur, ou des sens externes. De plus, ces matériaux sont associés entre eux, mêlés, confondus, identifiés, en quelque sorte; et ils le sont à tel point, comme nous l'avons prouvé dans notre Physiologie, que les sensations provenant des nerfs viscéraux ramènent forcément l'attention sur certaines séries d'idées, c'est-à-dire de sensations fournies par les sens externes, et que celles-ci ne peuvent acquérir un peu d'intensité dans la conscience, sans faire naître à leur tour des sensations viscérales.

Sans cette combinaison l'homme n'aurait aucun mobile d'action, circonstance sur laquelle je serai obligé de revenir, et cette combinaison est la fonction propre de l'encéphale, considéré sous le rapport de l'innervation sensitive et intellectuelle. C'est par les impressions faites sur les sens externes que les sensations internes ont quelque valeur pour l'individu ; la faim ne devient une sensation déterminée que par la présence ou le souvenir de l'objet matériel qui doit la satisfaire, et cette valeur n'est pas la même dans la plénitude et dans la vacuité de l'estomac, dans son état normal et dans son état anormal. Réciproquement c'est par les sensations perçues simultanément dans les viscères que celles des sens acquièrent une signification précise : la vue de l'autre sexe n'a point pour l'enfant, pour le malade, pour l'eunuque, la même valeur que pour l'homme adulte et sain. On peut dire la même chose de toutes les autres sensations ; car celles qui ne sont pas relatives aux premiers besoins, comme la vue d'un triangle, le sont toujours au besoin de l'observation. Ce qui le prouve, c'est que cette sensation est sans valeur pour l'enfant où le besoin d'observation n'est pas encore développé, par l'imperfection du cerveau, comme pour l'idiot de naissance, dont le cerveau n'a point végété dans la partie consacrée aux phénomènes intellectuels, et qu'elle signifie plus ou moins chez l'adulte bien organisé, selon qu'il a plus ou moins exercé sa faculté d'observation dans la série d'idées dont ce triangle peut rappeler le souvenir. Mais quelle valeur n'acquiert-elle pas en réveillant le besoin de la satisfaction de soi-même, qui ne peut, comme nous l'avons fait voir dans notre Physiologie, s'élever à un certain degré d'intensité sans qu'il se développe des sensations rapportées aux viscères de premier ordre, aux mêmes qui sont émus dans la faim, dans la soif, dans la crainte de la mort, enfin dans tous les phénomènes instinctifs? En un mot, quoi que l'on fasse, en se livrant à la méditation, il est de toute impossibilité qu'on ne réveille pas des sensations viscérales, et que l'instinct ne soit pas mis en action de concert avec l'intelligence.

Le psychologiste rêveur ne trouvera donc dans sa conscience que des faits mixtes : c'est donc à tort qu'il prétendra construire avec ces faits l'édifice d'une science particulière, indépendante des faits observés par les sens. Il est impossible qu'il affirme, d'après cette inspection intérieure, un seul fait qui n'ait besoin d'être vérifié par les sens. C'est ce qu'il est question maintenant de lui prouver, et pour le faire nous allons nous mettre sur son terrain.

Il affirme que son observation intérieure est une chose certaine, parcequ'il n'y a rien au monde de plus certain pour lui que de sentir qu'il sent et qu'il a senti. Eh bien! sans doute, nous lui accordons cela; il est certain qu'il jouit quand il jouit, qu'il souffre quand il souffre, qu'il a la perception du plaisir et de la peine qu'il éprouve. Personne ne peut songer à lui contester cette certitude, ni la réalité sur laquelle elle est fondée; mais de ce qu'il est certain que le psychologiste sent qu'un corps est rond et immobile, il ne résulte pas que ce corps est effectivement tel : il peut être carré et paraître rond par le mouvement; et si les sens ne viennent pas lui en donner la certitude, le psychologiste restera toute sa vie dans l'erreur relativement à la forme de ce corps et à une circonstance très importante relative à ce même corps. Cet exemple peut servir pour tous les cas de même nature. La prétendue certitude du haut et du bas, de l'immobilité de la terre et d'un cercle diurne décrit autour d'elle par le soleil, étaient jadis des faits de conscience ; chacun croyait sentir en soi la certitude de ces prétendus faits ; et c'est par le secours des sens que le contraire a été définitivement démontré.

« Mais, dira le psychologiste, vous parlez de » faits physiques dont la première notion ve- » nait des sens, et nous les avons exclus du do- » maine de la conscience : les questions dont » nous nous occupons sont celles de la nature » du principe intelligent, des facultés qu'il pos- » sède, de la moralité des actions. Sur tout cela » notre conscience seule nous éclaire et ne sau- » rait nous tromper, tandis que les sens ne nous » apprennent absolument rien. »

Pour nous en assurer, nous demanderons aux psychologistes ce que la conscience leur révèle sur toutes ces choses : commençons par la question du principe intelligent. Nous avons déjà dit plus haut que les anciens métaphysiciens l'attribuaient à quelque chose indépendant de l'appareil nerveux. La conscience n'a rien enseigné de plus aux psychologistes de nos jours. Les réponses que nous avons faites sur la nature de ce principe peuvent donc leur être données. Je m'abstiendrai donc de les répéter, mais je demanderai aux hommes livrés au culte de la conscience, s'ils croient de bonne foi que cette faculté soit compétente pour juger seule, sans le secours d'aucun sens, de la nature du principe intelligent.

D'abord, l'on ne peut pas, sans absurdité, supposer un homme bien organisé, parvenu au degré où il est capable de réfléchir sur lui-même, sans qu'il y soit arrivé par une longue éducation de ses sens. Ce qui prouve qu'on ne peut pas faire cette supposition, c'est que les malheureux qui naissent privés de la vue et de l'ouïe sont nécessairement idiots. En second lieu, tous les hommes qui ont émis des opinions sur le principe de l'intelligence étaient des philosophes qui, long-temps auparavant, avaient exercé tous leurs sens à l'observation des objets extérieurs, et qui s'étaient longuement familiarisés avec les instrumens du langage. Ce n'est donc point la conscience seule qui a parlé chez de tels hommes; ce n'est pas non plus elle seule qui parle chez les psychologistes de nos jours. Leur intelligence travaille sur une foule d'idées acquises par tous les sens. Si l'on pouvait encore en douter, il suffirait de rappeler la comparaison qu'ils font de leur principe d'intelligence avec un homme dirigeant une machine quelconque; ils n'auraient jamais eu cette idée si leurs sens ne leur eussent montré un machiniste à l'ouvrage. Je dis plus, ils n'auraient pas trouvé le moyen d'établir cette comparaison s'ils n'eussent eu les signes du langage, qu'ils n'ont obtenus que par les sens.

Ils prétendront qu'ils n'ont pas le dessein de supposer un homme dans le cerveau d'un homme, mais quelque chose qui agit sur ses organes comme un homme agit sur une machine. Nous leur répondrons toujours, mille fois de suite s'il le faut, que l'idée de ce quelque chose leur a été suggérée par les scènes de la nature qui ont frappé leurs sens; et nous les défierons de trouver une seule idée dans leur psychologie, qui ne soit pas calquée sur quelque objet ou sur quelque scène de la nature. Cela est si vrai qu'ils n'ont pas une seule expression pour traiter ces sortes de sujets, qui ne soit figurée; c'est-à-dire qu'ils désignent toutes les conceptions de leur science par des mots qui ont été inventés pour servir de signe propre à rappeler soit des corps, soit leurs attributs, soit les circonstances dans lesquelles ils ont été offerts à l'attention de l'homme.

Ils s'expliqueront sur leur principe en disant qu'ils veulent désigner la cause inconnue de l'intelligence.

S'ils ne veulent que la désigner comme inconnue, pourquoi se servent-ils de mots consacrés à désigner des choses connues? S'ils ne savent pas si en effet elle diffère du système nerveux, pourquoi affirment-ils qu'elle ne peut pas être le système nerveux? S'ils osent affirmer d'elle qu'elle n'est ni matière nerveuse ni une chose composée, et qu'elle est une chose simple, il faut nécessairement qu'ils croient en avoir une idée. Ils lui donnent des qualités positives et des qualités négatives, et ils disent ne la pas connaître; ou, s'il leur prend envie de la désigner, ils choisissent pour cela un signe tiré de l'exercice des sens. Ce signe est puisé dans l'idée d'un homme, et c'est le plus grand honneur qu'ils puissent faire à leur principe, et le moins mauvais argument qu'ils puissent employer en sa faveur; car on a des exemples d'hommes dirigeant des machines. Mais quand ils le comparent à un éther, on ne voit pas comment un gaz, qui est un corps inerte et qui n'a jamais donné de preuves d'intelligence, peut exercer des opérations intellectuelles, ou, sans les exercer seul, les faire exécuter au système nerveux. Lorsqu'ils soutiennent que leur principe est nécessairement une chose simple, ils croient avoir posé un argument sans réplique. Où ont-ils pris l'idée d'une chose simple comparée à une chose multiple, si ce n'est dans le spectacle des corps de la nature? Mais quelle idée doit-on se faire d'une chose simple qui ne serait point un corps et qui pourtant serait en rapport avec les molécules de la substance nerveuse pour produire les phénomènes de l'intelligence? Si les psychologistes avaient cette idée, ils auraient un mot pour la transmettre à leurs semblables. Qu'ont-ils donc au-delà de leurs signes représentatifs d'un corps employés pour désigner quelque chose qui n'est pas corps? Ce qu'ils ont, des sensations intérieures, quand ils y pensent fortement, un désir, un dépit, une espèce de colère de ne pouvoir s'exprimer sans se servir des signes destinés à représenter des corps et de se trouver forcés d'en employer encore, malgré le style extraordinaire qu'ils se sont fait. C'est la perception confuse de toutes ces sensations qu'ils prennent pour la preuve de l'existence de leur principe incorporel, intelligent, et d'une révélation *à priori*. Ces hommes vivent dans un *effort* continuel d'expression qui n'aboutit qu'à substituer, dans leurs discours, une figure à une autre figure, et à dépraver la langue, quand il n'a pas un résultat plus fâcheux sur les fonctions de leurs cerveaux. En effet, ces sensations elles-mêmes ne sont que des irritations de leurs viscères, et des irritations analogues à celles qui président aux mouvemens instinctifs : le cerveau les excite, les autres viscères les lui renvoient, les reçoivent encore de lui, et la santé de l'appareil splanchnique peut en souffrir.

Il s'agit maintenant de décider si de semblables perceptions, qui ont pour base le désir, prouvent quelque chose dans la question débattue.

Je pose d'abord en principe qu'un désir ne prouve pas plus qu'un autre dans l'espèce. Si l'on a les moyens d'infirmer mon assertion, qu'on se hâte de le faire. En attendant je vais argumenter dessus. Presque tout le monde désire des richesses et du pouvoir, les sages désirent la vie tranquille et indépendante, et personne ne peut conclure de ces désirs, que ceux qui les éprouvent doivent être un jour satisfaits. On sait seulement que la chose est possible; parceque les sens l'ont appris, mais on n'en sait pas autant sur d'autres désirs dont les sens n'ont jamais démontré la satisfaction. Ainsi beaucoup de personnes désirent de conserver éternellement leur jeunesse et leur vigueur; le naturaliste, le physicien, l'astronome désirent connaître le premier mobile de tous les phénomènes qu'ils étudient; presque tous les hommes voudraient se faire une idée du principe et de la fin des corps, de l'étendue, de l'espace, etc. L'homme vit donc continuellement au milieu des désirs; mais a-t-il le droit de conclure de ces désirs qu'il connaîtra tout cela? Hélas!... un voile impénétrable cache à jamais tous ces mystères à nos yeux, et nous n'avons pas de raison pour prétendre en expliquer un plutôt qu'un autre. Pourquoi donc le psychologiste voudrait-il seul conclure, de son désir de connaître la cause première des facultés intellectuelles, qu'il doit effectivement la connaître, ou de son désir d'avoir encore ces facultés, quand son cerveau sera dissous, qu'il doit réellement les conserver? Le sage, en réfléchissant sur la manière dont lui viennent ses connaissances, acquiert bientôt la preuve que son organisation ne lui permet pas de connaître la cause de son organisation; il la range dans les causes premières, qui toutes sont inaccessibles, ou, si l'on veut, dans la cause générale unique; il se soumet donc, il réprime le désir qu'il avait conçu, et consacre ses facultés à l'acquisition de connaissances utiles.

Dès lors il est exempt de ces sensations intérieures qui tourmentent le psychologiste, et il le plaint sincèrement de s'épuiser en efforts superflus pour créer une langue qui puisse donner une idée de ses insatiables désirs.

Certes les psychologistes prêtent beaucoup à la censure en plaçant sur la même ligne les sens et la conscience, et en les faisant présider par un principe intelligent, supposé simple d'après je ne sais quelle comparaison avec des objets matériels. La seule chose qui soit certaine, dans les perceptions intérieures, c'est que celui qui les éprouve les éprouve effectivement. Je viens de prouver que lorsque la conscience des psychologistes voulait se juger elle-même, elle se modelait sur les corps que les sens lui ont fait connaître, et qu'elle ne pouvait abstraire sa cause première que par le même procédé. Nous avons donc tout lieu de croire qu'elle n'est pas capable de juger seule de sa propre nature. S'il est vrai qu'elle ait eu, dans cette opération, besoin du secours des sens, elle n'est pas indépendante des sens; mais surtout elle ne fournit pas seule au principe d'intelligence, que je personnifie encore un instant, avec les psychologistes, pour les mettre plus à leur aise, elle ne peut fournir seule, je le répète, des faits égaux en certitude à ceux que fournissent les sens. Les sens peuvent nous tromper sans doute, ainsi que la conscience, mais seuls ils peuvent fournir des idées justes des corps, et la conscience ne nous fournit d'autre fait incontestable, d'autre fait qui puisse se passer de la preuve des sens, que la sensation intérieure. En d'autres termes, je puis affirmer que je sens, que je me sens sentir et vouloir, que je me suis senti sentant et voulant, mais je ne puis rien conclure de là sur la réalité des choses que j'ai senties en me sentant voulant et sentant, si je ne me sers du secours des sens, parcequ'il est très possible que je me sois trompé sur l'existence ou la nature de ces choses. J'en ai donné la preuve plus haut en signalant les anciennes erreurs de la physique. Ces preuves sont tellement abondantes en tout autre genre de connaissances, que chacun peut les trouver sans effort.

SECTION IV.

De la nécessité du concours des sens et de la conscience pour la confection de la science de l'homme sentant et pensant.

Le témoignage de la conscience n'est donc pas équivalent à celui des sens, et la science que l'on peut tirer du premier est bientôt faite, puisqu'elle se réduit à une assertion : *Je suis doué de la faculté de sentir que je sens.* Or, cette assertion exprime un fait, et c'est tout : si l'on veut que ce fait devienne la base d'une science, la première chose à faire est de le féconder en interrogeant sans cesse les sens et leur demandant d'autres faits pour ajouter à celui-là. Si les psychologistes croient faire autre chose, ils se trompent ; s'ils négligent de le faire, ils s'égarent inévitablement. On va leur en donner une nouvelle preuve qui leur fera comprendre combien il serait dangereux de s'en rapporter toujours à ses sensations intérieures, ou de croire une chose parcequ'on désire qu'elle soit d'une certaine façon, et qu'on n'a point eu l'occasion de s'assurer qu'elle pourrait être autrement.

« L'homme sent en lui, nous disent les psy- » chologistes, quelque chose qui est différent de » ses membres, de sa chair, de ses sens ; c'est ce » sentiment intérieur qui l'élève infiniment au- » dessus des animaux ; l'homme seul soumet » tout l'univers à son exploration ; seul il étu- » die et classe les corps et leurs attributs ; seul » il procède par induction des effets aux causes ; » seul il s'élève à l'idée d'un être suprême. Or,

» ajoutent-ils, il n'est pas possible que le prin-
» cipe qui lui donne ces facultés soit le même
» que celui qui préside à celles des animaux. Ce
» principe a quelque chose qui tient de la na-
» ture de la cause première. Puisqu'il domine
» les corps, il ne peut pas être confondu avec
» eux, il doit donc être d'une nature supérieure
» à celle du système nerveux, et l'on ne peut
» concevoir qu'il se dissolve et se détruise avec
» lui. Tout ce que nous disons là, ajoutent-ils
» encore, ne nous est point appris par les sens.
» C'est notre sens intérieur qui nous inspire ces
» idées, et nous ne pouvons pas nous empêcher
» de les regarder comme des choses réelles. »

On peut leur répondre : Que vous ayez ces idées, que vous les regardiez comme exprimant des choses réelles, c'est ce que je ne prétends pas vous contester, car c'est là la réalité de votre psychologie : mais que je doive, moi, avoir ces mêmes idées, c'est ce que vous ne parviendrez jamais à me démontrer ; encore moins qu'elles représentent des chose réelles, et voici ce qui m'empêche d'être de votre avis. Vous dites que l'homme sent dans son intérieur tout ce que vous venez d'exprimer. Je réponds : oui, l'homme adulte, éveillé, bien portant, ayant long-temps exercé ses sens, peut sentir tout cela.

Non : l'embryon, le fœtus, l'enfant, l'homme dépourvu des sens de la vue et de l'ouïe, ne sentent pas tout cela; non, l'homme idiot de naissance, par le défaut de développement de la partie antérieure du cerveau, ne sent point tout cela. Prouvez-moi que ces deux derniers ne font pas partie de l'espèce humaine : si vous ne le faites pas, si vous ne pouvez me montrer que la nature d'un embryon, d'un sourd-aveugle, d'un idiot de naissance, n'est pas la même que celle d'un homme de trente ans, bien constitué, si vous ne trouvez entre eux d'autre différence que celle du développement des organes, j'en conclurai, moi, d'après mes sens, que le principe de ces idées que vous venez d'exposer, n'est pas chez tous les hommes, mais chez les hommes qui se trouvent dans certaines conditions. J'irai plus loin : je prendrai ceux des vôtres qui ont ces idées, et par conséquent le principe qui les produit, je les suivrai dans le premier sommeil, dans l'apoplexie, dans l'asphyxie, s'ils ont le malheur d'y tomber, et après les avoir interrogés dans ces diverses circonstances, ma conclusion sera que tantôt ils ont ce principe, et que tantôt ils ne l'ont pas. Ils l'ont toujours, me répondrez-vous, mais il n'est pas en action. Je vais répondre tout à l'heure : mais, en attendant, venez avec moi dans une maison d'aliénés. Je vous y montrerai vingt fous en état de démence qui ont eu votre principe et qui ne le recouvreront jamais. Veuillez me dire s'il est encore présent, ou en quel lieu il se tient caché, et comment son activité peut rester sans occupation.

Voilà la preuve que les psychologistes ne peuvent démontrer la continuelle existence d'un principe différent de la matière nerveuse : ils sont obligés, pour se tirer de cette difficulté, d'alléguer que ce principe, ayant besoin du ministère des organes, ne peut paraître que quand ils sont en état de lui obéir ; assertion toute gratuite et de la plus grande absurdité, parcequ'elle contient une contradiction manifeste : vous vous servez de l'existence actuelle des phénomènes intellectuels pour prouver que le principe non matière nerveuse est là pour les produire, et de la non-existence de ces mêmes phénomènes pour prouver qu'il est encore dans le même lieu ; de ce qu'il a paru, vous concluez qu'il ne peut disparaître ; votre raison, c'est que vous avez admis sa présence ; et quoique l'on vous entende avouer que vous ne connaissez pas sa nature intime, vous le supposez tel qu'il ne doit jamais quitter le cerveau, tant que le cerveau sera vivant, et dût-il être, lui, principe, plusieurs années sans reparaître, comme chez le fou en démence, qui périt sans avoir recouvré sa raison. Vous osez davantage, car après avoir déduit votre principe des fonctions intellectuelles les plus relevées, vous l'admettez hardiment chez l'embryon qui n'a pas encore ces fonctions, qui n'a même pas de cerveau, qui n'est qu'une masse de fluides où les organes ne sont pas dessinés. Avez-vous bien réfléchi à cet amas d'hypothèses, chacunes les plus singulières, chacunes les plus chimériques?

Mais d'où vient donc que vous avez pu vous perdre dans ce dédale de suppositions? Cela vient de ce que vous avez ajouté foi au sentiment intérieur qui vous dit, si nous voulons vous en croire, qu'il est simple, qu'il est indépendant de vos organes, qu'il n'est point de la même nature que celui des animaux, qu'il a toujours existé, qu'il existera toujours, etc. De quel droit ce principe vient-il vous affirmer de telles choses, lui qui seul, et sans le secours des sens, ne peut vous donner aucune idée ni du commencement et de la fin, ni même de l'interruption d'action de l'organe par lequel vous dites qu'il se manifeste; votre sentiment intérieur vous apprend-il que vous avez été embryon, enfant, que vous mourrez un jour? Si vous n'écoutiez que lui, ne vous croiriez-vous pas immortel dans vos organes? Où avez-vous pris l'idée de cette durée sans organes dont il vous entretient, nous dites-vous, si ce n'est dans les impressions successives des corps qui frappent vos sens? Qui peut vous avoir appris qu'il y a des animaux, et qu'ils ont quelques rapports avec vous, si ce n'est l'exercice de vos sens, etc.? D'où vient donc que, pour satisfaire votre désir d'être d'une autre nature que le reste de l'univers, vous en croyez vos sens, quand ils vous déclarent que tous les corps vivans disparaissent sans qu'il soit possible de retrouver les phénomènes de leurs fonctions nerveuses; tandis que vous refusez d'ajouter foi au témoignage de ces mêmes sens, quand ils vous montrent, clair comme le jour, que vos phénomènes intellectuels sont aussi des résultats de l'action d'une matière nerveuse périssable? D'où vient que, pour affirmer le contraire, pour soutenir que vous penserez sans nerfs et sans cerveau, vous vous en rapportez à un sentiment intérieur qui n'est compétent pour juger, ni de l'espace, ni du temps, ni de la substance dont les choses peuvent être formées? D'où vient surtout l'énorme inconséquence par vous commise à chaque instant, de dire que la vue vient de l'œil, l'ouïe de l'oreille, le tact des extrémités nerveuses de la peau, l'odorat du nez, le goût de la bouche, et de nier que la pensée vienne du cerveau? Vous admettez le rôle des sens dans la production des idées qui vous représentent les corps, parceque, dites-vous, les sens vous ont démontré la vérité de ce fait, c'est-à-dire parceque vous sentez vos organes des sens agir; vous niez que la réflexion soit une opération du cerveau, parceque vous ne voyez pas votre cerveau en action. Mais soyez donc conséquens dans vos procédés! Puisque c'est par vos sens que vous vérifiez le témoignage de votre conscience, qui vous dit que l'idée des couleurs vient du sens de la vision, vérifiez donc de la même manière le prétendu témoignage de la même faculté, quand elle semble vous dire que ce n'est pas votre cerveau qui pense et qui réfléchit. Vous ne vous en êtes pas rapporté à votre propre corps sur les fonctions de l'œil. Vous les avez vérifiées sur les autres par des preuves positives et négatives. Vous vous êtes ainsi convaincu que ceux qui perdent les yeux perdent la cause de la perception des couleurs; observez donc aussi les autres sur la question de la pensée, et vous serez bientôt convaincus que la pensée se développe, s'altère et se détruit avec le cerveau, et que celui qui perd la tête perd la pensée, comme celui à qui on arrache l'œil perd la perception des couleurs, etc.

S'il était vrai, comme vous le répétez incessamment, que vous ne vous servez jamais que du témoignage de la conscience pour juger de vos facultés sensitives et actives, vous pourriez m'objecter que je m'écarte de la question; mais je vous ai prouvé que vous ne cessez d'opérer sur les impressions venues par les sens, même lorsqu'il est question de la nature et de la durée du principe de vos phénomènes intellectuels. Sur quoi donc est fondée votre psychologie? Sur une fausse opération de votre intelligence, au mécanisme de laquelle vous n'avez point réfléchi. Vous généralisez le fait de la pensée et de la réflexion, que vous avez observé, dans son plus haut degré de perfection, chez l'homme adulte, sain, possédant une langue parfaite, doué de tous ses sens, et les ayant exercés, conjointement avec son intelligence, depuis quarante ou cinquante années; vous érigez ce fait en un attribut de tous les hommes, et vous en faites quelque chose indépendant de leur système nerveux. Ne retrouvant point cet attribut dans les innombrables cas d'exception que je vous ai souvent cités, vous êtes réduits aux suppositions pour soutenir son existence dans une substance avec laquelle il ne peut avoir aucun contact, et expliquer son défaut de manifestation actuelle. Recourant à vos sens, que vous appelez en faux témoignage, pour vous fournir des comparaisons sur un objet que, selon vous, ils ne peuvent saisir, vous affirmez, sans hésiter, que quand cet attribut ne paraît pas c'est qu'il est ou comme un astre obscurci par d'épais nuages, ou comme un musicien placé dans une machine démontée qu'il ne peut plus faire mouvoir, ou comme un maître à qui ses serviteurs révoltés refusent d'obéir, ou comme un ouvrier fort habile et fort actif, à la vérité, mais qui reste plusieurs années les bras croisés, au milieu de matériaux encore bruts, attendant que des manœuvres les aient dégrossis, qui ensuite les met en œuvre pendant quelque temps, et reste encore un temps beaucoup plus long au milieu de la machine animée, attendant sa complète destruction.

Si vous voulez absolument soutenir l'existence de votre principe, dites que vous le sentez; affirmez-le d'autorité. Ceux qui le sentiront comme vous répéteront vos assertions; mais n'entreprenez pas de prouver son existence à ceux qui ne le sentiront pas; car vous ne pouvez y procéder sans recourir aux phénomènes sensitifs, et sans vous exposer à la réfutation. Renoncez, par la même raison, à faire une science toute composée de faits de conscience; ils ne sont ni assez nombreux, ni assez en relation avec la vie sociale, pour que vous puissiez y réussir. Gardez votre hypothèse du principe intelligent, qui n'est pas de la matière nerveuse, pour mobile secret de vos actions. Une pareille hypothèse peut être utile à certaines tournures d'esprit.

Les psychologistes font beaucoup valoir la faculté d'induction en faveur d'un principe non nerveux qui serait le directeur du cerveau; mais ils ne font intervenir ce principe que dans le mode d'action intellectuelle.

Si nous les en croyons, déduire d'un phénomène de la nature qui frappe nos sens, que ce phénomène a une cause, qu'il n'existe que pour une fin, qu'une intelligence le dirige, et qu'il suppose un changement opéré dans les corps où il se manifeste, c'est avoir des idées *à priori*, c'est être, par la cause non nerveuse qui fait mouvoir les nerfs, en rapport avec la cause générale première, attendu que nos sens n'ont pu nous faire connaître ni la cause, ni la fin, ni le prod...teur du phénomène, ni le changement qui constitue ce phénomène. C'est ainsi, poursuivent-ils, que de l'un des phénomènes d'une fonction, nous déduisons tous les autres : quoique nous ne puissions les constater par les sens, nous sommes persuadés qu'ils existent, et nous faisons des expériences pour les découvrir.

Quand je lis ces argumens dans les psychologistes, je ne sais plus où j'en suis; je crois avoir affaire à des hommes d'une organisation différente de la mienne, car si je rentre en moi-même, pour interroger ma conscience sur la valeur de ce fait d'induction, je trouve que je dois absolument l'employer comme l'un des plus propres à démontrer que nos idées ne nous viennent que par les sens. En effet, toutes ces inductions ne sont autre chose que des comparaisons : c'est parceque l'homme est accoutumé, depuis ses plus tendres années, à voir des causes produire des effets; c'est parcequ'il s'est lui-même constitué cause un grand nombre de fois; parcequ'il s'y sent porté continuellement; parcequ'il a du plaisir à se faire obéir, à voir céder à son impulsion les choses inanimées, aussi bien que les animées; c'est parceque toujours il a une intention, un but, une fin en exécutant ces sortes d'actes, dont ses semblables d'ailleurs lui donnent l'exemple à chaque instant; c'est parcequ'il voit s'opérer des changemens dans les corps qu'il soumet à son action; en un mot, c'est parceque la modification intentionnelle de tout ce qui l'entoure constitue à peu près l'éducation de sa vie entière, qu'il transporte, et qu'il est vraiment forcé, n'ayant pas d'autre modèle, de transporter cette modification dans tous les phénomènes de la nature.

Il est convaincu, nous dit-on, quoiqu'il n'ait ni vu les causes, ni reçu la confidence des auteurs, ni expliqué le secret des transformations. Sans doute; plus l'homme est ignorant, plus il est crédule, et la même éducation de causalité et d'intention le porte nécessairement à juger de ce qu'il ne sait pas par ce qu'il sait; il n'aime pas le doute; plutôt que d'y rester il embrasse la première lueur de probabilité qui le frappe, et le voilà aussi fermement convaincu que s'il avait vérifié par le secours de tous les sens. C'est sa méthode; elle lui réussit dans les opérations intellectuelles relatives aux choses communes. Il a donc beaucoup de peine à l'abandonner, et il lui faut une longue et forte éducation pour avoir le courage de douter, quoique sa crédulité l'ait mille et mille fois jeté dans l'erreur. On ferait des volumes de la simple énumération des erreurs fameuses, dans les sciences de faits, causées par des inductions précipitées, et que de nouvelles découvertes ont successivement rectifiées. Mais, sans remonter les siècles, il suffit de regarder autour de soi pour recueillir par milliers des exemples de préjugés plus ou moins ridicules, sur les religions, sur la politique, sur la médecine, etc., enfantés par cette opération de l'induction, par ce penchant toujours actif, incoercible, qui porte l'homme à juger de ce qu'il ne sait pas par ce qu'il croit savoir. C'est la principale source de ses erreurs. Comme il ne peut rien deviner, il faut toujours que le hasard lui offre des faits nouveaux pour qu'il sorte des erreurs où l'ont jeté les fausses analogies. Ainsi son éducation est toujours faite par les sens; et nos psychologistes eux-mêmes nous en fournissent un exemple qui vaut bien tous les autres : ils sont tellement entraînés par l'habitude de transporter le connu dans l'inconnu, qu'au lieu d'avouer franchement leur ignorance sur le mode des phénomènes intellectuels, ils placent un machiniste non nerveux dans le cerveau de la seule espèce humaine, au risque de s'entendre arguer de témérité, d'inconséquence, ou d'ignorance de l'objet dont ils traitent, 1° pour comparer un cerveau et des nerfs, choses vivantes et actives, à une machine, chose inerte et passive; 2° pour ne pouvoir donner une autre idée du machiniste habitant du cerveau, que celle qu'ils ont prise, par leurs sens, de l'homme lui-même; 3° pour attribuer à la matière nerveuse chez les animaux les mêmes phénomènes qu'ils attribuent chez l'homme à l'intelligence incorporelle, comme la sensibilité, la mémoire, la volonté. Voilà bien, je l'espère, des exemples assez frappans de ces jugemens précipités qui trahissent l'habitude dont nous parlons.

Il s'en faut de beaucoup que les physiologistes soient guidés par des idées *à priori* leur indiquant d'avance le but qu'ils doivent poursuivre et les expériences qu'ils doivent faire pour achever la découverte d'une fonction qui n'est encore connue que par quelques uns de ses phénomènes. Les physiologistes sont d'abord anatomistes; ils voient des organes, ils les regardent agir; ayant appris par l'exercice de leurs sens l'action des premiers qu'ils ont observés, ils en découvrent d'autres; et, s'ils ne distinguent pas d'abord leurs usages, ils les soupçonnent d'après l'analogie, et pour s'en assurer, ils cherchent, par leurs expériences, à les mettre en action, pour apprendre ce qu'ils feront. N'ont-ils pas, dès l'enfance, des données fournies par leurs sens sur l'usage de toutes leurs parties externes; et peuvent-ils, quand ils ont pénétré dans l'intérieur du corps, se dispenser de juger, d'après les mêmes règles, l'action des organes cachés? S'ils n'ont pas cette analogie, ils en ont d'autres: Harvey a soupçonné la circulation, d'après la direction des valvules des veines. D'autres avaient déjà tiré la même induction du même fait; mais qu'importe? Le premier qui l'a tirée en avait trouvé les élémens dans la nature, dans les buissons et dans les branches des arbres, dans les filets à prendre des animaux, dans les machines hydrauliques, dans la disposition de leurs doigts rapprochés, etc.; besoin n'était d'une inspiration *à priori* pour juger que les valvules devaient avoir pour usage d'empêcher le sang de rétrograder, et pour en tirer la conclusion que, puisqu'il revient derrière la valvule qu'il avait franchie, il ne peut y parvenir qu'après avoir décrit un cercle: ce n'est pas cette induction, et les expériences qu'elle a suggérées, qui doivent étonner; c'est le prodigieux retard qu'on a mis à ces inductions et à ces expériences.

Que les psychologistes nous montrent un

seul homme privé de ses sens depuis le moment de sa naissance, ou pourvu de ses sens, mais ayant le front presque nul, et qui pourtant ait tiré de pareilles inductions; ce sera une expérience directe, il faudra bien y croire : mais tant que nous pourrons trouver des modèles du phénomène découvert par induction dans les phénomènes observés par les sens, nous ne comprendrons jamais comment la découverte a pu être attribuée à la conscience.

SECTION V.

Comparaison de l'hypothèse des psychologistes avec l'opinion des physiologistes sur la cause appréciable des phénomènes intellectuels.

Désolés de ne pouvoir soutenir leur principe non nerveux autrement que par des hypothèses, quelques psychologistes ont essayé de s'en consoler en soutenant que l'opinion contraire, qui rapporte les phénomènes de l'intelligence à l'action de la matière nerveuse, est également une hypothèse. Pour soutenir cette assertion, ils s'y sont pris de la manière suivante.

Ils distinguent dans les phénomènes de la vie, 1° des faits indépendans du principe intelligent et volontaire, et de la sensibilité; 2° des faits où ce principe intervient.

Les faits indépendans de ce principe sont, d'après les psychologistes, les deux grandes fonctions intérieures, la nutrition et la reproduction. Les faits qui en dépendent sont ceux de la troisième grande fonction de la vie, la fonction de relation.

Selon eux, c'est le même principe qui sent dans les phénomènes de sensation, qui connaît dans les phénomènes de perception des choses extérieures, qui veut dans les phénomènes de l'action volontaire. Sensation, idée, volonté, sont donc les élémens intégrans de tout phénomène de relation; ce sont des faits de conscience qui ne tombent point sous les sens, ou qui ne sont point l'objet de l'observation sensible, et qui, par conséquent, ne peuvent être appris, mais se révèlent eux-mêmes antérieurement à toute recherche, dont ils sont le mobile unique.

Voilà, je crois, l'argument le plus fort que les psychologistes aient employé pour enlever au système nerveux les phénomènes de relation, et les donner à un principe dont ils conviennent qu'ils ne peuvent avoir aucune idée; c'est-à-dire pour démolir sans espoir de pouvoir jamais reconstruire. J'attaque cet argument avec les armes du simple bon sens.

La nutrition n'est indépendante des phénomènes de relation que chez le fœtus : elle l'est alors, parceque cette nutrition fait suite à celle de la petite masse de liquide fécondé. La première nutrition n'est qu'un jeu d'affinités moléculaires. A ce premier mode s'ajoute l'impulsion mécanique donnée au sang par la vitalité du cœur du fœtus, et par celle du placenta et des vaisseaux ombilicaux. A la naissance, commencent les moyens de relation, aussitôt que le cerveau perçoit, par les sens externes, l'impression de l'air et celle du sein de la mère ; mais cette relation, dénuée du phénomène d'intelligence, n'est encore qu'instinctive. Enfin le cerveau s'étant développé avec les sens et les muscles, c'est-à-dire avec les instrumens qu'il doit employer pour les nouvelles fonctions qui lui sont réservées, les phénomènes intérieurs de l'intelligence, et les actes qu'elle détermine, deviennent les premiers instrumens de la nutrition ; ce qui le prouve, c'est que l'homme tombé dans l'imbécillité complète, meurt de faim, si l'intelligence d'un autre homme ne vient pourvoir à sa nutrition. Que les psychologistes nous disent maintenant s'il existe entre l'embryon d'un jour et l'homme de trente ans, d'autres différences, sous le rapport du mode de nutrition, que celles que je viens de leur signaler; et, s'ils veulent qu'un principe non nerveux y intervienne, à quelle époque précise ils peuvent marquer son arrivée dans cette matière.

Les phénomènes de relation sont encore plus essentiels à la fonction reproductive, puisque les sens, qui sont bien, j'espère, les principaux moyens de relation, sont pareillement les seuls qui puissent faire connaître l'autre sexe, et fournir aux deux des motifs qui déterminent la volonté au rapprochement.

Que si les psychologistes font abstraction de tout ce qui appartient au principe d'intelligence dans la nutrition et dans la reproduction, ces fonctions ne seront plus celles des animaux vertébrés; ce seront celles de certains zoophytes où la nutrition n'est qu'un jeu d'affinités moléculaires, et la reproduction qu'une section ou une déchirure accidentelles. S'ils affectent de n'entendre par les mots *nutrition* et *reproduction* que les phénomènes de contractilité, de circulation, d'absorption, d'affinités et de changemens de formes de la matière animale, les phénomènes instinctifs n'y seront pas compris. S'ils s'avisent de les y faire entrer, je leur prouverai, en leur rappelant ce que j'ai dit sur l'éducation de l'enfant, que l'intelligence n'est que l'instinct perfectionné, *sous certains rapports*, par le développement de l'encéphale dans certaines directions faciles à déterminer.

Après avoir signalé le rôle du principe qui sent et qui veut dans les fonctions intérieures, je dois examiner ce principe dans les fonctions de relation. La sensation, l'idée, la volonté, sont, nous dit-on, des faits de conscience que les sens ne peuvent observer. Distinguons: s'agit-il de soi-même ou des autres? S'il est question des autres, c'est assurément par nos sens que nous leur découvrons ces facultés. S'il s'agit de nous-même, sans doute on ne se voit pas sentir, penser ni vouloir, quoique l'on exécute tout cela. Mais que ferait-on de ce fait sans le secours des sens? Que dirait, que ferait l'homme de sa sensation intérieure, s'il ne la comparait à celle des autres hommes, dont il ne saurait d'ailleurs avoir aucune idée que par ses sens? Allons plus loin! aurait-il, avec les perceptions de son intérieur, des idées de quelque chose: aurait-il de la volonté? Le sourd-aveugle de naissance doit encore répondre à cette question. L'homme n'a de facultés intellectuelles que parceque ses sensations intérieures se rattachent à quelque corps situé hors de lui, ou à quelque partie de son propre corps perceptibles à ses sens, comme à leurs causes déterminantes. Parler des facultés réunies de sentir, d'avoir des idées et de vouloir, comme d'un fait unique, purement intérieur, c'est donc parler d'une chose qui n'existe pas. Il ne reste, indépendamment des perceptions venues par les sens, autre chose qu'un sentiment confus de l'existence. Mais que dis-je? il ne reste pas encore cela; car les sourds-aveugles de naissance qu'on a observés avaient le tact de la peau, qui est bien lui-même une sensation extérieure. Ils pouvaient au moins comparer les sensations provenant de cette source avec celles que leur procuraient les *ingesta*, et peut-être le sens génital, au moins avec celles résultant des mouvemens de leurs membres[1].

[1] Personne ne peut tirer aucun aveu de ces sortes de sujets sur ce qu'ils sentent dans leur intérieur; ils sont pour nous comme l'embryon, et moins que le mollusque. Voilà le résultat de l'imperfection des sens. Celui de l'imperfection de la partie antérieure du cerveau est à peu près le même. On a présenté depuis peu aux différens corps savans de la capitale, une jeune fille de vingt ans, dont le front est presque nul, et qui n'a pas plus d'intelligence qu'un enfant de six mois, quoiqu'elle ait les sens très bien développés. C'est qu'il ne suffit pas d'avoir des sens; il faut posséder un cerveau propre à féconder les perceptions qu'ils fournissent.

Affirmer que la sensation intérieure de son existence, l'idée des choses extérieures, la volonté de s'en approcher ou de les attirer à soi, sont, chez l'homme, des phénomènes antérieurs à toute perception venue par les sens, c'est donc affirmer une fausseté. Car le fait est qu'on ne peut s'observer que parceque l'on observe en même temps les corps qui ne sont pas soi, et il est étonnant qu'au dix-neuvième siècle on soit encore obligé de redire cette vieille vérité. Il résulte de là que la notion de la perception intérieure, celle de l'idée, de la volonté, sont des résultats de l'observation sensible, pour ceux qui les possèdent; et qu'elles ne peuvent être acquises, par ceux qui ne les ont pas encore, que par le secours de l'observation sensible : ce qui constitue une assertion directement opposée à celle des psychologistes. On peut donc dire, contradictoirement aux mêmes auteurs, que ces facultés se forment, s'établissent chez l'homme par l'exercice simultané du cerveau et des sens, et que, par conséquent, elles ne sont point antérieures à l'observation, ne se posent point elles-mêmes, et n'existent point *à priori*.

SECTION VI.

A quoi se réduisent, en dernière analyse, toutes les objections des psychologistes. — Solution de la question précédente.

Quoique nous ayons démontré aux psychologistes que l'idée de la conscience elle-même leur vient des sens, et que, par conséquent, on ne peut pas lui accorder la prérogative de se poser elle-même antérieurement à toute perception, plusieurs d'entre eux ne seront peut-être pas convaincus : le moi se pose antérieurement à tout, nous disent-ils, puisqu'il est le mobile unique des recherches que nous pouvons faire pour le connaître ; car définitivement *si nous n'avions jamais perçu, nous ne chercherions pas à savoir comment on perçoit.*

Souvenez-vous, Messieurs, des réponses qui ont été faites : je vous ai prouvé que les phénomènes des idées et du vouloir impliquent toujours des perceptions sensitives ; je vous ai fait voir que la perception interne, une, et sans mélange de perception sensitive, se réduit à un fait de sensation dont vous ne pouvez rien faire, ni tirer aucun parti pour votre système. Pourquoi donc persistez-vous à déduire de l'observation actuelle faite par le moi sur lui-même, la préexistence de ce même moi à toute observation sensitive ? Il y a dans cette objection je ne sais quel jeu de mots qui vous trompe, je ne sais quelle énigme ontologique qu'il serait important de deviner. Votre opiniâtreté ne viendrait-elle pas de ce que vous personnifiez le moi ? Je crois que m'y voilà. Vous dites en vous-même : un homme n'observe que parcequ'il est muni de tout ce qu'il doit avoir pour observer ; un moi, qui est dans un homme, doit se trouver dans le même cas.... Arrêtez, Messieurs, prenez garde qu'un moi n'est pas une Minerve apparaissant tout-à-coup armée de pied en cap : souvenez-vous de ce qui vient d'être prouvé, c'est-à-dire que le mot moi ne peut désigner autre chose qu'un phénomène qui se manifeste dans des conditions données ; conditions qui consistent, 1° dans l'existence d'un cerveau parfait, bien développé, et dans l'état de veille ; 2° dans le fait de plusieurs stimulations d'origine intérieure d'abord, et ensuite d'origine extérieure, qui sont parvenues à ce cerveau. Ce n'est qu'à la faveur de ces conditions qu'un moi existe, et un moi ne peut être comparé qu'à lui-même. Cessez donc de le juger d'après de fausses comparaisons, et prenez-en désormais une autre idée.

Votre opiniâtreté pourrait avoir encore une autre cause : importunés d'un côté par le témoignage de vos sens, qui vous disent que le moi disparaît aussitôt que le cerveau a été séparé du tronc, et vous pressent de conclure que le moi dépend du cerveau ; fatigués d'un autre côté, par des efforts inutiles pour expliquer comment un cerveau peut être le siége d'un moi, sans qu'un moi soit un phénomène de l'action cérébrale, vous prenez le parti de consulter votre conscience sur la nature de ce moi, c'est-à-dire d'elle-même. Celle-ci, qui est étrangère aux idées de durée, de destruction, de reproduction, vous tient un langage à sa portée. Elle n'est qu'une sensation inséparable de l'existence; elle vous répond qu'un moi est une existence indépendante de tout accident. La voilà donc en contradiction avec vos sens, et vous vous trouvez, vous, dans l'impossibilité d'expliquer le moi. La doctrine des sensations est vieille : quelques philosophes du nord, qui ne l'ont jamais comprise, l'ont discréditée à vos yeux, pour établir la conscience sur ses débris. La conscience est nouvelle sous le rapport de son rôle scientifique. Elle est à la mode; elle vous inspire un sentiment d'orgueil qui vous est cher, et que les sens vous enlèveraient en détruisant les illusions de votre sensation intérieure. Tout cela vous décide, et vous prenez le parti de dire : « Puisque notre conscience ré» pugne à croire qu'elle dépend d'un cerveau; » puisque les sens, qui ont l'air de nous affir» mer le contraire, ne peuvent nous l'expliquer, » nous concluons que cela ne saurait être, et » qu'elle est antérieure au cerveau. »

Ah! vous niez le fait parceque vous ne pouvez l'expliquer! Songez un peu où cela peut vous conduire. Je n'ai pas besoin d'insister sur les conséquences qui en résulteraient.

Je fais un autre raisonnement. Ayant prouvé qu'on observe avec un cerveau en relation avec les différentes espèces de sens, et qu'il n'y a plus de difficulté que sur le *comment la chose est possible*, je réduis votre objection à cette *possibilité*, et je dis : *Si nous n'avions pas la possibilité de nous observer, nous ne chercherions pas à nous observer;* ce qui exprime une vérité triviale, également applicable au fait d'observation tel que les sens nous le font connaître. La voici : *Si la faculté d'observer les autres et nous-mêmes ne s'était pas formée en nous par le développement de notre cerveau et l'exercice de nos sens, nous ne chercherions pas à nous observer et à observer les autres corps de la nature;* ce qui, en définitive, se réduit à dire : *Nous observons parceque nous pouvons observer.*

Vous voyez que votre objection n'en est pas une; mais puisqu'il ne s'agit plus que de l'impossibilité d'expliquer le pourquoi, ou la faculté de l'observation dans la substance nerveuse de l'encéphale, il doit résulter encore de ce qui vient d'être dit que, quand vous vous flattez que l'anatomiste, le physiologiste, le naturaliste, vous font une concession, en admettant des faits que les sens ne peuvent leur expliquer, c'est comme si vous disiez qu'ils sont d'accord avec vous en ce point qu'ils ne savent pas plus que vous comment ou pourquoi l'homme sent, a des idées, et veut. Mais, sur ce, vous leur témoignez quelque pitié, et vous ajoutez : « Nous allons vous » l'apprendre. C'est parceque l'homme a, pour » l'exécution de ces phénomènes, quelque chose » qui diffère de sa substance nerveuse, de celle » de tous les animaux, et de tout ce qui peut » frapper nos sens dans cet univers; quelque » chose, en un mot, dont personne ne peut se » faire une autre idée que celle de ne point res- » sembler aux choses dont on peut avoir l'idée. »

Nous arrivons donc enfin, non sans beaucoup

d'entraves, à la dernière question. Les psychologistes disent qu'ils perçoivent, et qu'ils ont des idées et de la volonté, précisément parcequ'ils ont pour tout cela ce que n'ont pas les animaux, qui, comme eux, perçoivent, ont des idées et de la volonté. Cette assertion équivaut à celle-ci, que leurs perceptions, leurs idées, leur volonté, sont d'une autre nature que celles des animaux. Nous avons remarqué la mémoire et la volonté chez le chien, le loup, le renard, le chat, et nous les avons vus agir contre les impressions sensitives actuelles; ce qui implique une perception intérieure ou une conscience; d'une autre part, nous avons vu l'homme dans un âge et dans un état d'organisation imparfaite, où il ne jouit pas de ce degré de perception et de volonté, et où par conséquent ses idées ne sont pas aussi distinctes, aussi complètement idées que celles de ces animaux. Or, puisque les psychologistes refusent d'attribuer ces différences à celles de l'état actuel de la matière nerveuse de ces différens êtres vivans, qu'ils nous disent donc à quoi cela peut tenir? N'y a-t-il pas contradiction à attribuer les mêmes phénomènes, chez l'animal, à la substance nerveuse; chez l'homme, à autre chose qu'à la substance nerveuse; à convenir qu'elle en est le premier mobile chez l'un, et à prétendre qu'elle n'en est que l'instrument secondaire chez l'autre? Soyons de bonne foi : quelle raison les psychologistes peuvent-ils avoir de donner à l'homme un principe de plus qu'aux animaux? Ils ne peuvent en avoir d'autre, si ce n'est que l'homme a des facultés intellectuelles de plus que les animaux; car il est assez prouvé que les organes qui les exécutent sont les mêmes; seulement ceux de l'homme en exécutent davantage. A merveille; mais, quand l'animal en exécute plus que l'homme, comme on le voit, en comparant un chien adulte avec un enfant nouveau-né, où est la preuve du principe étranger à la matière nerveuse? Que les psychologistes s'arrangent; il faut bien le placer quelque part, et ils ne peuvent ni le mettre en route pour venir, ni le cacher dans la substance cérébrale et l'y laisser inactif, comme ils ont coutume de le faire, sans avancer des hypothèses.

Les physiologistes au contraire n'en font point, quand, partant des faits bien constatés, que la sensation, la pensée, la volonté, se développent avec la substance cérébrale, diminuent ou augmentent avec l'action de cette substance, disparaissent pour jamais avec elle, en un mot se lient à cette substance comme un effet à sa cause dans toutes les circonstances où il est possible d'observer l'animal doué d'un appareil nerveux, ils en concluent que ces facultés sont des résultats de l'action de cette substance.

Il est vrai que les physiologistes ont puisé les faits d'après lesquels ils raisonnent dans le témoignage de leurs sens, mais du moins ils n'en ont point tiré de conclusions forcées et contradictoires : tandis que les psychologistes, qui ont aussi puisé leurs argumens d'opposition dans leurs perceptions sensitives, comme je l'ai surabondamment prouvé, en ont tiré des inductions qui sont bien loin d'en découler, si l'on procède selon les règles de la saine logique. C'est ce qu'il faut définitivement leur démontrer. Pour cela, je vais concentrer leurs argumens, qui sont précisément ceux par lesquels ils prétendent prouver qu'attribuer la pensée à l'appareil nerveux, est une hypothèse beaucoup moins probable que celle de l'attribuer à un principe différent de celui qui produit le même phénomène chez les animaux.

1re *objection*. Attribuer à un appareil organique la faculté de produire la pensée, etc., c'est lui attribuer ce que nous ne découvrons pas en lui. Nous voyons bien une dépendance entre l'appareil et les phénomènes ; mais comme les résultats de l'action de l'appareil seraient les mêmes dans la supposition qu'il ne fût qu'un instrument, nulle raison de préférer une hypothèse à l'autre.

Rép. (*a*) Nous découvrons très bien dans l'appareil la faculté de produire la pensée, etc. : ce que nous ne découvrons pas, c'est la manière dont il la produit. (Cette proposition a été démontrée plus haut.)

(*b*) La dépendance entre l'appareil et les phénomènes ne saurait s'expliquer avec l'hypothèse d'une cause intelligente non nerveuse, parceque le modèle de cette cause n'existe nulle part, et qu'il n'est pas possible d'admettre que ce qui n'est pas corps puisse exercer de l'action sur ce qui est corps ; le négatif ne pouvant jamais agir sur le positif.

2e *objection*. L'observation n'y montre que des particules matérielles arrangées de certaines manières. Or, chaque molécule ne pouvant produire seule les phénomènes, les physiologistes eux-mêmes ne comprennent pas comment leur ensemble pourrait les produire ; ils le supposent donc : donc le mot organe n'explique pas plus qu'un mot qui sonnerait d'une toute autre manière.

Rép. Il a été prouvé que la matière nerveuse, dans un certain état, produit, par son action, tous les phénomènes intellectuels chez les animaux aussi bien que chez l'homme: c'est ce dont il s'agit, et non pas de savoir pourquoi ni comment; l'hypothèse commencerait aussitôt que l'on poserait le comment; les physiologistes n'en posent pas; les psychologistes seuls en imaginent.

3e *object.* Dans les machines, nous avons des exemples d'organes mis en action par des intelligences. Nous n'avons rien d'équivalent dans la supposition d'organes principes des facultés intellectuelles. Donc, hypothèse pour hypothèse, la première est préférable à la seconde.

Rép. Il n'y a pas parité entre une machine inanimée et l'appareil cérébral, qui est une matière vivante: d'ailleurs, l'intelligence que l'on nous montre dans la machine n'est autre chose que l'appareil cérébral de l'homme lui-même; et supposer un organe cérébral dans un autre, serait une absurdité qui ne résoudrait rien.

4e *object.* Les nerfs, les sens, les muscles, étant indispensables pour la sensation et pour l'action, et n'en étant cependant que les instrumens, puisqu'ils ne peuvent l'exécuter sans le secours du cerveau, on n'a pas de peine à comprendre que le cerveau, à son tour, se trouve dans le même cas que les sens et les muscles, par rapport à un principe dont il ne serait que l'instrument.

Rép. Il n'y a nulle parité entre ces deux termes de comparaison : nos sens nous démontrent que les nerfs et les muscles ont de l'action sans l'intermédiaire du cerveau, mais que cette action ne peut être régularisée que par le cerveau, de manière à ce qu'il en résulte des mouvemens qui nous donnent l'idée d'une intelligence provocatrice ; mais aucun sens n'a démontré aux psychologistes que le cerveau fût l'instrument d'un autre agent que de tout le reste de l'appareil nerveux avec lequel il est en rapport : lui et les nerfs sont successivement agens et patiens : il n'y a dans ce cercle ni commencement ni fin. Quant aux muscles, ils ne peuvent être autre chose, dans l'ensemble fonctionnel, que les instrumens du cerveau et des nerfs pour l'exécution de certains actes que l'appareil nerveux n'est point fait pour exécuter, quoique d'ailleurs leur tissu propre agisse quelquefois sous d'autres influences.

5e *object.* En détruisant certaines parties du cerveau, par des expériences faites sur les animaux vivans, on détruit certains actes ; les maladies analysent également les facultés de l'homme en les abolissant l'une après l'autre; mais aucune expérience, aucune maladie n'ont détruit la volonté. Cela vient, selon certains psychologistes, de ce que le principe volontaire est distinct du cerveau; car si l'organe lui-même était le principe volontaire, en altérant l'organe, on devrait supprimer la faculté volontaire; et il serait fort étonnant qu'aucune maladie, aucune opération n'eussent produit ce résultat.

Rép. Pour répondre, il suffit de rétablir les faits; il n'est pas vrai que les expériences ne détruisent pas la volonté. On la suspend, et on la fait reparaître à son gré en comprimant le cerveau. Il n'est pas vrai qu'aucune maladie n'abolisse la volonté : toutes les fortes congestions du cerveau la suppriment d'abord, toutes les phlegmasies du même organe l'anéantissent par leur durée; et la vie peut persister long-temps encore après cette perte. D'ailleurs la volonté n'existe pas chez l'embryon, qui est bien de la même nature que l'homme.

Que deviennent, après tout cela, les railleries que les psychologistes ont voulu faire de la prétendue hypothèse des physiologistes?...

Puisqu'il est démontré par le raisonnement fondé sur le témoignage des sens, sans lequel il ne peut exister aucune connaissance ; que l'appareil nerveux composé de l'encéphale et des nerfs distribués dans les diverses parties du corps, est le principe de tous les phénomènes d'instinct, de sensibilité, de perception ; de volonté, en un mot d'intelligence, puisqu'on ne saurait imposer à cet appareil un principe étranger sans transporter par la pensée, dans l'intérieur du cerveau, des scènes du monde matériel, dont les sens seuls ont pu donner l'idée ; les prétentions des psychologistes tombent d'elles-mêmes. Le *comment* ou la cause première reste inconnue pour eux comme pour les physiologistes : mais cet inconnu n'est point un obstacle aux recherches qui ont pour objet les phénomènes du monde sensible. Il ne nuit ni aux physiologistes, ni aux moralistes, ni aux publicistes, ni aux législateurs. Quant aux métaphysiciens et aux psychologistes, c'est autre chose. Ils ne peuvent faire une science avec des phénomènes de conscience indépendans de l'influence des sens, parceque ces phénomènes se réduisent à un seul fait qu'il suffit de bien constater, *se sentir sentir*. S'ils veulent borner leurs prétentions à l'étude des rapports qui unissent les hommes entre eux, ils rentreront dans les moralistes et dans les publicistes ; mais s'ils ont la prétention de disserter sur l'origine des facultés intellectuelles, il faut qu'ils aillent étudier l'anatomie, la physiologie et même la pathologie, non dans les livres, mais au lit même des malades. Cette dernière observation leur en apprendra plus que tous les traités d'idéologie. Tous les efforts qu'ils tenteraient pour s'affranchir du domaine de ces sciences seraient inutiles, parcequ'ils ne connaissent pas assez les faits relatifs à la question pour la traiter. La conscience était leur dernier refuge; ils ne l'auront plus désormais; ils ne pourraient opposer que des sophismes et des déclamations aux faits dont nous venons de leur offrir le tableau. Mais je leur crois trop de jugement et de sang-froid pour choisir de pareilles armes.

SECTION VII.

Des rationalistes et des théologiens modernes.

Jusqu'ici je n'ai parlé que des psychologistes qui prennent en considération le témoignage de leurs sens, et qui se piquent de rigueur dans le raisonnement; mais il en est qui n'ont aucun égard au rapport de leurs organes sensitifs. Ils partent directement de leur conscience pour arriver à la raison; et celle-ci une fois trouvée, devient l'oracle de toute leur philosophie. C'est donc au nom de la raison qu'ils argumentent pour dépouiller l'appareil nerveux de ses fonctions. Je suis loin d'aspirer à l'honneur de les convaincre par le raisonnement, quoiqu'ils se disent les interprètes de la raison; car que pourrais-je dire à des hommes qui professent la doctrine suivante : « La raison est ce » qui met l'homme en rapport avec l'absolu; » c'est une émanation de Dieu, qui n'est autre » chose que cet absolu, ou de cet absolu qui est » Dieu. Le moi est susceptible de sentir, de vou» loir et de concevoir; il se pose par sa volonté, » et il est en rapport avec le monde visible, » phénoménal, par les sens, et par la raison, avec » le monde invisible, rationnel, substantiel. » Ils admettent bien, comme les précédens, la nature non sensible du moi, ou du phénomène de conscience, *je sens que je sens;* mais leur principal argument, pour imposer un principe au système nerveux, est tiré de ce qu'ils avancent d'autorité, et sans preuve sur la raison. « Elle donne, disent-ils, ce que ne peut » fournir l'expérience, comme les principes, les » lois des choses et des hommes, et enfin la loi » suprême. En effet, les lois étant nécessaires et » universelles, ne peuvent être conclues de ce qui

» est contingent et personnel; la raison qui en-
» seigne ces lois ne peut être ni contingente,
» ni personnelle. Ces lois sont absolues; elle est
» donc absolue : aussi ne tombe-t-elle ni dans
» l'espace, ni dans le temps. Elle apparaît à
» l'homme individuel tout en conservant son im-
» personnalité. Dieu est la loi absolue, substan-
» tielle : l'homme s'y élève par la raison; mais
» il ne le connaît qu'imparfaitement, parcequ'il
» est limité dans l'espace et dans le temps. »

J'ai discuté avec les psychologistes proprement dits, parcequ'ils font profession de raisonner d'une manière sévère : mais comment argumenter avec les rationalistes qui ne se piquent pas de rigueur dans les déductions, et qui ne craignent pas d'avancer des assertions mystérieuses et inintelligibles, comme celle de dire que la raison, quoique impersonnelle, apparaît à l'homme individuel? Les rationalistes parlent de l'homme comme s'ils étaient d'une nature supérieure à l'homme. Je ne leur demanderai pas de définir les mots qu'ils emploient; ils ne s'abaissent pas jusqu'à la grammaire; ils ne font pas plus de cas de cet instrument, quoiqu'ils s'en servent dans l'intention de prouver, que de la matière nerveuse avec laquelle ils le mettent en œuvre. Ils s'élancent de plein vol dans un monde idéal, d'où ils regardent avec pitié ce qui se passe dans celui-ci.

Toutefois, sans les apostropher, je me permettrai quelques réflexions sur leur langage. *La raison est une émanation de Dieu*; sorte de figure qui compare Dieu à une planète ou à une source d'eau, et la raison à des rayons de lumière, à de l'eau, ou à quelque chose de plus subtil qui en émane, c'est-à-dire qui s'en écoule. Avant que je puisse admettre que la raison est l'une ou l'autre de ces choses, il faut que je sache par quels moyens ils s'en sont assurés, et j'apprends d'eux qu'ils tiennent cela de leur conscience, de cette espèce de *Janus* qui, par une de ses faces, regarde et entend la raison qui lui parle au nom de l'absolu, et, par l'autre, se met en relation, au moyen des sens, avec le monde phénoménal. Alors je me demande à moi-même si ce n'est pas avilir Dieu que d'en faire un corps susceptible de donner des émanations matérielles; et si, d'autre part, la raison considérée comme un fluide qui coule, qui écoute sans oreille et parle sans bouche à la conscience qui n'a point d'organe auditif, n'est pas une chose imaginaire.

Admettons cependant que la conscience, dont on ne m'a point montré les oreilles, ait entendu tout cela de la bouche de la raison, que personne n'a encore vue: à qui l'a-t-elle raconté avant que le rationaliste eût parlé? A elle-même, sans doute, à moins qu'il n'y ait encore là un autre être doué de la faculté d'entendre. Quoi qu'il en soit, l'être intérieur qui a appris toutes ces merveilles se sert du moyen des organes vocaux pour les faire parvenir aux oreilles des profanes, afin que celles-ci les rendent à leurs différentes consciences. Je dis à *leurs consciences*, car chacun d'eux a la sienne, il n'y en a pas une seule et unique pour tous les hommes; ce qui ramène encore les difficultés signalées plus haut: pourquoi les fœtus n'ont-ils pas de conscience? S'ils en ont, pourquoi n'entend-elle pas? Si elle entend, pourquoi ne parle-t-elle pas? Si elle est absente, où est-elle? S'il y a une entité conscience commune à tous les hommes, pourquoi ne dit-elle rien aux embryons, aux apoplectiques, aux asphyxiés?

Ajoutons encore, mais pour nous seulement, et sans nous adresser aux rationalistes, la question suivante.

Pourquoi la conscience est-elle obligée, pour enseigner ces mystères, de se servir de mots qui représentent les qualités des corps? Je me figure, moi, que c'est parceque les rationalistes sont, comme nous, réduits à recourir aux choses que les sens leur ont fait connaître, pour donner aux autres des idées de leurs pensées ; et cela me fait souvenir que nous n'avons que des attributs empruntés aux corps pour qualifier les substantifs abstraits. La raison ne se trouve-t-elle pas dans ce cas? ne dit-on pas : raison bonne, mauvaise, belle, grande, juste, etc. ? Le temps lui-même n'est-il pas qualifié par une expression consacrée à certaines dimensions des corps, et pouvons-nous nous figurer un jour, une heure, sans y mettre l'idée matérielle de l'espace? Comment est-il possible que depuis que les hommes parlent, ils n'aient encore pu inventer, pour les substantifs abstraits, un seul adjectif qui ne représente pas une des qualités que les sens ont reconnues dans les objets matériels?

Demandons-nous maintenant, toujours à nous-mêmes, ce que cela signifie. Cela veut dire que nous sommes tellement les esclaves de nos sens, que nous nous trouvons forcés de comparer les substantifs abstraits aux corps que les sens nous ont fait connaître ; et cette obligation vient de ce que ces prétendus substantifs ne sont que des signes par lesquels nous rappelons la manière dont, en tant que percevant, nous avons été modifiés dans des circonstances données. Or, comme ce sont toujours des corps qui ont modifié nos sens, et par suite notre cerveau, nous ne pouvons qualifier ces modifications que par des signes qui rappellent ou ces corps ou l'impression que nous avons reçue d'eux ; encore cette impression est-elle désignée par des qualificatifs de corps. C'est ainsi que nous disons : joie *vive*, surprise *grande*, etc. Un homme aura prononcé le mot *vertu*; l'idée ne nous vient pas d'abord qu'il considère cette chose comme un corps; mais obligeons-le d'y joindre un adjectif, il n'en trouvera que dans les qualités des corps, ou dans les modifications de son propre corps, et il faudra toujours que la vertu soit, à la manière des corps, *grande* ou *petite*, *douce* ou *austère*, *sauvage* ou *apprivoisée*, et ainsi de suite. Il n'y a que l'adjectif *divin* qui ne rappelle pas un corps; mais si l'homme veut qualifier Dieu lui-même, il sera forcé de le rapetisser, il ne pourra s'empêcher de lui donner des adjectifs destinés aux corps; et ceux avec lesquels on le qualifie le plus dignement sont encore ceux qui conviennent à l'homme lui-même, tel qu'il est ou tel qu'on veut le faire, en multipliant sans mesure, et par supposition, ce qu'il a de plus distingué, en le disant infiniment bon, grand, savant, prévoyant, etc. On peut aussi qualifier Dieu d'éternel, d'universel, d'immuable, d'immense, etc.; mais cela ne fournit pas une objection, car l'éternité n'est que l'idée de la durée prise par les sens, et l'immensité que celle de l'étendue. Que l'on réfléchisse tant que l'on voudra, et aussi long-temps qu'on le jugera à propos, à ces deux idées unies à la négation qui semble les caractériser, et qui n'est qu'une supposition, comme nous en faisons sur tant d'autres questions, on ne parviendra jamais à se figurer autre chose que des corps. Mais en pensant beaucoup à toutes les idées abstraites qui tendent à la détermination des causes premières, on éprouvera un malaise particulier : et c'est cette sensation que l'on voudra exprimer, mais qu'on ne peut pas plus rendre que toutes celles de certains états morbides; c'est cette sensation, il faut bien finir par le dire, qui fait penser à l'homme qu'il a l'idée de quelque chose de plus que des objets sensibles. C'est en s'observant, en se sentant sentir, qu'il perçoit cette sensation; et cela fait qu'il la confond avec sa conscience et qu'il l'en fait inséparable. Mais, encore une fois, cette sensation, d'ailleurs diversifiée, selon les individus, ne prouve rien, pas plus que celles des hypochondriaques; elle peut paraître une inspiration, et déterminer la croyance chez bien des personnes; mais, pour d'autres qui auront étudié la physiologie et la pathologie, ce sera une irritation du système nerveux. Tout le monde ne la connaît pas, cette sensation, et, quoique bien développée chez beaucoup de gens, elle peut se dissiper par l'étude et l'observation de la nature, lorsqu'elle n'est pas entretenue par un état morbide. Au surplus, respectons-la, puisqu'elle est un motif de croyance ou de foi, et rentrons dans le raisonnement en cherchant les conséquences du langage figuré dont je viens de donner des exemples.

Puisque les rationalistes font agir la raison comme un corps, essayons de la considérer ainsi. Or, en prenant ce parti, nous sommes en droit de nous étonner qu'ils lui fassent faire des choses que les corps dont ils lui prêtent les attributs n'ont point coutume de faire, ou qu'ils lui donnent successivement, au gré de leurs caprices, les attributs d'autres corps auxquels ils ne l'avaient pas d'abord assimilée; ou qu'enfin, après l'avoir traitée comme un corps, ils finissent par nous dire qu'elle n'est point telle et qu'elle n'a rien de commun avec les corps.

Nous ne pouvons donc pas concevoir un moi qui est de nature non sensible et qui pourtant sent et se pose, ce qui implique des nerfs et un appareil moteur; une raison qui donne les lois des choses et des hommes, idée prise dans celle d'un législateur, et qui ne les emprunte pas de l'expérience, comme le font les législateurs; un moi qui se pose par sa volonté, ce qui insinue qu'il pourrait vouloir ne pas se poser, car s'il n'est pas également libre de faire l'un et l'autre, il ne peut pas avoir de volonté; une volonté, chose dont nous n'avons pris l'idée qu'en agissant ou en voyant agir un homme, transportée à quelque chose qui n'est pas l'homme, qui n'est même pas partie d'un homme, puisque ce n'est pas de la matière nerveuse, et qui, malgré cela, est le caractère de l'homme; une raison qui n'est ni contingente, ni personnelle, quoiqu'elle apparaisse à chaque personne humaine, à l'exception toutefois de celles qui n'en ont point eu la vision, etc., etc. En lisant tout cela, je ne saurais le prendre à la lettre, à moins de supposer fous ceux qui tiennent un pareil langage; mais je sais qu'ils ne le sont pas. Me voilà donc convaincu qu'ils sentent bien eux-mêmes que les choses dont ils parlent n'ont pas les attributs matériels qu'ils leur donnent. Je me trouve donc dans la situation la plus pénible pour expliquer comment des hommes, en apparence parfaitement organisés, raisonnant juste sur tout ce qui est étranger à leur doctrine, peuvent adopter, pour celle-ci seulement, un langage dont toutes les expressions sont fausses, et d'une fausseté qui se diversifie à l'infini et qui ne me paraît pas susceptible d'avoir un terme. Sans doute je ne sortirais pas plus de cet embarras que n'en sont sortis tous les savans qui écoutent avec une sorte de stupeur les discours inintelligibles des sectateurs de la raison pure, si l'observation physiologique ne venait à mon secours. Je l'interroge donc, et cette observation précieuse me soulage d'un poids immense en m'apprenant que ces choses que les rationalistes voudraient rendre, et qu'ils ne peuvent exprimer, sont des sensations intérieures. Désormais tout est expliqué, et je vois clairement pourquoi, lorsque j'essaie de disserter avec eux, ils ne trouvent jamais que je les ai bien compris. Il est évident que cela dépend de ce que, n'ayant point la même sensation intérieure, je ne saurais donner aux mots les sens qu'ils leur donnent : je prends ces mots à la lettre, parceque ma conscience ne me représente que les choses qu'ils doivent peindre selon les conventions des hommes : eux leur donnent un autre sens parcequ'ils veulent les rendre représentatifs de sensations intérieures que je n'ai pas. Tant que nous nous trouverons dans une position si différente, nous ne parviendrons jamais à nous mettre en rapport.

Au reste, comment s'en étonner, puisqu'entre eux-mêmes ces hommes ne peuvent pas être d'accord? Eh! comment le seraient-ils, puisqu'ils conviennent tacitement, chacun à part soi, que les mots qu'ils emploient ne sauraient être la peinture de ce qu'ils veulent représenter! puisqu'ils vont jusqu'à hausser les épaules de pitié si l'on a l'air de prendre leurs expressions au pied de la lettre! Pour peu que les sensations intérieures des adeptes diffèrent de celles de l'éloquent rationaliste qui les aura endoctrinés, il s'élèvera donc des dissidences qui enfanteront des sectes et des sous-sectes à l'infini; parcequ'en définitive personne ne trouvera, dans les discussions, que son interlocuteur ait rendu ce que lui-même essaie de rendre.

Tels sont les inconvéniens des mots que l'on emploie pour rendre des choses qui n'ont point et qui ne peuvent point avoir d'expression dans les langues; et c'est pour cette raison que je ne veux pas entreprendre de discussion avec des hommes dans la bouche desquels les expressions du discours n'ont point le sens qu'elles doivent avoir, c'est-à-dire ne représentent point les choses pour lesquelles on les a inventées. Je sais que, par une figure de rhétorique, on donne aux mots un sens différent de l'acception originelle, et qu'on le fait souvent avec un grand succès ; mais, selon moi, l'on doit distinguer deux genres de métaphore. Le premier est fondé sur des ressemblances dont tout le monde convient ; l'allusion qu'il présente à l'esprit est saisie avec facilité, et d'autant plus admirée qu'elle touche à de plus grands intérêts. Le second genre de métaphore repose sur des ressemblances vagues, arbitraires, qui ne sont aperçues que par ceux qu'on a exercés à dénaturer le sens originel des mots. Ces sortes de figures, telles sont celles du langage des rationalistes, ne produisent d'effet que chez les adeptes, encore ces effets sont-ils tellement diversifiés que jamais l'éloquence d'un professeur ne ressemble, chez eux, à celle d'un autre, et qu'elles sont toutes également nulles pour les hommes livrés aux études sévères.

Concluons : puisque c'est sur la révélation de la conscience que se fonde toute la théorie des rationalistes, nous pouvons la juger d'après les faits qui ont été rapportés, et les inductions qui en ont été tirées en traitant de la conscience des psychologistes.

Nous n'en dirons pas autant des théologiens, illuminés ou mystiques, qui voient tout en Dieu, auquel ils s'élèvent en s'efforçant de s'isoler de ce qui a rapport au moi et à la raison. Rien de tout cela ne leur paraît satisfaisant, puisque tout cela n'est pas Dieu. Pour eux le bien suprême est hors de cette vie, au sein de Dieu. Ces hommes ne cherchent pas à prouver leur croyance; ils recommandent d'attendre la grâce que l'on obtient toujours quand on persiste à la bien désirer. Ils veulent surtout que l'on s'abstienne de vouloir tout expliquer par la raison, mais que l'on reçoive par la foi, sans s'inquiéter que la raison approuve ou improuve, parceque le principe qui inspire ces croyances est infiniment supérieur à la raison, qui est tout de ce monde, ou qui du moins participe des imperfections de ce monde dans lequel elle se manifeste.

J'ai donné la somme de leur doctrine, afin qu'on pût juger que, bien qu'elle ait quelques points de contact avec celle des rationalistes, elle n'a vraiment aucun rapport avec la nôtre.

En effet, il n'y a rien à répondre à des hommes qui ne veulent rien expliquer ni rien prouver. Je ne me suis adressé qu'à ceux qui ont la prétention de se servir de certaines explications pour prouver quelque chose contre les fonctions du système nerveux. Mais cette dernière doctrine est une religion, et toutes les religions doivent être l'objet de nos respects aussi bien que les dogmes qui leur servent de principes à toutes, l'existence de Dieu et l'immortalité de l'âme. Que l'homme soutienne ces dogmes, soit d'après une révélation extérieure, soit d'après son inspiration intérieure, et sans prétendre à une démonstration qui mettrait en scène l'appareil nerveux, la physiologie n'a rien à faire là, puisqu'elle n'a rien à prouver contre la sensation intérieure, mère de la foi, sur laquelle reposent toutes les croyances qui ne sont point susceptibles de preuves matérielles. Le physiologiste constate ces sensations pour les distinguer du reste; et lorsque les religionnaires s'érigent en idéologistes, il doit, pour leur répondre, mettre la croyance ou la foi à part, et ne s'adresser qu'aux raisonnemens qui sont relatifs à son sujet. Les argumens contre les abstractions qui tendent à faire méconnaître les fonctions du système nerveux ne peuvent impliquer le mépris, ni même le doute relativement aux convictions religieuses, parcequ'ils sont compatibles, chez quelques personnes, avec le sentiment intérieur qui produit ces convictions; et pourvu que le physiologiste traite les croyances avec respect, il doit lui être loisible de faire valoir tous les argumens qui peuvent appuyer sa cause.

CHAPITRE VI.

DÉVELOPPEMENT DES RAPPORTS QUI EXISTENT ENTRE L'APPAREIL NERVEUX ET LES PHÉNOMÈNES INSTINCTIFS ET INTELLECTUELS.

Nous pourrions sans difficulté, et surtout sans aucun système hypothétique, réduire tous les substantifs abstraits aux phénomènes fonctionnels, en prouvant qu'ils ne sont autre chose que des signes représentatifs des modifications du phénomène de perception que chaque observateur remarque en soi : modifications qui s'associent quelquefois, et dans des degrés différens, avec des émotions de plaisir ou de douleur, c'est-à-dire avec des phénomènes de sensibilité ; modifications qui ne peuvent être, pour nos sens, que celles du système nerveux ; modifications d'ailleurs dont nous n'aurions aucune idée sans le secours de nos sens, puisque nous n'aurions même pas l'idée de notre conscience, ainsi que nous l'avons surabondamment prouvé. Mais il ne nous convient pas de traiter ici cette question dans toute son étendue. Nous allons seulement déposer dans cet ouvrage les moyens d'arriver à la solution dont nous la croyons susceptible ; nous voulons dire, l'exposé fidèle des phénomènes d'innervation qui sont la base de toutes nos opérations intellectuelles. On jugera jusqu'à quel point nous nous rapprocherons ou nous nous éloignerons de *Locke*, de l'illustre *Cabanis*, et du savant *Destutt de Tracy*, son élève, que l'on devrait étudier, apprendre, et relire encore avant d'écrire sur les facultés intellectuelles. Ce philosophe ne s'est point laissé séduire par les argumens de l'école psychologique : mais que n'a-t-il pu observer par lui-même l'homme physique dans les diverses anomalies de l'état pathologique, et étudier dans les amphithéâtres les rapports des organes avec les phénomènes de l'intelligence et de l'instinct ! Pour traiter ces questions avec ordre, nous allons examiner successivement dans ce chapitre : 1° comment la perception cérébrale nous fournit les matériaux de toutes nos opérations instinctives et intellectuelles ; 2° comment les émotions de la sensibilité deviennent les mobiles de nos actes de toute espèce ; 3° de quelle manière l'observation, née de la perception cérébrale, développe nos facultés intellectuelles, et quelles sont ces facultés ; 4° comment la volonté et la liberté se rattachent à cette même perception ; 5° comment les perceptions intellectuelles s'associent aux émotions instinctives, et ce qui constitue les passions; 6° quelle est la cause de l'erreur des psychologistes concernant les principes d'action de l'homme.

SECTION PREMIÈRE.

Comment la perception cérébrale fournit les matériaux de toutes nos opérations instinctives et intellectuelles.

L'encéphale, considéré dans l'homme parfaitement développé et jouissant de toutes ses facultés, est placé entre deux courans de stimulations; celles qui viennent des nerfs externes, celles qui viennent des nerfs internes, et que Cabanis a le premier fait rentrer dans l'idéologie, sous le nom d'impressions venant des organes. Les stimulations que l'encéphale reçoit de ces deux sources sont toujours ou avec phénomènes de conscience, ou sans phénomènes de conscience. Nous avons démontré plus haut que ce dernier mode était le premier dans l'ordre du développement individuel. Nous avons également fait voir que les phénomènes de conscience, après s'être développés, devaient nécessairement éprouver des interruptions pour que la sur-excitation des organes dont ils dépendent fût prévenue; je ne dois présentement m'occuper que de la stimulation cérébrale avec phénomènes de conscience.

La stimulation cérébrale avec conscience implique, comme on l'a dit, la perception d'un objet qui a frappé un sens externe, et la perception de soi-même, comme percevant cet objet, qui peut, ainsi que chacun le sait, être une partie de notre corps, susceptible d'affecter un de nos sens externes.

On a rapporté ces perceptions à la sensibilité, ce qui rappelle aussitôt les idées de plaisir et de douleur que l'on ne retrouve pas toujours dans ces phénomènes, et donne matière à des objections. Ces objections ne sont rien en elles-mêmes, car l'épithète *sensible* s'applique à tout phénomène d'innervation qui est accompagné de conscience. Mais, pour éviter toute équivoque, je distinguerai, comme je l'ai déjà fait plus haut, 1° phénomène d'innervation sans conscience; 2° phénomène d'innervation avec conscience. Ces derniers se subdiviseront naturellement en (*a*) perception simple, instinctive, ou intellectuelle; (*b*) perception avec émotion agréable ou désagréable à l'être sentant; et je rapporterai ces différentes perceptions, non pas à des propriétés particulières distinctes, inhérentes à la fibre nerveuse ou placées dedans comme des corps étrangers, mais à des modes différens de l'excitation de l'encéphale. Ces phénomènes se trouveront ainsi faire suite au premier mode de cette excitation, qui est celui dans lequel on ne peut observer ni perception de soi, ou d'un autre objet, ni plaisir ni douleur; telle est l'action nerveuse chez l'embryon nouveau et chez l'asphyxié.

La perception avec conscience, qui nécessairement a toujours un double objet, se présente, disons-nous, dans deux circonstances : 1° simple, ou sans sentiment de plaisir ou de douleur; 2° compliquée avec l'un ou l'autre de ces sentimens... Nous allons voir ce qui en résulte; mais avant d'aller plus loin, prévenons une objection que quelqu'un pourrait faire, faute d'avoir bien compris ce qui a été dit plus haut. De ce que toute perception a nécessairement un double objet, on a conclu à la nécessité d'un principe actif unique pour les percevoir l'un et l'autre, et c'est ce même principe qu'on a distingué de la substance nerveuse, et qu'on a dit ne pouvoir être qu'une chose simple. Je rappelle que ce principe n'est qu'une supposition, le produit d'une induction fondée sur les causalités ordinaires, pour expliquer le *quomodo* de la perception. Il n'y a qu'à renoncer à la recherche de ce *quomodo*, qui d'ailleurs ne peut qu'être le même chez tous les êtres à cerveau, le laisser dans l'inconnu avec toutes les autres causes premières, ou, si l'on veut, avec la cause première universelle, et cette objection n'aura plus de valeur. Il le faut bien d'ailleurs, puisqu'on ne peut que supposer, pour cette explication, des choses modelées sur les corps que les sens nous ont fait observer. Il est donc indispensable de se borner au récit des phénomènes que manifeste la perception, sans mettre en action un principe percevant : c'est cette méthode dont j'essaie de donner un exemple en ce moment. Je reviens à mon objet.

La perception de soi-même ou le phénomène du *moi* reste toujours le même, quoique le *moi* puisse se sentir jouissant ou souffrant. Il n'en est pas ainsi de celle de l'objet que fait connaître le sens externe ; celle-ci se diversifie d'autant plus que l'attention reste plus long-temps fixée sur cet objet.

Les objets sont perçus par notre intelligence... Je veux dire que, quand nous les percevons dans cet état que nous nommons état d'intelligence, les objets sont perçus, 1° selon les attributs de la vision, qui donne les idées de couleurs, de formes, de dimensions, de distance, de mouvement ou de repos, etc.; 2° selon les attributs de l'audition, qui fournit des idées qui rentrent plus ou moins dans les précédentes, car celles de couleurs sont les seules propres au sens de la vue; 3° selon les attributs du tact, qui seul nous fait percevoir la consistance et la température des corps; mais qui, pour les dimensions, les formes, le mouvement, nous donne des impressions plus ou moins rapprochées de celles des deux premiers sens; 4° et 5° selon les attributs de l'odorat et du goût.

Tels sont les matériaux que notre intelligence puise dans l'extérieur, ou, pour parler d'une manière non figurée qui rendra mieux ce que je veux exprimer, telles sont les perceptions fournies par les objets extérieurs, qui entrent comme élémens dans les phénomènes d'intelligence. Mais on aurait grand tort de croire que l'intelligence ne se compose que de ces perceptions, et d'un principe actif qui les voit, les juge, les combine, les féconde diversement. Cette manière de voir constitue un système hypothétique; c'est une ontologie fondée, comme celles que nous avons réfutées, sur la supposition d'un principe dont l'homme, observé par les sens, a seul fourni le modèle. Mais continuons l'exposition des faits.

SECTION II.

Comment les émotions de la sensibilité deviennent les mobiles de tous nos actes.

Nous avons dit que les perceptions étaient sans sentiment de plaisir et de douleur, ou bien avec l'un ou l'autre de ces sentimens. Examinons-les d'abord dans la première manière d'être.

En observant les objets extérieurs, si l'homme ne sent rien en lui-même, il est inactif; il n'a point de mobile pour réagir. Cet état est fort rare. On peut toutefois admettre son existence, parceque chacun a la conscience de s'y être quelquefois trouvé. Le plus ordinairement l'homme a donc, en percevant, des émotions agréables ou désagréables; elles sont quelquefois si faibles qu'il a de la peine à les distinguer de la perception de l'objet : dans d'autres cas il est d'abord frappé de leur différence; mais presque constamment il les rattache, sous le rapport de causalité, aux différens objets qui ont affecté ses sens.

Remarquez bien que je note ici les phénomènes sans les faire exécuter par une entité nommée principe. Je veux prévenir d'avance que si je me servais de ce mot, je ne l'emploierais que comme une formule abréviative du discours. Les émotions agréables ou désagréables qui accompagnent nos perceptions, viennent toujours d'une stimulation de l'appareil nerveux du percevant, et ce serait à tort qu'on les distinguerait, au sens littéral, en physiques et en non physiques : leurs modes sont diversifiés presque à l'infini, et plusieurs de ces modes ont été pris pour des principes particuliers de nature non nerveuse, promoteurs spontanés de nos actes, dits principes d'action ou facultés actives. Mais si l'on s'en rapporte aux faits, on doit regarder ces émotions comme les effets des perceptions par causes externes ou internes, qui sont exécutées dans l'encéphale, et admettre que c'est ainsi qu'elles peuvent devenir les mobiles des actions des hommes. Aussi font-elles suite aux excitations instinctives, sans phénomènes d'intelligence, qui font mouvoir l'enfant dans l'utérus, et lui font exercer la succion avant d'avoir senti le mamelon, et réclamer par des cris les corps qui doivent satisfaire ses premiers besoins. En d'autres termes : les mobiles des actes, ou, si l'on veut, des mouvemens locomoteurs du fœtus, de l'enfant nouveau-né, de l'endormi profondément, etc., sont des stimulations de l'encéphale, provenant des deux sources indiquées, mais sans perception distincte ou conscience : les mobiles de l'homme adulte, sain et éveillé, sont les mêmes stimulations, tantôt avec perception distincte ou conscience, et tantôt sans cela. La différence vient de la nature des actes, de l'habitude, de la distraction, etc. C'est ce qui va résulter des développemens dans lesquels je vais entrer.

Quand l'homme sent un besoin intérieur bien prononcé en vertu des stimulations apportées au cerveau par les nerfs des viscères, il observe tous les objets extérieurs dans l'intérêt de ce besoin, parceque le cerveau est primitivement destiné à la satisfaction des besoins instinctifs. Tous les objets qui peuvent servir à la satisfaction du besoin qui prédomine causent de profondes émotions dans le viscère d'où il part ; et ce sont ces émotions qui déterminent l'homme à faire les actes nécessaires à la satisfaction du besoin ; cela prouve très positivement que le cerveau stimule le viscère qui a besoin, à l'occasion de la perception des objets extérieurs qui peuvent satisfaire le besoin, et que, rendu plus irritable par ce surcroît de stimulation, le viscère réagit plus fortement encore sur le cerveau. Nul doute que toutes les perceptions des objets extérieurs n'ébranlent tous les viscères, et que tous ne répondent à cette stimulation :

mais ce qu'il y a de certain, c'est que celui que le besoin rend le plus irritable est aussi celui qui réagit le plus fortement sur le cerveau, après la perception des objets qui peuvent faire cesser son état de besoin. On peut voir les preuves détaillées de ces assertions dans notre *Traité de physiologie*.

L'homme obéit constamment aux émotions provenant de la perception des corps dont un viscère demande l'appréhension, tant qu'il n'a pas de motif moral qui l'en empêche. Il leur cède donc toujours dans la première enfance, époque où le besoin d'observation n'est pas encore développé : mais à mesure qu'il avance en âge et qu'une éducation soignée développe davantage la faculté d'observation, il devient moins esclave de ses premiers besoins, comme nous le verrons en traitant de la volonté et de la liberté. Examinons maintenant comment se développe en lui la faculté d'observation.

SECTION III.

De quelle manière l'observation, née de la perception cérébrale, développe nos facultés intellectuelles, et quelles sont ces facultés.

Dès que l'encéphale n'est plus tourmenté par la perception des besoins instinctifs, c'est-à-dire dès que l'homme a satisfait ces besoins, il se prête à l'observation des corps extérieurs, d'après un genre d'émotion différent de celui que lui cause la perception de ces mêmes besoins. Le point de contact entre ces deux ordres de sentimens ou d'émotions est difficile à saisir; mais il est bien facile d'en distinguer les extrêmes.

Les émotions instinctives sont celles de la conservation individuelle, de la respiration, de la faim, de la soif, du besoin de l'exercice, du repos et du sommeil, du besoin des exonérations, du besoin de la génération et de la conservation de son produit. Un vif plaisir s'attache à la satisfaction de ces besoins; le chagrin, la colère résultent des obstacles qu'on trouve à les satisfaire. Toutes ces émotions sont des excitations du cerveau et des nerfs, avec perception de sensations plus ou moins vives dans les principaux viscères, l'estomac, le cœur, les poumons, les organes sexuels, et vaguement dans les plexus nerveux sous-diaphragmatiques. (*Voyez* l'ouvrage cité.)

Les émotions le moins en rapport avec l'instinct conservateur et reproducteur sont celles que font sur les sens externes les objets qui ne sont point destinés à la satisfaction du double instinct de conservation et de reproduction, dont les actes sont exposés avec détail dans l'ouvrage déjà cité. L'homme alors, si tous ses premiers besoins sont satisfaits, observe en vertu du besoin qu'il en a, ou de la curiosité. C'est alors qu'il analyse ses perceptions, qu'il les compare, qu'il se perçoit lui-même percevant; acte essentiellement inexplicable, et qui seul constitue toutes ses facultés intellectuelles.

C'est dans cet exercice que se développe ce qu'on appelle les idées abstraites, et que se forment les signes par lesquels l'homme se représente les objets sous tous les rapports possibles. Parmi ces signes, les uns lui servent à se rappeler commodément quelques uns des attributs des corps correspondant aux sens externes, comme certaines couleurs, la consistance, etc., c'est-à-dire à se mettre à peu près dans le mode de stimulation où il était quand il perçut les objets par ces mêmes sens. Les autres lui retracent les circonstances où il a observé les objets; s'ils étaient fixes ou mobiles, s'ils ont affecté agréablement ou désagréablement le sens qui les percevait, ou les viscères; s'ils satisfont les besoins, s'ils guérissent une maladie, ou s'ils peuvent porter atteinte à l'existence, etc.; de sorte qu'il est un grand nombre de ces signes qui équivalent à une ou plusieurs phrases, et même quelquefois à un long discours : tels sont les mots restauration, fortification, bienfaisance; et, en médecine, fébrifuges, antispasmodiques et autres semblables, qui représentent des scènes compliquées de la vie sociale, ou qui remettent l'homme, pour un moment, à peu près dans l'état d'émotion où il était quand il a senti les stimulations viscérales de la douleur, du plaisir, de la joie, de la colère, de l'espérance, etc.

C'est en sentant et en observant ses propres perceptions que l'homme juge. Quand ses jugemens sont aussi rapides que la perception, on les nomme *jugemens intuitifs*, ou *par intuition*, c'est-à-dire jugemens au premier aspect. Lorsqu'il ne porte son jugement qu'après avoir rappelé, par le secours de sa mémoire, plusieurs jugemens intuitifs qui sont compris dans des formules ou dans des signes représentatifs d'autres jugemens, on les appelle *jugemens déductifs*, ou *par déduction*; c'est ce qu'on nomme vulgairement le *raisonnement*. Mais qu'importent les noms; on ne peut jamais y voir, en dernière analyse, d'autre phénomène que *la perception de soi percevant*.

Si l'homme n'avait pas la faculté de rappeler ses perceptions passées par les perceptions actuelles, il serait incapable d'exécuter toutes ces opérations intellectuelles; il ressemblerait à l'idiot : il est même impossible qu'il prête attention à quoi que ce soit, si la perception actuelle ne se prolonge. L'*attention* est donc réellement le premier degré de la mémoire. Cette faculté elle-même est fondée sur ce qu'on nomme la *liaison des idées;* car la perception actuelle ne pourrait rappeler la perception dont la cause extérieure n'existe plus, ni celle-ci une troisième, si quelque chose ne rattachait ces perceptions les unes aux autres. Enfin l'*imagination* n'est qu'une mémoire qui reproduit vivement et abondamment les perceptions, de manière à ce qu'elles forment des combinaisons nouvelles... Mais expliquons-nous de manière à rallier toutes les expressions figurées des idéologistes à la physiologie du système nerveux.

J'ai fait voir que les différens jugemens se réduisaient à *la perception de la perception;* hé bien, les mémoires, de quelque étendue qu'elles soient, et qu'elles aient pour objet ou les corps, ou leurs attributs, ou les circonstances, ou les émotions; les mémoires ne sont autre chose que la perception actuelle de perceptions rappelées ou reproduites. La perception est donc le phénomène unique de l'intelligence. Ce que nous en savons positivement, c'est, 1° qu'elle se fait dans le cerveau ; 2° qu'elle est une excitation de sa substance. Je ne veux pas dire qu'elle est un effet, un résultat de l'excitation de cette substance : je dis qu'elle est cette excitation elle-même, dans un de ses modes. J'ajoute que l'idée ne saurait être autre chose. Les maladies de l'encéphale prouvent tout cela d'une manière invincible ; elles fournissent l'expérience directe qui démontre que les mots *sensations*, *perceptions*, *idées*, ne peuvent représenter au physiologiste autre chose que de la matière nerveuse dans certains modes d'excitation : elles mettent ces phénomènes sur la même ligne que la volonté, sur laquelle j'aurai encore quelque chose à dire.

SECTION IV.

Comment la volonté et la liberté se rattachent à cette même perception.

Si les sensations, les idées, les perceptions, la volonté, changent avec l'excitation de la matière nerveuse de l'encéphale, il faut bien qu'elles en dépendent, puisqu'on ne peut les faire dépendre d'un autre principe sans employer le secours d'une hypothèse fondée sur une comparaison inadmissible : le comment seul de cette causalité reste inconnu.

La volonté est encore un des phénomènes sur lesquels on a le plus insisté pour soumettre le cerveau à l'entité non nerveuse. Cessons pour un instant de personnifier ce phénomène, pour l'étudier en physiologiste. Chez l'embryon et chez plusieurs malades il a le sort de tous les autres phénomènes d'intelligence, il n'existe pas ; première donnée qui le fait émaner du cerveau. Il augmente et il diminue avec l'excitation de la substance encéphalique ; seconde donnée qui le rallie à un mode d'action de cette substance. La volonté est, aussi bien que les perceptions et les idées, entravée, forcée, vaincue, obscurcie, dénaturée de la manière la plus étrange par les stimulations que les viscères, et surtout les digestifs et les génitaux, excités dans certains modes, font parvenir à l'encéphale ; troisième donnée confirmative des deux précédentes. On peut encore consulter notre *Traité de physiologie*. Le comment reste donc encore la chose inconnue.

La question de la liberté se lie à celle de la volonté ; on se demande encore : Sommes-nous libres ou entraînés par quelque chose qui nous domine ?

Il faut d'abord déterminer quelle extension l'on veut donner au mot liberté ; car il y a des libertés dont nous ne jouissons que sous condition : telles sont celles relatives aux actes que nous exécutons avec les muscles respirateurs. Le psychologiste se croit libre de parler; mais il ne l'est qu'autant que le besoin de la respiration le lui permet : s'il lui survient une attaque d'asthme, une forte nausée, il ne peut plus disposer des muscles vocaux. La femme grosse s'est crue libre de marcher pendant neuf mois; elle apprend par le travail de l'accouchement, qu'elle est forcée à employer les muscles de la progression pour seconder les contractions de l'utérus. L'homme que poursuit le besoin du sommeil ne peut plus disposer ni de la faculté de marcher, ni même de celle de penser : ses membres s'appesantissent, ses paupières se ferment malgré lui; il ne peut plus tenir sa pensée fixée sur un objet; elle lui échappe; ses idées se dérangent, et le travail de résistance de sa volonté fait naître une foule de fantômes au milieu desquels il s'endort, c'est-à-dire il perd définitivement toute opération intellectuelle. Aussitôt quil se développe dans le tissu de nos viscères une excitation supérieure à celle de l'état normal, nous commençons à perdre quelque chose de notre liberté; celle de nos actes nous est ravie la première, et nous perdons ensuite celle de nos pensées ; c'est ce qu'on voit, non seulement dans les états fébriles intenses, mais aussi dans toutes les phlegmasies chroniques des organes abondamment pourvus de nerfs, et qui exercent une vive stimulation sur le cerveau : c'est ce qu'on observe aussi dans les irritations idiopathiques de cet organe. Il ne saurait suffire à tout : quand les viscères le tourmentent il perd l'aptitude à la pensée, ou l'irritation qu'il reçoit entraîne les idées dans une direction particulière qui dépend si bien de la maladie, qu'elle augmente, diminue et revient avec elle. On répondra : « Ce sont des exceptions, puisque ce sont des maladies. » Il n'y a point là d'exception : les maladies, dans ce cas, ne sont autre chose que des modifications de l'organe qui pense, et notre mot liberté n'est applicable qu'à de certains états de cet organe.

Mais quelle idée faut-il se faire de notre liberté lorsque nous n'avons l'encéphale surexcité ni sympathiquement, ni d'une manière idiopathique ?... Cette question est fort délicate : nous avons bien la conscience de notre liberté ; mais cette conscience ne prouve rien ; car le fou complet l'a aussi, tandis qu'il est dominé par une excitation anormale. Le fait est que nous avons toujours un motif d'action, et que les besoins instinctifs de conservation et de reproduction sont fréquemment en concurrence, pour la direction de nos pensées et de nos actes, avec le mobile intérieur qui nous porte à l'observation. La faiblesse du cerveau, son développement imparfait dans la partie qui exécute les opérations intellectuelles, l'habitude contractée de bonne heure d'obéir aux impulsions viscérales, ou de leur résister pour agir d'après notre intelligence, décident, à notre insu, de toutes nos actions, lors même que nous croyons jouir de la plus complète liberté. Nos habitudes de penser, qui dépendent elles-mêmes ou de l'organisation de notre cerveau, ou de la prédominance d'action que le hasard nous a forcés de donner à telle ou elle région de cet organe, ou, si l'on veut, à tel ou tel mode d'excitation de ses fibres, sont les causes qui déterminent nos actions, et par conséquent nos pensées; et tout en exécutant ce qu'une habitude routinière nous commande, nous nous proclamons en jouissance d'une pleine liberté. Parfois l'homme se réveille de cette espèce de léthargie; il aperçoit tous ces tyrans qui lui ravissent sa liberté; il se révolte, et se décide à résister à celui qui lui paraît le plus exigeant. Il obéit alors ou à quelque motif religieux, ou à l'impulsion de l'amour-propre, par exemple, à la gloriole de dire *Je suis libre;* il obéit aussi bien souvent au besoin de jouir de sa propre estime et de celle de ses semblables; besoin qui n'est pas moins impérieux que tous les autres, mais qui ne peut prédominer et devenir le plus influent sur la conduite des hommes, si l'encéphale n'est développé et exercé d'une certaine manière.

Souvent nous résistons à un besoin instinctif par un autre. C'est ainsi que la faim est comprimée par l'amour ou par la tendresse pour nos enfans; que la peur de la mort est vaincue par cet instinct ou par l'amour-propre; que l'amour-propre, à son tour, cède à une autre passion, etc. Dans tous ces cas, la lutte se passe dans l'encéphale, et, physiologiquement, elle n'est autre chose pour lui qu'une excitation susceptible de plusieurs variétés.

C'est ainsi que l'idée de liberté, qui n'est qu'une formule, doit être traitée. Il faut bannir l'entité, et ne voir que les faits; car enfin l'entité étant placée dans la conscience, si on ne la soumet pas à la vérification des sens, il faut de toute nécessité mettre la liberté des malades et celle des fous sur la même ligne que celle de l'homme en santé, car le fou dit aussi *Je suis libre;* à moins que l'on n'admette deux espèces de liberté, l'une pour l'homme sain, et l'autre pour l'aliéné, ce qui conduit à deux espèces d'âmes; ou que l'on ne refuse le *quid incorporel* aux gens qui ont perdu la raison, ou enfin qu'on ne le suppose actuellement inactif, étranger à des phénomènes qu'il dirigeait la veille et qu'il dirigera peut-être le lendemain.

SECTION V.

Comment les perceptions intellectuelles s'associent aux émotions instinctives, et ce qui constitue les passions.

Toutes les fois que les perceptions appelées morales, c'est-à-dire qui n'intéressent point la satisfaction des premiers besoins, mais seulement la curiosité ou le besoin d'observation, ne causent pas de vives émotions, l'homme agit peu : s'il n'avait que ce mobile, il resterait souvent inactif; mais la nature y a pourvu. A mesure que nous avançons dans la carrière de la vie, ces perceptions se rattachent de plus en plus, par des souvenirs, à nos premiers besoins, qu'elles n'intéressaient pas d'abord; et, bientôt, à peine se trouve-t-il un objet qui y reste entièrement étranger. La vue d'une table rappelle la faim, celle d'un vase la soif. Un ombrage agréable rappelle un repas champêtre dont l'idée réveille l'appétit; l'aspect d'une fleur, d'un tissu propre à faire certains vêtemens, d'un objet de parure, rappellent les plaisirs dont on a joui avec l'objet aimé; un précipice rappelle le danger qu'on a couru; une arme, le combat que l'on a soutenu, la victoire ou la défaite qui s'en sont suivies, avec toutes leurs émotions, etc.

Ces rapports s'établissent par le moyen de l'association des idées, et quand leur résultat n'est pas le développement de la faim, de la soif, du besoin de la conservation individuelle ou de la reproduction, c'est au moins le réveil de quelques autres besoins fondés sur celui de sentir, d'être ému, et de nous contempler nous-mêmes avec un sentiment d'approbation ou d'amour-propre satisfait. C'est ainsi que chez le pauvre ces rapports aboutissent presque toujours aux émotions relatives à la satisfaction de ses premiers besoins et à celle de ses enfans, qui laisse toujours quelque chose à désirer; tandis que chez le riche, chez le savant, le poëte, l'artiste, leur terme est celui des jouissances de l'amour-propre; insatiable passion qui se déguise sous plusieurs formes, chacune des plus insidieuses, mais que nous ne pouvons développer dans cet ouvrage. Chez les personnes bienfaisantes, chez les ascétiques, les séries de pensées, mises en action par un objet en apparence des plus insignifians, aboutissent aux émotions de la compassion, à celles des jouissances d'une vie céleste ou des tourmens d'un séjour de punition; le philanthrope est conduit par la même voie à un genre d'émotion qui lui est particulier; et, chez tous, la seule idée des obstacles ramène des émotions pénibles qui se rapportent à la crainte ou à la colère.

Voilà des faits que personne n'ignore; aussi ne les exposé-je pas pour les apprendre à qui que ce soit, mais pour avertir les personnes étrangères à la physiologie et à la pathologie, que toutes ces émotions se passent dans les mêmes organes, et qu'aucune d'elles n'est étrangère au tissu nerveux. C'est toujours le cerveau qui est ici l'excitateur des nerfs intérieurs; et ceux qui sont dans les mêmes viscères d'où partent les sensations de la faim, de la soif, du besoin de respirer, des besoins d'exonération, sont excités avec ces viscères, et quelquefois plus vivement encore que dans le plus haut degré de ces appétits, par les sentimens d'amour-propre blessé ou satisfait, d'orgueil, de hauteur, de fierté humiliée, de compassion, de tristesse, de désespoir, de colère, de fanatisme, de cruauté, d'indignation contre le crime, d'admiration pour la vertu, de sainte fureur, de componction, de ravissement extatique, d'enthousiasme pour quoi que ce soit; en un mot, dans toutes les émotions que l'on qualifie de morales, de sentimens moraux, de principes d'action purement intellectuels, etc., etc. Nous pouvons donc affirmer, d'après l'observation faite par les sens sur notre corps et sur celui des autres, que toutes ces émotions, excitées par des objets extérieurs, sont organiques, ne peuvent être que cela; et qu'il n'est pas plus possible de les isoler des nerfs dont elles sont la modification, qu'il n'est possible d'isoler la contraction d'un muscle de sa fibrine, dont elle est une modification.

C'est comme telles que les émotions dont il s'agit sont uniquement, quant à leur nature, du domaine de la physiologie, qui d'ailleurs les rattache à la pathologie sous les rapports de la causalité, et à l'hygiène sous le rapport des précautions sanitaires. Elles appartiennent d'ailleurs au moraliste, au publiciste, au législateur, à cause de l'influence qu'elles exercent sur le bonheur de l'homme social; mais elles sont étrangères au psychologiste, qui n'a pu les usurper qu'à l'aide de la comparaison hypothétique dont j'ai développé l'artifice, mais qui désormais ne peut plus les conserver.

Toutes ces émotions, qui se réduisent au plaisir et à la douleur, constituent le fond des passions, qui sont des désirs, des affections ou des aversions durables d'après lesquelles nous réglons notre conduite. L'état de *passion* implique deux choses; 1° une série d'idées qui nous occupent principalement, et à laquelle nous subordonnons toutes les autres; 2° des émotions qui s'y joignent, qui sont rappelées par elles ou qui les rappellent sans cesse; le tout dans le but de satisfaire un des besoins instinctifs, ou l'un des besoins créés par l'observation. Sans émotions viscérales un peu vives, l'homme n'a que des goûts, des penchans, des inclinations; avec de vives émotions, il a ce qu'on appelle des passions. Deux causes détruisent ou amortissent les passions: 1° une ou plusieurs séries d'idées différentes de celles qui les entretiennent, c'est-à-dire un autre système de conduite dicté par l'observation ou imposé par le hasard, la force, etc.; 2° la diminution ou la cessation des émotions qui nous attachent aux passions, par exemple, à celle de l'amour, par un changement survenu dans les organes où nous percevons ces émotions.

Les passions d'origine instinctive sont plus

difficiles à détruire, dans certaines conditions de l'homme, que celles d'origine intellectuelle; mais, dans d'autres, c'est le contraire. Les hommes à cerveau très développé, corrigent ou dissimulent leurs appétits dominans et *vice versâ*. Souvent les passions fondées sur l'instinct changent d'objet par la modification intellectuelle, sans cesser d'être fondées sur le même principe instinctif : c'est ainsi que la passion pour une femme se change en passion pour toutes, ou en libertinage; la passion pour un genre d'alimens ou de boisson, en gourmandise ou en ivrognerie; l'une et l'autre en ce qu'on appelle *épicurisme*. Je ne m'arrêterai pas sur les détails : chaque série d'idées est accompagnée de sensations dont nous prenons l'habitude quand nous sommes forcés pendant long-temps à revenir sur ces mêmes idées, et nous contractons ainsi des goûts factices qui, chez les gens à émotions vives, dégénèrent en véritables passions. C'est sur ce fait connu, mais trop peu médité, que doit être fondé, en grande partie, un bon système d'éducation; mais il n'est pas de mon objet de m'arrêter sur cette question. Je me contente de la poser, parcequ'elle se rattache à la médecine et à l'hygiène, qui ont besoin de bien connaître la nature de l'homme, pour lui indiquer le genre d'exercice intellectuel et musculaire qui convient à quelques états maladifs de son système nerveux.

SECTION VI.

Cause de l'erreur des psychologistes sur les principes d'action de l'homme.

On peut juger, d'après ces données, combien est grande l'erreur des psychologistes lorsqu'ils prennent pour des principes d'action indépendans de la substance nerveuse, quelques unes de ces émotions provoquées par le cerveau agissant, dans la pensée, sur l'appareil nerveux viscéral. Mais ils n'en notent qu'un petit nombre (sur lesquels ils n'ont garde d'être d'accord), tandis que ces prétendus principes sont innombrables. Ils se multiplient avec la civilisation, avec les progrès des arts, de la littérature d'agrément ; mais les véritables sciences tendent plutôt à les restreindre qu'à en créer de nouveaux ; c'est pour cela que la psychologie, qui n'est point une science, mais un jeu d'imagination à peu près analogue à la poésie, ne cesse et ne cessera jamais de les multiplier.

Les psychologistes auront beau faire, l'observation de la nature mettra les choses à leur place. L'espèce de stupeur qu'ont produite chez les naturalistes quelques grands mots prononcés avec emphase, comme *grandeur de conceptions*, *hauteur de vue*, *largeur*, *profondeur*, *étendue*, habilement opposés à *étroitesse de vue*, *petitesse de conceptions*, *absurdité*, et, qui plus est, *ridicule*, peuvent bien, pendant quelque temps, empêcher les observateurs de l'homme de comparer et de conclure : la crainte de passer pour un esprit mesquin est bien puissante chez quelques uns ; de véritables terreurs, provenant de toute autre cause, ont agi sur beaucoup d'autres ; mais tous ont observé et recueilli, dans le silence, des faits qui ne sont point connus des psychologistes, et quelques uns n'ont point été retenus par une mauvaise honte, dans le projet de les publier. Des expressions métaphoriques, empruntées aux objets matériels dont les sens seuls ont pu leur donner l'idée, servent mal nos psychologistes dans la peinture de leurs conceptions ontologiques. En effet, quelque haute que soit la montagne sur laquelle ces génies se placent pour dominer l'espèce humaine, quelque *étendue* que l'on accorde à l'*horizon* que leurs *regards peuvent embrasser* de ce point sublime, quelque *profond* que soit l'*abîme* placé au-dessous d'eux, enfin, quelque *longueur* que l'on veuille supposer au *large chemin* tracé dans la plaine où leur vue peut s'échapper, tout cela n'est que de la matière, et de la matière beaucoup moins noble que celle dont est construit le cerveau de l'homme. Ces figures ne sont donc point capables de relever notre nature, d'agrandir nos conceptions, et de nous faire découvrir plus loin que nos regards ne peuvent atteindre. La petite ou la grande émotion que le poète psychologiste ressent en étalant ces images pompeuses ne prouve rien autre chose que l'excitation de son système nerveux. Sa conscience a raison de lui dire qu'il éprouve des émotions, et personne n'a le droit de lui donner de démenti; mais c'est là tout ce qui est prouvé, et rien par là ne se trouve changé dans la nature des choses. L'homme est supérieur en noblesse à tout ce qu'on peut lui comparer parmi les objets sensibles. Qu'on emploie la métaphore, c'est à merveille; mais il faut la donner pour ce qu'elle est, et souffrir, sans colère, qu'on la réduise aux faits qu'elle représente, et qui sont attestés par les sens. Le point fondamental est de bien caractériser ces faits, car, en définitive, il faudra bien qu'on en vienne au fond de la question : toute expression qui peut se résoudre dans l'entité homme modifié, doit cesser de représenter elle-même une entité.

CHAPITRE VII.

COMMENT LES PHÉNOMÈNES INSTINCTIFS ET INTELLECTUELS SE RATTACHENT A L'IRRITATION.

Pour traiter cette question il faut prendre les facultés instinctives et intellectuelles qui, d'entités existantes par elles-mêmes, viennent d'être réduites à des phénomènes observables par la conscience et par les sens réunis, et montrer que ces phénomènes doivent se réduire à l'excitation qui est l'état normal de l'appareil nervoso-encéphalique. Cette réduction opérée, on verra clairement comment ces mêmes phénomènes se rattachent à l'irritation nerveuse, puisque celle-ci n'est qu'un état anormal de l'excitation du même appareil, état dont l'opposé se trouve dans l'abexcitation. Or, cette réduction peut se faire sans qu'on soit obligé de recourir à aucune hypothèse, et voilà le fait général dont nous allons poser les bases, en revenant sur les phénomènes intellectuels et instinctifs dont nous avons développé la nature.

Ce qu'on appelle attention, perception des objets extérieurs et de sa propre pensée ou conscience, idée, jugement, raisonnement, mémoire, ne sont point des facultés particulières, des entités spéciales résidant dans le cerveau, mises en jeu par les impressions venant des sens, ou par une prétendue force intérieure qui en serait indépendante, comme on l'a dit du moi ou conscience, et de la mémoire; ce sont des modifications du phénomène de la perception cérébrale qu'il faut observer, mais qu'il ne faut point expliquer. Il importe également de ne point personnifier ces modifications pour expliquer la prétendue régence de l'une d'entre elles, ou les influences qu'elles exerceraient les unes sur les autres, comme principes actifs, parcequ'on ne pourrait faire tout cela sans les traiter, ces phénomènes, comme des corps observés par les sens, avec lesquels ils n'ont aucun rapport; car ces phénomènes ne peuvent ressembler qu'à eux-mêmes. Voilà ce que nous avons déjà établi; allons plus loin; rattachons plus étroitement ces phénomènes à la substance nerveuse.

Les phénomènes de perception sont doubles: quant à leur origine, ils sont, 1° effets des excitations faites sur les sens externes; 2° effets des excitations faites sur les sens internes ou dans l'intérieur des tissus. Produits de l'excitation des nerfs, ils sont eux-mêmes des excitations de l'encéphale réagissant sur celle de ces mêmes nerfs, dans certains modes, et leur existence seule atteste l'excitation encéphalique.

On ne saurait concevoir, du moins quant à leur origine, les perceptions comme indépendantes de ces deux ordres de nerfs : les faits manquent pour cela; mais leur reproduction par la seule excitation de l'encéphale est un fait hors de doute ; car tout mode d'excitation encéphalique qui a existé, peut se renouveler dans l'absence de la cause qui l'a déterminé la première fois : et un mode peut en provoquer un autre ; c'est ce que j'appellerai *mémoire* et *liaison des perceptions ;* l'une et l'autre existent pour tous les modes de perceptions.

Les perceptions produites par les excitations faites sur les nerfs des sens externes sont plus ou moins claires, et se rattachent à l'objet qui les a déterminées. C'est comme telles qu'elles portent le nom d'*idées*.

L'*idée* est donc une excitation du cerveau associée, dans son origine, à une stimulation sensitive. Voilà le fait ; le comment n'est à la portée d'aucune intelligence humaine ; mais le fait est si vrai, que l'excitation étant reproduite dans le cerveau par une cause différente de l'objet, l'idée de cet objet ne manque pas de se manifester, c'est-à-dire que l'on croit voir ou entendre l'objet; tandis que la stimulation de l'organe sensitif, sans aptitude du cerveau à réagir sur elle, ne produit rien. L'hypochondrie et la folie fournissent les preuves de la première assertion; le sommeil profond et l'apoplexie donnent celles de la seconde.

Quoique l'idée ne puisse être personnifiée, c'est-à-dire considérée, en elle-même, ni comme une empreinte faite dans le cerveau, ni comme une image peinte dans sa substance, ni enfin comme une entité quelconque résultant de cette personnification, cependant elle est toujours caractérisée, pour celui qui l'éprouve, par la représentation ou d'un objet matériel, ou d'un attribut d'objets, ou du signe conventionnel substitué aux objets et à leurs attributs; signe qui nous apparaît tantôt comme une figure et tantôt comme un son, ou, moins distinctement, avec les attributs des trois autres sens; en un mot, dans l'absence des objets on éprouve constamment une sorte d'illusion qui est comme une représentation intérieure ou de quelque objet simple, ou de quelques scènes dont on a été témoin. C'est là précisément qu'est la preuve que l'idée n'est qu'une stimulation du cerveau ; car il est remis, par la seule excitation de son tissu, dans l'état d'excitation où la stimulation du sens l'avait déjà mis. Aucune idée sans stimulation faite sur un sens externe : il y a donc, dans l'intérieur du crâne, un sens correspondant à ces sortes de stimulations seulement, comme il y en a à l'extérieur qui correspondent exclusivement à certains agens stimulateurs de la nature ; c'est toujours la même loi qui a été mise à exécution. De là l'impossibilité de donner des idées à ceux chez qui ce sens interne n'est pas développé ; de là aussi le rapport constant de la facilité ou de la difficulté, de la clarté ou de la confusion des idées, etc., avec le développement de ce sens interne.

Les perceptions produites par les viscères stimulés agissant sur le cerveau, c'est-à-dire l'excitant à la réaction, sont d'abord confuses ; mais au bout d'un certain temps, et à mesure que l'on s'avance dans la vie, elles se rattachent à celles qui viennent des sens, et si elles ne donnent pas d'idées qui leur soient propres, elles rappellent les idées d'origine sensitive qui sont, à proprement parler, les seules idées possibles.

Cette différence vient-elle de ce que les nerfs de l'intérieur ne communiquent pas directement avec le sens interne des idées, ou de ce que la stimulation qu'ils apportent à l'encéphale n'est point en rapport avec ce sens?

L'une et l'autre cause y contribuent sans doute, car, d'une part, chaque surface sensitive, soit interne, soit externe, a son organisation particulière; et, d'autre part, il n'est pas possible de croire que les stimulations parties des viscères, et qui ébranlent si puissamment l'appareil encéphalique, et entraînent si impérieusement la volonté, abordent la substance cérébrale au même point et avec la même délicatesse que celles venant des sens externes, et qui nous fournissent les idées. Il y a donc entre les stimulations qui viennent des sens externes et celles qui viennent des sens internes des différences, 1° sous le rapport de l'organisation des expansions nerveuses qui les fournissent; 2° sous le rapport de la région de l'encéphale où elles abordent; 3° sous le rapport de l'intensité qu'elles ont en arrivant; 4° sous le rapport de la manière dont elles agitent la masse encéphalique. Nous manquons de connaissances spéciales sur ces différens points; mais nous possédons quelques données. Nous savons, par exemple, et même depuis long-temps, 1° en quel lieu s'insèrent tous les nerfs qui aboutissent à l'encéphale; 2° que la base centrale du cerveau, et le cervelet tout entier, servent principalement aux fonctions nutritives et à l'instinct : l'anatomie comparée jette beaucoup de lumières sur ce point de physiologie, ainsi que sur le suivant; 3° que les hémisphères du cerveau constituent l'ampliation à laquelle est attachée la prédominance intellectuelle; 4° que leur partie antérieure est celle qui y contribue le plus puissamment, et où, par conséquent, doit résider la portion la plus délicate du sens des idées. Les cranioscopistes s'occupent d'ailleurs sans relâche à recueillir les faits qui tendent à spécialiser le siége de chaque série d'idées, et de chaque impulsion instinctive; mais ce travail est bien loin d'être terminé.

Ce qu'on nomme *appétits* sont des perceptions venant des stimulations viscérales, mais avec sensation de plaisir ou de douleur, c'est-à-dire que, quand l'homme éprouve des appétits, le cerveau est excité, par cause viscérale, avec perception agréable ou pénible; car les sens externes seuls donnent peu de sensations. Ces émotions constituent l'*instinct*, elles précèdent les idées, mais elles ne manquent jamais de s'y associer; sans cela les appétits ne seraient point satisfaits, pour peu qu'ils exigeassent des actes compliqués.

Les appétits des psychologistes sont synonymes de nos besoins instinctifs; mais nous préférons le mot besoin pour désigner ces phénomènes, parcequ'il s'applique aux désirs d'exonération, d'exercice, de repos, de sommeil, de conservation individuelle, qui sont sur la même ligne que les appétits de nutrition, de reproduction, de respiration, de calorique, de soustraction du calorique ou refroidissement, etc. Tout homme qui éprouve un besoin sent du plaisir ou de la douleur, et toutes les douleurs artificielles viennent se fondre dans les besoins. C'est ainsi que la peau exposée à l'action d'un calorique libre trop abondant, fait sentir le besoin du froid; une blessure, une contorsion, etc., le besoin de la cessation de la douleur: mais tel est le caractère des besoins, que les viscères y participent toujours du plus ou du moins; c'est-à-dire que l'on souffre ou que l'on jouit dans l'appareil splanchnique, et surtout vers le centre, toutes les fois que l'on éprouve un besoin bien prononcé.

Aussitôt que le corps qui doit satisfaire un

besoin est en rapport avec un sens externe, le besoin qui n'était que vague devient précis, l'acte est exécuté par l'innervation cérébrale, comme nous l'avons déjà vu, si aucune cause morale ne s'y oppose : ce que je veux faire remarquer, à cette occasion, c'est l'association qui s'établit entre la perception agréable ou pénible du besoin, et l'idée du corps qui le satisfait. Cette association doit commencer au moment de la naissance, peut-être même auparavant, par les impressions faites sur la peau du fœtus, ou par le sentiment de gêne qui résulte de certaines attitudes de son corps, et qui le portent à exécuter des mouvemens. Quoi qu'il en soit, ces premières idées sont trop obtuses, trop peu comparées avec d'autres, pour que la conscience puisse en rendre compte plus tard : elles restent comme celles des sourds-aveugles de naissance, dont les sujets n'ont jamais donné connaissance à leurs semblables. Mais à mesure que le sens cérébral des idées s'agrandit, que les sens externes se développent, et que les idées se multiplient, l'association fait des progrès, et les émotions qui nous occupent, définitivement rattachées à l'idée d'un corps, deviennent les mobiles de toutes les actions qui ont pour but la satisfaction des besoins instinctifs qui se rapportent à la conservation et à la reproduction.

La liaison devient, à la longue, si intime entre les objets qui frappent les sens et les émotions parties des viscères, que toutes les émotions rappellent des idées, et réciproquement; mais quand les émotions internes sont trop multipliées, il ne se trouve plus assez d'objets connus des sens pour leur fournir à chacune une idée : alors les mêmes idées sont associées à plusieurs nuances de perceptions internes agréables ou désagréables, c'est-à-dire d'émotions, mais d'une manière extrêmement variable, selon les individus.

On aura peine à croire, d'abord, que le nombre des émotions puisse surpasser celui des idées; mais, pour peu qu'on y réfléchisse, il ne sera plus possible d'en douter. Dans le commencement de la vie, la prépondérance est évidemment du côté des émotions, comme le prouvent les efforts multipliés et pour la plupart impuissans de l'enfant pendant tout le temps qu'il s'exerce à apprendre les premiers mots de sa langue, c'est-à-dire à mettre ses émotions en état d'association avec les idées dont on lui fait connaître les signes. L'adulte en bonne santé et de sang-froid, le paysan, le sauvage surtout, ne paraissent pas d'abord désirer plus d'expressions qu'ils n'en connaissent; mais qu'une passion vienne les agiter, ils se tourmenteront pour en exprimer toutes les nuances, ils reproduiront cent fois les mêmes expressions dans des combinaisons différentes, et, convaincus de l'impossibilité de rendre ce qu'ils éprouvent, ils finiront par se plaindre de la pauvreté de la langue, c'est-à-dire du petit nombre d'idées que leurs semblables connaissent et ont associées à des signes sensibles. Cet embarras ressort à merveille dans les lettres que les amans s'écrivent, ainsi que dans les ouvrages de tous les poètes et de tous les prosateurs passionnés. C'est cette disette d'idées qui les force à recourir aux transpositions de sens, aux métaphores dont j'ai plus haut signalé les avantages et les inconvéniens. Tout cela cependant n'est rien en comparaison de l'abondance des métaphysiciens; ils renchérissent, en fait de figures, sur les amans, sur les orateurs les plus emportés et sur les poètes les plus chauds, par la raison que non seulement ils veulent, comme eux, rendre toutes leurs émotions, mais parcequ'ils tiennent surtout à en expliquer le pourquoi. Une barrière devrait les arrêter, j'entends le nombre des idées claires;

mais, emportés par la passion des découvertes, ils l'ont bientôt franchie, et dès qu'ils sont parvenus à oublier que les métaphores ne sont que des formules, dès qu'ils se sont donné la licence d'ériger les mots en choses, un nouveau monde, comme ils le disent eux-mêmes, se découvre à leurs regards. En effet, ce monde est grand, puisque les objets qui le remplissent sont tous les signes des choses de celui-ci, chacun avec vingt significations différentes de celles que nous leur donnons, et la possibilité d'en recevoir un bien plus grand nombre, selon le caprice des nouveaux créateurs.

Ce n'est nullement par esprit de critique, mais c'est d'après la force des choses, que je place les hypochondriaques et tous les névropathiques qui avoisinent la folie à côté des personnages précédens ; ils se trouvent effectivement aussi bien qu'eux dans la nécessité de torturer le sens des mots pour exprimer ce qu'ils sentent, mais du moins ils ne s'y trouvent pas par leur faute.

Ce qu'on appelle *désirs* sont des perceptions avec plaisir ou douleur, mais qui tirent leur origine des stimulations faites sur les sens et des idées qui en ont été la suite.

Les désirs se manifestent pendant que l'homme se livre à l'impulsion du besoin d'observation, qui s'est développé avec la faculté d'avoir des idées; mais comme le plaisir ou la douleur des désirs ne peuvent s'élever à un degré un peu intense sans que le cerveau, dont ils sont un mode d'excitation, ne stimule les viscères, les émotions des appétits se joignent bientôt à celles des désirs, ou plutôt les appétits viennent donner aux désirs un nouveau degré d'activité, en ajoutant l'excitation des autres viscères à celle du cerveau.

On a séparé les désirs des appétits, parcequ'ils ont une origine différente et un objet plus relevé. On ne peut qu'applaudir à cette distinction, même alors qu'on l'applique à certains appétits des mieux caractérisés. Pour peu qu'il y ait un mélange du désir des jouissances intellectuelles avec l'appétit des jouissances sensitives, il est bien de choisir une expression qui tire le rideau sur ce dernier point de vue, puisque l'intelligence est ce qui élève l'homme audessus des animaux [1]. Que penserait-on, dans

[1] C'est pour cette raison qu'on ne saurait applaudir à l'admission du mot *gourmandise* dans le style décent.

notre degré de civilisation, d'un homme qui solliciterait la main d'une jeune vierge, de parens graves et sévères, en leur disant qu'il a de *l'appétit* pour les appas de leur fille? Il leur témoigne le *désir* de passer sa vie auprès d'elle, parcequ'il est enchanté de sa grâce, de son esprit, de son excellent caractère, etc. Autant qu'il nous est possible, nous substituons, dans nos rapports, l'expression de désir à celle d'appétit, qui semble nous mettre sur la ligne des animaux, et qui d'ailleurs peint l'égoïsme. Ces sortes de distinctions sont utiles pour le bien de l'ordre social; mais le physiologiste ne doit pas oublier que, tant que les désirs sont la simple appétence des jouissances intellectuelles que nous procure la faculté d'observation, ils ne peuvent être que des émotions légères; et que par conséquent, toutes les fois que les désirs se manifestent avec une forte expression, il y a plus que simple désir; il y a vraiment appétit, ou, pour mieux dire, besoin physique : et c'est ainsi que se constituent les passions; mais elles débutent de deux manières : tantôt elles commencent par le simple désir, auquel s'ajoute l'appétit; et tantôt l'appétit est l'occasion du développement du désir.

Le désir appartenant à l'instinct d'observation doit, d'après ce que nous avons dit, avoir son origine dans le cerveau ; l'appétit vient toujours d'une modification excitative des autres viscères ; mais comme sa perception suppose que cette excitation s'est répétée dans le cerveau, on peut dire que le désir et l'appétit ont cet organe pour instrument commun, et qu'ils s'excitent et se maintiennent par son moyen.

C'est ainsi que l'excitation passe et repasse incessamment de l'instinct dans l'intellect, et de l'intellect dans l'instinct. C'est parler au figuré, et je le fais à dessein pour éviter les longueurs ; mais, en supprimant cette formule, il restera toujours les faits suivans, que les sens et la conscience de l'observateur peuvent simultanément constater : 1° les autres viscères, stimulés par des causes étrangères au cerveau, excitent ce viscère dans les modes instinctif et intellectuel, et il réagit aussitôt sur eux ; 2° le cerveau, stimulé dans le mode intellectuel, excite les autres viscères dans le mode instinctif, et ils réagissent aussitôt sur lui ; le tout avec différentes nuances de plaisir ou de douleur.

C'est cette réciprocité d'influence de l'instinct sur l'intellect, et de l'intellect sur l'instinct, qui, en se prolongeant, constitue, avons-nous dit, ce qu'on appelle les *passions*. Nous y trouvons effectivement un besoin instinctif qui sollicite l'intellect, et un travail perpétuel de ce dernier, qui calcule tous les moyens de le satisfaire. C'est bien ce qu'on observe dans l'amour, la gourmandise et l'ivrognerie; passions d'origine instinctive, dont les jouissances, calculées par l'intelligence asservie, fournissent tant de goûts dépravés dont l'homme contracte l'ignoble habitude : c'est véritablement l'accord honteux de la chair et de l'esprit, devenu système de conduite.

On croirait vainement réfuter cette définition en alléguant qu'il y a des passions purement intellectuelles ; les plus intellectuelles sont celles qui ont pour premier mobile l'amour-propre, ou le plaisir que l'homme retire de sa comparaison avec un autre homme, sorte de jouissance qu'il doit manifestement aux remarques que lui a fait faire l'instinct d'observation ou la curiosité : tels sont l'orgueil, l'ambition, l'amour du pouvoir, du commandement, des richesses, des honneurs, le désir des couronnes académiques, des éloges qu'on recueille à la tribune, de l'estime des honnêtes gens, la vanité, l'émulation, le respect humain, le point d'honneur, l'envie, la jalousie, etc., etc.; passions où l'on ne voit autre chose que des formes variées du même sentiment; et ce sentiment est le besoin de la satisfaction de soi-même, ou le besoin d'émotions intérieures qui nous soient agréables, et l'aversion pour les émotions contraires.

Il est vrai que l'on a voulu ériger les sentimens dominans dans les passions en autant de principes d'action, et qu'on en a fait des entités existant par elles-mêmes, et destinées à mettre l'homme en action; mais ces sortes d'entités n'ont aucun privilége sur celles que nous avons déjà vues tomber. Le physiologiste ne peut voir dans l'émotion agréable ou pénible qui sert de pivot à la passion et de mobile aux actions de l'homme, autre chose qu'une excitation du système nerveux; et en observant l'homme, toujours de plus près, il finit par se convaincre que ces mobiles doivent leur puissance sur la volonté à la part qu'y prennent les viscères. En effet l'amour-propre, s'il est satisfait, réveille le sentiment de joie; s'il est blessé, il développe le sentiment de tristesse, qui bientôt est suivi du sentiment de colère. Or, ces trois sentimens, dont l'origine est dans l'encéphale, ont pour effet constant une stimulation de l'appareil nerveux viscéral, et cette stimulation, réfléchie sur l'encéphale aussitôt que produite, est la puissance secrète qui fait cesser notre hésitation et détermine nos actes.

Quelquefois, dira-t-on, nous avons pour mobile secret la perspective d'une jouissance future, ou le besoin d'écarter une douleur imminente ; mais l'idée de l'une est une émotion agréable actuelle, et celle de l'autre une véritable douleur également actuelle ; ce qui revient à dire que le mobile est le même que dans le cas précédent, lorsqu'on veut l'envisager d'une manière physiologique. De quelque manière que l'on retourne la question, si on l'approfondit, on arrivera toujours à cette alternative : ou nous cédons à un besoin instinctif, ou nous obéissons à un besoin intellectuel ; et toutes les fois que ce dernier est assez puissant pour nous empêcher de céder à l'autre, il doit cet avantage à ce qu'il produit dans les mêmes viscères qu'agite le besoin instinctif, une excitation d'un autre mode que la sienne.

C'est toujours dans l'encéphale que se passe l'excitation qui constitue le calcul ou le débat intérieur : chaque idée est successivement reproduite ; et celle qui excite les plus profondes émotions dans l'ensemble viscéral est celle qui détermine les actes. C'est pour cette raison que les hommes offrent tant de différence dans leurs goûts, leurs penchans, leurs passions, suivant qu'ils sont entraînés par tel ou tel appétit organique prédominant, ou qu'ils ont pris l'habitude de se laisser aller à tel ordre d'émotions. Les goûts changent avec l'état des viscères : ceux de la digestion et de la génération provoquent des séries d'idées qu'il est impossible de repousser ; le cœur et les poumons en excitent d'autres. Le caractère change aussi dans les maladies chroniques ; mais en général on peut établir en principe que plus l'encéphale est développé dans les régions consacrées à l'intelligence, et plus l'homme a donné d'énergie à ces régions par la culture de ses facultés morales, plus il obéit aux émotions qui proviennent du besoin de l'observation, et moins il est esclave des besoins instinctifs de conservation et de reproduction.

Mais cette culture de l'intellect peut lui créer une foule de passions artificielles. A force de mépriser les mouvemens instinctifs, l'homme donne dans la passion du spiritualisme, et ne fait plus attention aux choses réelles ; il se macère par les jeûnes et par les veilles ; il s'impose des attitudes douloureuses ; il se déchire le corps, et se laisse torturer pour plaire à la divinité qu'il s'est faite. Dans d'autres cas, on le voit braver la mort pour obéir soit à un mouvement secret d'amour-propre, soit à l'enthousiasme que lui inspirent l'amour de la patrie, l'amour filial, ou toute autre passion particulière. Il se passionne tantôt pour une forme de gouvernement, tantôt pour une autre, et ne se tient pas toujours dans de justes bornes; il embrasse, par une espèce de contagion morale fondée sur les émotions qu'il vient d'éprouver, le parti d'un orateur, celui d'un poète, d'un philosophe ou d'une actrice, et le voilà transporté de haine et de fureur contre ceux qui ne se trouvent pas de son avis. Ce qui l'excite le plus puissamment, ce sont les prétendus intérêts du ciel, et surtout la certitude d'un bonheur éternel conforme à ses désirs et à ses habitudes. C'est pour cette raison que les sectateurs de Mahomet sont les plus fanatiques de tous les hommes et les plus disposés aux actes d'atrocité, pour obtenir de la divinité une espèce de bonheur dont ils ont déjà l'idée.

Toutes ces passions artificielles ont pour aliment, d'une part, certaines séries d'idées que le hasard a rendues prédominantes; et de l'autre, les émotions agréables et pénibles du système nerveux. Ces émotions sont toujours les mêmes ; ce sont celles que réveillent les premiers besoins, et qui s'exaltent quand on hésite à les satisfaire. Elles sont au service de toutes les séries d'idées que les potentats parviennent à imposer à la multitude, pourvu que celle-ci n'ait pas la liberté de cultiver son intelligence à son gré ; car, si la liberté existe dans les études et dans la presse, l'observation de la nature finit nécessairement, après des détours plus ou moins longs, par ramener les hommes dans les voies de la vérité.

Ces voies ne sont point une chimère, parce-qu'elles ont pour base l'organisation de l'homme et la nature des choses qui l'environnent. Avec la liberté de l'enseignement et de la presse, aucune erreur ne peut long-temps prévaloir; car celui qui aura le mieux observé obtiendra nécessairement l'assentiment des personnes bien organisées. Il y aura bien, à la vérité, des obstacles partiels, purement locaux, résultant des corps savans, des coteries, des hommes en crédit, des orateurs qui opèrent une grande séduction; mais que sont ces obstacles en comparaison du temps ? Les hommes chez qui les séries d'idées illusoires ont acquis trop d'empire sur le système nerveux pour pouvoir céder, ou qui croient leur honneur intéressé à ne pas fléchir, disparaissent sans postérité intellectuelle, à la faveur de la liberté, et les sciences continuent de faire des progrès. A mesure qu'elles en font, le langage des poètes et des orateurs perd de sa signification littérale; il se réduit insensiblement à un jargon figuré, à des espèces d'hiéroglyphes dont l'interprétation fait partie de l'éducation des jeunes gens, dans un état bien gouverné : c'est la véritable logique. Ce langage était aussi dans les sciences ; il faut qu'il en soit banni. La chimie et la physique en ont fait justice les premières : la médecine vient de s'en défaire chez nous en s'associant à la physiologie; la philosophie générale en est encore infectée; mais nous touchons au moment où elle pourra s'en débarrasser, en rendant la théorie de l'entendement humain à la physiologie, c'est-à-dire à l'une des branches de son propre corps, et en donnant franchement l'explication des formules qu'elle est forcée d'employer, au lieu de les présenter mystérieusement comme des entités.

Cette question tient fortement à notre sujet; car le type de l'excitation intellectuelle, ou le degré de cette excitation le moins perturbateur pour le système nerveux, est celui qui correspond à la vérité : en d'autres termes, ce que l'homme doit le plus redouter dans l'exercice de ses facultés intellectuelles, tant sous le rapport de sa santé que sous celui des conséquences morales de ses actions, ce sont les excitations de son cerveau déterminées par la contemplation et la recherche des illusions.

Parmi les passions d'origine intellectuelle, l'avarice, qui certes est une des plus illusoires, occupe un des premiers rangs. La crainte de manquer des choses nécessaires à la satisfaction des premiers besoins paraît en constituer le sentiment fondamental. Viennent ensuite l'amour de l'or, signe représentatif de toutes les jouissances de la vie, le désir d'en amasser et la crainte continuelle de le perdre; sentimens qui font commettre aux avares une foule de bassesses et d'actions dont le ridicule n'échappe qu'à eux seuls. L'avarice est dans la nature de l'homme; car elle n'est que la prudence poussée à l'excès dans son application aux moyens de pourvoir aux premiers besoins. Aussi existe-t-il plusieurs espèces d'avarices; et l'on pourrait démontrer qu'il y en a autant que l'homme peut éprouver de besoins instinctifs et intellectuels. L'un est avare de son vin, l'autre de ses chevaux ou de ses chiens, un troisième de ses livres, de ses médailles, et ainsi de toutes les autres choses auxquelles l'homme peut s'attacher, parcequ'il y voit des instrumens de jouissance. Mais l'avare proprement dit diffère de tous les autres, en ce qu'il arrive à un état d'aberration intellectuelle, tel que l'idée de la possession du signe lui tient lieu de toutes les jouissances qu'il pourrait obtenir par son moyen. Remarquez bien aussi qu'il lui faut beaucoup de temps pour parvenir à ce degré d'illusion, c'est-à-dire pour fondre toutes les autres idées dans celle de la possession du signe. Or, pendant qu'entraîné par son penchant secret, l'avare s'exerce à son insu à cette espèce d'ontologie, ses forces diminuent; il sent que les moyens d'acquérir vont lui manquer; le sentiment de crainte, qui fait la base de la passion, augmente de jour en jour, et finit par la porter au plus haut degré. Aussi les poètes et les artistes, qui veulent représenter l'avarice dans sa plus grande laideur, ne manquent-ils jamais de choisir pour modèles des vieillards maigres, à apparence chétive, et dont l'aspect donne l'idée de la circonspection et de la crainte. Quoique passion dépressive, l'avarice est susceptible de violentes réactions avec sentiment de fureur, après lesquelles cette passion retombe dans l'état habituel de crainte qui l'entretient; état qu'interrompent souvent de légers élans vers la colère : aussi doit-on la placer au nombre des excitations nerveuses perturbatrices, c'est-à-dire qui tendent à se convertir en irritation.

Les recherches qui viennent d'être faites sur les excitations nerveuses qui déterminent nos actions nous ramènent naturellement à la volonté, considérée sous le même rapport, l'excitation nerveuse tendant à l'irritation.

Ce qu'on désigne par le mot *volonté* est, comme on voit, un mode d'excitation de l'encéphale, en conséquence des modes dits perceptions, et des modes dits émotions ; il se caractérise, pour celui qui l'éprouve, par une perception de conscience, et pour l'observateur étranger, par l'action musculaire. Ce qui prouve que la volonté est un mode d'excitation cérébrale, c'est que, 1° toutes les fois que cette excitation est augmentée, la volonté augmente ; 2° toutes les fois qu'elle diminue, la volonté diminue ; 3° toutes les fois que l'excitation du cerveau est entravée par un amas de liquide qui en arrête les mouvemens, la volonté disparaît avec les modes perception et les modes émotion de l'excitation cérébrale. Il ne reste plus alors que le mode instinctif de la même excitation, mais dans sa nuance la plus obtuse, dans celle qui ne permet que la perception du besoin de respirer, et la réaction cérébrale, qui détermine l'innervation sur les muscles inspirateurs. Si l'on voulait, en croyant faire une objection, rattacher cette perception et cette réaction du plus bas échelon de l'instinct aux perceptions intellectuelles et à la volonté, ce serait pour nous une raison de plus pour ne voir dans la volonté qu'un phénomène de l'excitation de l'encéphale. Mais on n'a nul besoin du secours de ce rapprochement pour la concevoir de cette manière ; on y est contraint par les faits ; mais il ne faut pas faire de l'impossibilité d'expliquer le phénomène une objection contre sa réalité.

Les travaux de plusieurs physiologistes de nos jours tendent, avec plus ou moins de succès, à rattacher à des régions déterminées de l'encéphale les différens modes d'excitation dont je viens de traiter, aussi bien que le suivant.

L'action musculaire est toujours, dans l'état de vie, l'effet d'une excitation de la matière nerveuse sur la matière propre des muscles ou la fibrine ; mais, comme nous l'avons déjà vu, l'encéphale n'y intervient pas toujours ; il ne préside immédiatement qu'aux mouvemens des muscles respirateurs, locomoteurs et vocaux ;

mais il entretient indirectement l'action des muscles des viscères, en faisant circuler l'excitation dans tout le système nerveux, et la fournissant aux nerfs propres à ces muscles. C'est pour cette raison que, quand il est fort excité, il y a surcroît de contractilité dans tous les muscles du corps : de là les convulsions pour les muscles volontaires, le spasme ou les oscillations convulsives pour les muscles viscéraux ; et alors, ou la volonté vaincue est forcée de déterminer un surcroît d'innervation sur les muscles qui sont à ses ordres, ou elle disparaît par l'excès de l'irritation, pour faire place à un mode instinctif morbide d'excitation cérébrale, qui détermine les mouvemens de ces muscles, avec ou sans convulsion. Ces phénomènes peuvent dépendre d'une influence trop active des autres viscères sur le cerveau, sans que la volonté les ait provoqués ; mais bien souvent aussi ils se manifestent par stimulation intellectuelle, dans la violence des passions les plus actives, avec colère, et au moment où la volonté, qui les a mis en jeu, paraît avoir le plus d'intensité. C'est comme si nous disions que le mode d'excitation cérébrale que l'on appelle *volonté*, disparaît quand il est porté trop haut, et par son propre excès ; mais il n'est pas le seul dans ce cas :

tous les autres modes considérés comme intellectuels, se dépravent du plus au moins, ou sont abolis par la même cause, comme nous le verrons dans la folie et ses suites.

Cela signifie que toutes les facultés intellectuelles ne peuvent se manifester que dans certaines mesures de l'excitation cérébrale : au-dessus, cette excitation ne produit que le délire, et des actes que nous avons coutume de rapporter aux mouvemens instinctifs les plus brutaux ; au-dessous, les phénomènes intellectuels de l'observé diminuent d'intensité, cessent de correspondre avec ceux de l'observateur, se perdent dans la démence, où ils se fondent avec les actes les plus simples de l'instinct, ou disparaissent pour ne laisser subsister que ces derniers. C'est ce que les progrès de l'âge amènent insensiblement, lorsque les maladies ne le produisent pas d'une manière prématurée.

Voilà le phénomène de l'action nerveuse, considéré dans presque toutes ses variétés et ses nuances ; et rien n'est si facile que de ramener au même point de vue celles qui n'ont point été nominativement désignées : c'est bien ainsi qu'il convient d'envisager cette action, et non pas d'une manière générale, en l'érigeant en une ou plusieurs abstractions personnifiées. C'est par cette méthode d'observation que les moralistes, les légistes et les physiologistes peuvent arriver à déterminer les limites qui séparent leurs attributions respectives. Pour moi, dont le principal objet est ici de donner des bases solides à la doctrine de l'irritation, je n'ajouterai plus qu'un mot sur le phénomène de l'excitation nerveuse considérée en elle-même.

DE L'EXCITATION NERVEUSE CONSIDÉRÉE EN ELLE-MÊME.

Que se passe-t-il de matériel dans les nerfs et dans le cerveau pour l'exécution de leurs fonctions, et indépendamment des affinités moléculaires qui les maintiennent avec leurs propriétés connues ? C'est là, comme je l'ai déjà dit, le grand mystère de l'économie vivante ; car la première impulsion qui met en jeu les actes vitaux est donnée dans la matière animale semi-liquide qui constitue le système nerveux, et dont le névrilème des nerfs, les membranes de l'encéphale et le derme des membranes de rapport, ne sont que les véhicules, ou, si l'on aime mieux, les vases et le soutien. C'est là que nous ne pouvons pénétrer avec aucun de nos sens ; c'est là, c'est dans cette albumine, que la cause inconnue que nous avons signalée plus haut, se met en rapport avec nous ; mais remarquez que chez l'adulte ce rapport est effectué sur les membranes de rapport qui sont toutes des surfaces sensitives ; et que les plus essentiels de ces rapports se font sur celles de ces surfaces qui portent le nom de membranes muqueuses. Ce fait est d'une haute importance pour le médecin physiologiste, en ce qu'il le porte à conclure que la matière nerveuse qui se trouve fondue, on ne sait comment, dans ces tissus, avec la matière sanguine, est un des principaux moyens de conservation, et doit par conséquent devenir une des principales causes de maladie et de mort. Quand l'excitation est trop vive dans ces sens internes, surtout dans les deux grandes voies de rapport qui nous fournissent nos matériaux, la surface interne des bronches et celle de l'estomac, on y distingue une rougeur accompagnée de chaleur super-normale ; et c'est alors que l'excitation sort des limites de l'état normal.

Nous ne saurions observer l'excitation dans les canaux imperceptibles du névrilème, qu'elle parcourt en suivant la pulpe nerveuse pour parvenir des surfaces de rapport au cerveau, revenir dans les muscles, passer d'un viscère à l'autre, etc. Les mouvemens qui s'y passent n'ont encore pu être saisis par aucun instrument : cette étude mérite pourtant tout l'intérêt des observateurs. Mais si nous ne distinguons pas ce mode avec nos sens, nous possédons un fait d'anatomie pathologique qui nous fournit des inductions. Quand un nerf a fait sentir beaucoup de douleur, et déterminé beaucoup de convulsions pendant la vie, en un mot, quand il a fonctionné d'une manière extraordinaire, on trouve son névrilème injecté de sang, de lymphe, quelquefois ossifié; et les ganglions nerveux sont rouges et tuméfiés plus qu'à l'ordinaire dans les cadavres des personnes où les nerfs qui les environnent ont été les agens d'une longue innervation super-normale. De ces faits l'on peut conclure que l'excitation de la substance nerveuse proprement dite est accompagnée de celle des capillaires sanguins et lymphatiques qui servent à ses fonctions et à la nutrition de son névrilème.

Les changemens opérés par l'excitation sont plus faciles à saisir dans la substance de l'encéphale; il est de toute évidence pour nos sens que cette substance rougit, s'injecte de sang, s'échauffe d'une manière très remarquable quand elle agit avec beaucoup d'énergie, soit dans les phénomènes de la pensée, soit dans ceux de l'innervation motrice. L'atrophie qu'elle peut éprouver, après son hypertrophie, étant un fait commun à toutes les hypertrophies produites le plus évidemment par l'excitation, confirme plutôt qu'elle n'infirme cette proposition.

Tous ces faits établissent celui de la coïncidence de l'excitation sanguine avec l'excitation nerveuse proprement dite. Or nous savons que les alternatives de contraction et de relâchement existent dans l'excitation des vaisseaux de toute espèce; nous pouvons donc affirmer que ce mode fait partie essentielle de l'excitation, considérée dans tout l'appareil nerveux, et cela d'autant plus que nous sommes assuré que les nerfs et l'encéphale ne pourraient agir que fort peu de temps sans le concours du sang que leur fournit la circulation. Cependant la substance nerveuse possède une action qui lui est propre : pouvons-nous demander quelle est cette action?

Nous avons déjà démontré que l'encéphale cède et revient sur lui-même ou se condense, selon la direction de ses fibres blanches; voilà donc une puissante donnée en faveur d'un mouvement oscillatoire dans l'excitement de la substance nerveuse, indépendamment de la contractilité des vaisseaux et des lames celluleuses et membraneuses qui la pénètrent, l'enveloppent, l'embrassent, la soutiennent, et qui ne peuvent qu'osciller et s'agiter avec elle. Nous retrouverons bientôt ces faits dans l'histoire de la folie.

Qu'il se passe autre chose que ces sortes d'agitations contractiles dans le phénomène de l'excitation nerveuse; que le calorique, le fluide électrique modifié, ou tout autre agent impondérable, entretiennent la vie autrement qu'en mettant en jeu cette contractilité dans la substance nerveuse et dans les molécules fluides qui sont en contact avec elle, c'est ce que nous pouvons soupçonner : il se passe peut-être là, sur ce théâtre primitif des scènes de la vie, des phénomènes d'affinités, des transformations du fluide propre à la substance nerveuse, s'il en existe, comme il s'en passe dans le sang, qui la traverse pour la nourrir et lui fournir des moyens d'action; mais il est plus sage de s'arrêter que d'établir des hypothèses sur la cause première de l'innervation. Quoique l'excitation nerveuse se perçoive elle-même agissant, dans le phénomène de conscience, il n'est nullement probable quelle puisse aller jusqu'à percevoir ses rapports avec la cause première régulatrice de tout l'univers. Cette notion n'ayant été obtenue dans aucune des parties de l'observation de la nature, ne le sera sans doute point en physiologie. Ce qui le fait présumer, 1° c'est que jusqu'à ce jour l'homme n'a jamais perçu que des corps, c'est-à-dire lui et les corps qui ne sont pas lui; 2° c'est que sa perception des corps ne s'étend pas au-delà de ceux qui frappent ses sens externes; 3° c'est que la perception de ses viscères est confuse, et ne lui donne pas d'idées qui ne soient modelées sur celles qui viennent par les sens externes; 4° enfin c'est que la perception de sa propre pensée se réduit à un fait qu'il lui est impossible de multiplier et de féconder, puisque, hors l'assertion *Je sens que je sens*, il ne peut plus rien dire sur le même sujet, qui ne rentre dans les perceptions qu'il a reçues par les sens situés à la surface de son corps.

CHAPITRE VIII.

DU RÔLE QUE JOUE L'EXCITATION DANS LA PRODUCTION DES MALADIES.

Après avoir exposé les phénomènes de l'excitation, tels que nous les concevons et tels qu'ils nous semblent devoir être conçus par ceux qui les étudieront par le secours de leurs sens, nous sommes conduit à rechercher comment cette excitation peut dévier de l'état normal, et constituer un état anormal ou maladif.

L'excitation tend à s'affaiblir au bout d'un certain temps, de sorte que la vie s'éteindrait infailliblement si de nouveaux stimulans ne venaient sans cesse renouveler l'excitation. De là l'origine incontestable des maladies par débilité, qui, bien qu'assez fréquentes, ont été singulièrement exagérées et multipliées par Brown et ses sectateurs. Indiquer l'origine de ces maladies, c'est nous mettre sur la voie de celles du caractère opposé.

SECTION PREMIÈRE.

Comment le défaut d'excitation produit des maladies abirritatives.

Nous avons déjà vu qu'il est deux excitans dont le défaut entraînerait une prompte destruction, l'oxigène pour les poumons, le calorique libre pour la peau. En se rappelant ce qui vient d'être développé dans notre étude de l'excitation nerveuse, on saura que ces deux agens exercent leur première action sur la matière nerveuse des surfaces de rapport, et l'on n'oubliera pas que l'excitation qu'ils provoquent parcourt rapidement les conducteurs nerveux pour arriver au cerveau, qui la répand ensuite par d'autres nerfs dans tout le système. Il ne faut pas non plus perdre de vue l'introduction de l'oxigène dans le sang, et peut-être la pénétration et la progression du calorique ou de quelque autre impondérable dans les canaux capillaires du système nerveux [1]. Muni de

[1] On trouve dans le n° du *Globe* du 12 avril 1828 (moment où nous voyons la dernière épreuve de cette feuille), que M. Dutrochet a fait des expériences desquelles il résulterait qu'il existe dans les corps vivans une électricité *intra-capillaire*, à laquelle on doit attribuer les mouvemens des fluides dans ces corps. Le contact

tous ses souvenirs, l'observateur pourra se faire une idée du déficit qui doit exister dans la somme de l'excitation, lorsque ces deux exci-

des liquides électrise les solides, et la sensibilité organique des solides vivans n'est autre chose que la propriété de recevoir l'électricité intra-capillaire qui est véritablement l'agent de la vie organique ou végétative. Ces expériences prouveraient encore, selon l'auteur, que les solides et les liquides ont une seule et même propriété, qui n'est autre chose que cette propriété *capillo-électrique* qu'il nomme *activité*, mot qu'il faudrait substituer à celui de *sensibilité*, qui n'appartiendrait plus qu'à la psychologie.

Il y a long-temps que la sensibilité organique a été réduite à l'irritabilité de la fibre, ou à la propriété dont elle jouit de se contracter sous l'influence des stimulans; il y a long-temps qu'on n'ignore plus que l'électricité détermine la contraction musculaire, et il était facile de présumer qu'elle pouvait également agir sur celle des autres formes de la matière animale. C'est l'idée que nous avions exprimée dans le texte. Maintenant, que l'irritabilité soit mise en jeu par un agent ou par l'autre, cela ne change rien au fond de la question. L'électricité communiquée par les fluides aux solides ne peut être qu'une électricité modifiée par l'état de vie, et non par l'agent principal de la vie organique: qu'elle donne une impulsion dans les tubes capillaires vivans, cela peut se concevoir, pourvu qu'on la conçoive aussi comme modifiée par l'état de vie, aussi bien que l'attraction des masses, le calorique et les affinités moléculaires dont

tans viennent à manquer à l'économie, et de la difficulté que doit trouver le phénomène de la nutrition pour entretenir tous les tissus, et

on trouve aussi des traces dans les corps vivans; car il est à présumer qu'on ne s'avisera pas d'attribuer à la nouvelle électricité de M. Dutrochet toutes les transformations de la matière vivante, l'appropriation de certaines molécules à certains tissus, la désappropriation d'autres molécules, le mode, la durée et la mesure du développement de chacune des formes de la matière animale dont se compose le corps vivant, etc. Puisque ni la chimie ordinaire, ni le calorique, cet excitateur admirable de toute la nature, n'ont pu donner l'explication des phénomènes de la vie végétative ou organiques, assurément l'électrisation intra-capillaire ne sera pas plus heureuse; seulement, si les expériences de M. Dutrochet se confirment, on dira de l'électricité ce qu'on n'osait encore affirmer; qu'il est prouvé qu'elle figure au nombre des instrumens de la vie, ainsi qu'on le dit depuis long-temps de tous les autres phénomènes physiques observés chez les êtres vivans. Mais il restera toujours un fait commun à tous ces phénomènes, c'est que ni l'un ni l'autre ne peut-être considéré comme le régulateur de la vie végétative ou organique, car du moment où il dominerait les autres dans un être vivant, la vie serait détruite. La vie est une modification inconnue de tous les phénomènes de la nature que nos sens nous ont fait apercevoir, et d'autres encore, sans doute, dont nous n'avons aucune idée; elle n'est exclusivement ni l'un ni l'autre de ces phénomènes. Quoi-

surtout celui des nerfs, dans l'état de vigueur d'où dépend l'exercice des fonctions. En effet, l'oxigène absorbé par le sang dans les poumons est la cause de la température propre des animaux, c'est-à-dire leur fournit le calorique intérieur. Malgré cela ils ont encore besoin d'être excités à l'extérieur par le calorique libre;

que nous ne puissions dire ce que c'est, nous pouvons cependant observer, et disposer dans un ordre ou système régulier, les phénomènes qu'elle présente, à mesure que nous les découvrons. On a, dans cet ouvrage, essayé d'opérer d'après cette méthode, sur les phénomènes de contractilité et sur ceux d'innervation, pour arriver à connaître l'irritation, c'est-à-dire les troubles qui sont produits dans l'économie par les agens qui rendent les phénomènes de la vie plus ou moins prononcés qu'ils ne le sont dans l'état normal.

Quant à la bonhomie avec laquelle certains physiciens proposent, depuis quelque temps, d'abandonner la sensibilité aux psychologistes, elle est sans doute fondée sur la croyance où ils sont que l'on considère encore ce phénomène comme une propriété de la matière nerveuse. Mais l'idée qu'eut Vicq d'Azir, avant tout autre, de le ranger parmi les fonctions, est désormais fortifiée d'un trop grand nombre de preuves pour n'être pas généralement adoptée, et pour ne laisser aucune prise aux spiritualistes. Voyez d'ailleurs ce qui a été développé sur ce sujet dans le chapitre premier et dans le précédent.

ou du moins il faut que les milieux qui les entourent aient assez de calorique pour ne pas enlever trop rapidement à leurs corps celui que dégage l'exercice de leurs fonctions. On peut donc affirmer que l'excitabilité n'est entretenue que par ces deux agens; qu'elle languit aussitôt que leur influence diminue, et qu'elle s'éteint si cette influence disparaît entièrement. L'homme succombe alors sans avoir rien perdu de sa substance; il n'a perdu que l'aptitude à vivre, qui se réduit, pour nous, à l'aptitude à être excité. Telles sont les asphyxies par défaut d'air respirable et par strangulation, dans lesquelles l'homme ne perd que l'oxigène; celles par submersion, où il est en même temps privé d'oxigène et dépouillé de son calorique; enfin la mort par l'excès du froid atmosphérique, qui dépend de la soustraction trop rapide de ce même calorique, sans défaut d'oxigène.

Après la privation de cette double excitation, vient celle des alimens: le besoin de nourriture est moins pressant que celui du calorique; car l'homme peut accumuler jusqu'à un certain point le sang et les autres humeurs qui doivent servir à son excitation intérieure et à sa nutrition; tandis qu'il ne saurait, sans un pressant danger pour sa vie, accumuler le calorique dans ses solides et dans ses fluides. Toutefois, l'excitation que les alimens et les boissons exercent sur l'appareil digestif, étant au nombre des moyens qui entretiennent l'excitabilité et qui soutiennent l'énergie vitale durant la vie extra-utérine, si leur secours vient à manquer, il se fait dans l'économie des changemens qui la conduisent à l'état morbide. A la langueur des forces s'ajoute le malaise résultant de la privation d'un stimulant nécessaire, et l'irritation se joint à la diminution des matériaux nutritifs, pour précipiter la mort, qui est toujours accompagnée d'horribles souffrances.

Le sang et les autres humeurs que produit la digestion sont, comme nous l'avons vu, les excitans naturels de l'intérieur des tissus que ces fluides parcourent. On se souvient que cette excitation est la seule qui entretienne les fonctions chez le fœtus qui n'est point encore habitué à recevoir les stimulations extérieures, et cela suffit pour nous faire juger de son importance. La soustraction du sang et des humeurs est donc, comme la soustraction des alimens, une cause de la diminution de l'excitation, et de plusieurs états morbides qui en dépendent. Si cette soustraction est rapide, la nature se révolte, et l'irritation se développe aussi bien que dans les maladies occasionées par la faim, mais dans un mode différent. Les convulsions les plus horribles précèdent toujours la dernière heure des animaux vigoureux qui périssent d'hémorrhagie, lorsqu'on n'a pas commencé par anéantir leur excitabilité. C'est pour prévenir ces convulsions et les suites fâcheuses qu'elles pourraient avoir, que les bouchers assomment les animaux avant de les saigner. Cette violente stimulation exercée sur le cerveau par les viscères dépouillés tout-à-coup du sang dont ils ont besoin pour exécuter leurs fonctions, paraît tenir à cette loi générale, déjà notée, qui veut que tous les besoins, ceux d'addition comme ceux d'exonération, fassent un appel à l'encéphale par le phénomène de l'excitation. En d'autres termes et sans figure, partout où la matière nerveuse manque de ses excitans normaux, elle contracte, si elle ne perd pas d'abord l'état de vie, un mode d'excitation anormale qui se propage par les cordons nerveux jusqu'à l'encéphale. Dans tous ces cas, la mort par défaut de l'excitation normale est préparée par l'excitation anormale; et pendant que certains organes sont dans l'abexcitation, tels que les membres, les organes des sens et les viscères de second ordre, ceux de première importance dépensent le reste de leur vitalité en innervation exagérée. Telle est la loi; nous devons en tenir note bien soigneusement, parcequ'elle se retrouve chez les malades que l'on saigne souvent, et chez ceux que l'on soumet à une diète très rigoureuse pour dompter une inflammation rebelle : la méconnaître, c'est nuire à ses malades et préparer à l'ignorance et au charlatanisme des succès dont il est de leur essence d'abuser.

La soustraction lente et soutenue des fluides circulans conduit à la débilité et à la mort sans réaction. Les animaux que l'on soumet à l'influence des narcotiques peuvent aussi supporter les hémorrhagies jusqu'à extinction, sans qu'on voie se manifester aucune réaction convulsive.

En général on peut dire que les excitations que nous venons d'indiquer étant les seules indispensables à l'entretien de la vie de l'homme, il n'y a que leur soustraction qui puisse amener directement la langueur. Toutefois l'homme est sujet à un autre genre d'excitation qui peut lui devenir nécessaire au point que la privation en soit pour lui très pénible, je veux parler de l'excitation qu'il reçoit sur les sens externes par le spectacle de la nature, et par les rapports qu'il a nécessairement avec tous les êtres vivans, et surtout avec ses semblables, durant l'exercice de ses fonctions. En effet, c'est, comme nous l'avons fait voir, en cherchant sa nourriture, en essayant de se soustraire à l'influence du chaud et du froid, en évitant les causes de destruction qui le menacent de toutes parts, en exécutant les différens actes nécessaires à sa reproduction et à la conservation de ses enfans, etc., que l'homme reçoit les excitations morales, qu'il en prend l'habitude, et qu'il s'en fait un besoin.

Les modifications de l'intellect, quoique infiniment variées dans leurs causes et dans leurs nuances, se réduisent toujours, ainsi que nous l'avons vu, à une excitation qui, des nerfs, des sens, est transmise au cerveau, et réfléchie par celui-ci dans tous les tissus un peu mobiles de l'économie. Cette excitation va donc nécessairement se joindre à celles déjà produites par les autres causes, et les modifier du plus au moins; c'est-à-dire qu'elle peut influer sur la distribution des fluides, sur la température, sur l'assimilation, sur la nutrition, sur le mouvement musculaire, etc.; cependant son action principale se passe dans le système nerveux, et celui-ci en contracte l'habitude à tel point, que le défaut de cette excitation produit un état de langueur qui peut être la source de quelques états morbides où l'on retrouve toujours l'élément irritation, produit nécessaire de la réaction que développe la soustraction des excitans chez les sujets qui n'ont pas été préalablement dépouillés de leur irritabilité.

Recherchons maintenant de quelle manière la soustraction de ces différentes stimulations peut produire des maladies d'irritation.

SECTION II.

Comment le défaut d'excitation produit des maladies irritatives.

Nous avons dit que l'homme ne peut vivre que par l'excitation, mais que celle-ci, quelle qu'en soit la cause, tend à s'affaiblir au bout d'un certain temps ; de sorte que la vie s'éteindrait infailliblement si de nouveaux stimulans ne venaient sans cesse renouveler l'excitation. Voilà le fait général ; il est applicable à toutes les excitations. Toutefois, l'extinction de la vie ne s'opère pas toujours avec la même promptitude : cela dépend de la nature et de l'importance des excitans, dont la privation menace notre existence. La soustraction de l'oxigène produit directement et promptement l'extinction de l'excitabilité, et par conséquent de l'excitation. Il n'y a point ici de réaction possible, parceque la réaction n'est fondée que sur l'excitabilité, et que l'excitabilité ne peut être entretenue que par l'oxigène; mais dans une foule d'autres cas cette réaction est déployée: ce qui nous donne des maladies d'irritation consécutives à la sédation ou secondaires, que nous n'avons fait qu'indiquer en parlant des maladies par débilitation directe.

La soustraction du calorique extérieur, quand elle est complète et rapide, produit la mort, comme la privation de l'oxigène, en y ajoutant la congélation. Mais si le calorique n'est soustrait que d'une manière incomplète et avec une énergie modérée, et que d'ailleurs la respiration demeure intègre, l'excitabilité n'est pas détruite; elle est plutôt augmentée, et la réaction développe dans le tissu de la peau, ou dans celui d'un organe plus ou moins rapproché de la surface cutanée, une excitation qui dépasse le degré de l'état normal, et se convertit en irritation. C'est ainsi que sont provoquées les inflammations de la peau, que l'on appelle engelures, les rhumatismes aigus, les rhumes, et toutes les phlegmasies qui peuvent être la conséquence du refroidissement de l'extérieur du corps. Remarquez que les fluides, devant nécessairement aller où les appelle l'excitation, puisqu'ils n'ont point de principe d'action qui leur soit propre [1], abandonnent la peau quand le froid a ralenti son activité, y reviennent si la réaction y provoque une phlegmasie, ou s'accumulent dans l'organe intérieur où cette réaction détermine de l'irritation. Le froid occasione aussi des douleurs, des hémorragies, des augmentations de sécrétion, des épanchemens de sérosité, etc., que l'on ne peut rapporter à aucune autre modification vitale qu'à l'excitation réactive, convertie en irritation. Cette conséquence est forcée, puisque le froid n'agit que sur l'irritabilité, et que l'irritabilité préside à toutes les sensations, à tous les mou-

[1] S'ils en avaient, ils iraient où ce principe les guiderait et non pas où le besoin de la nutrition les appelle : ils ne peuvent posséder d'autre principe d'action que les affinités qui lient leurs molécules avec celles des solides : mais comme ces affinités ne peuvent s'exercer que dans les filières les plus étroites, les fluides formant des masses sont mus et dirigés, d'une manière toute mécanique, par les contractions du cœur, des artères, des veines et par la pression de l'air, puissances auxquelles on parle d'ajouter l'*endosmose* ou électricité intra-capillaire. *Voyez* la note de la page 264.

vemens et à tous les déplacemens des fluides.

La soustraction des alimens et des boissons nutritives laisse l'estomac sans excitation ; mais si l'irritabilité n'a pas été détruite auparavant, et si les fonctions cérébrales peuvent s'exercer, le changement que produit le défaut d'excitation alimentaire est perçu, les lois de la réaction se développent, il se fait innervation sur l'estomac et sur tout l'appareil des organes chargés de l'assimilation première ; l'excitation qu'ils éprouvent se convertit en irritation ; les fluides y sont appelés, et, si la faim persiste long-temps, l'inflammation dévore les organes digestifs, et se répète plus ou moins dans les principaux viscères, pendant que les parties externes s'exténuent, et ne sont animées que par des douleurs sympathiques et des convulsions. L'homme succombe à l'excès de la souffrance, à la désorganisation de ses viscères, long-temps avant d'avoir épuisé sa graisse, le surcroît de ses fluides circulans, en un mot les matériaux que la nature semblait avoir mis en réserve pour suppléer au défaut des moyens d'alimentation. Aussi vous noterez que plus il a de force et d'irritabilité, moins l'homme résiste à l'impérieux besoin des alimens.

L'irritation qui se développe dans l'estomac

privé d'alimens est soupçonnée dépendante des progrès toujours croissans de l'animalisation, sorte d'opération de la chimie vivante qui commence à s'exécuter sur les ingesta alimentaires dans l'estomac, et qui finit par la fixation, dans les solides, des molécules qui ont été animalisées. Que l'irritation gastrique des affamés dépende de cette cause, de l'excès d'âcreté des sucs digestifs, d'un surcroît d'innervation du sens interne de l'estomac sur le cerveau, ou de la réunion de toutes ces causes, il est toujours certain qu'elle existe, et qu'elle est empêchée, jusqu'à un certain point, par l'usage de l'eau. D'autre part, quoique la disette d'eau soit plus intolérable que celle des alimens solides, à cause de l'excès d'ardeur interne qui accompagne la soif, j'ai pourtant entendu dire à plusieurs marins qui ont souffert de la soif dans la mer Pacifique, qu'ils n'étaient parvenus à se conserver la vie qu'en consentant à manger, malgré la soif qui les dévorait. Ils assuraient que tous ceux de leurs compagnons qui n'avaient pu vaincre la répugnance qu'ils éprouvaient à prendre des alimens, avaient succombé misérablement : d'où l'on devrait conclure que, quelque stimulantes que paraissent être les substances alimentaires, tels étaient, dans ce cas, le biscuit et les viandes salées, elles agissent encore sédativement sur une membrane gastrique, surexcitée par la faim. Ces marins disaient en effet qu'ils se sentaient rafraîchis par les substances dont il s'agit. On conçoit cependant que cette modification rafraîchissante doit avoir un terme, et que si la disette d'eau n'eût pas cessé, ces gens auraient été réduits à ne pouvoir plus avaler de substances solides, malgré la meilleure volonté du monde. Peut-être ceux qui succombèrent étaient-ils déjà rendus à ce point ; au surplus, cette surexcitation par besoin d'alimens se conçoit aussi bien que celle par besoin de sommeil, quoique ni l'une ni l'autre ne puisse être suffisamment expliquée. Il est de l'essence d'un viscère qui manque de son modificateur normal, de stimuler le cerveau pour provoquer les actes qui doivent le lui fournir, et de cette stimulation à l'irritation des deux organes, la distance n'est pas bien grande. Il faut pourtant établir ici une exception : elle porte sur les sujets très vieux, très maigres, très débiles, et dont l'irritabilité est déjà en grande partie épuisée. Ceux-là, ne pouvant pas déployer de réaction, succombent en peu de temps, et d'une manière directe, à la soustraction complète des excitans alimentaires.

Ce que nous venons de dire sur la mort des personnes robustes démontre assez que la disette des alimens ne devient que rarement une cause de mort quand elle est seule. En effet, avec quelques boissons propres à empêcher le développement de la réaction inflammatoire des voies digestives, l'homme peut vivre sans alimens solides jusqu'à ce qu'il ait consommé toute sa réserve, et qu'il soit parvenu au dernier degré du marasme : ce qui s'étend fort loin quand on n'est pas assujetti à des exercices fatigans. C'est un privilége bien précieux pour notre espèce dans l'état social, et qui doit parfaitement rassurer les personnes à qui la diète est imposée par les maladies ou par toute autre circonstance éventuelle.

Les autres excitans extérieurs à l'action desquels l'homme est exposé doivent être regardés comme factices, et ne sont pas absolument nécessaires à son existence; ils ne tendent qu'à maintenir l'équilibre, et leur soustraction ne peut produire que l'irritation. En effet, indépendamment de tout besoin primitif, nous prenons l'habitude d'être excités d'une certaine manière et dans certains organes; nous y trouvons du plaisir, et cela devient un besoin factice. Que les excitans qui nous procuraient ces sortes de jouissances viennent à manquer, nous éprouvons de l'inquiétude, du malaise; le désir très prononcé de recevoir nos stimulations habituelles se manifeste, et ce désir lui seul peut quelquefois devenir une cause d'excitation qui s'élève au degré de l'irritation, et dont le siége est dans l'encéphale et dans l'appareil viscéral. Cette irritation est produite par cause morale; mais le défaut de nos excitations habituelles peut encore nous affecter d'une autre manière. Il s'agit des cas où ces excitations provoquaient l'évacuation d'un fluide quelconque. Ce fluide n'étant plus appelé vers son émonctoire ordinaire, est de trop dans l'économie, et si la nature ne le dirige vers les voies normales d'élimination, la transpiration cutanée, les urines, etc., elle excite dans le tissu des organes une irritation extraordinaire qui est une véritable maladie.

Nous pensons qu'on peut rapporter à ces différens chefs les causes de maladies et irritatives qui dépendent du défaut de l'excitation.

Procédons maintenant à la recherche de celles qui sont produites directement par l'excitation.

SECTION III.

Comment l'excès d'excitation produit les maladies irritatives, et quelles sont ces maladies.

Nous rappellerons encore une fois que l'excitation tend à s'éteindre si elle n'est renouvelée sans cesse par des stimulans; nous ajouterons ensuite qu'il faut, pour le maintien de l'équilibre, que les nouveaux stimulans ne viennent agir sur la matière nerveuse des organes que lorsque l'excitation produite par ceux qui ont agi avant eux s'est affaiblie jusqu'à un certain point; mais ce point est difficile à déterminer; il varie suivant les constitutions individuelles, l'habitude et le degré d'énergie des excitans ou stimulans. Si l'excitation est trop souvent renouvelée, si elle l'est toujours avant que celle qui l'a précédée soit suffisamment affaiblie, ou si elle est provoquée par des agens d'une activité extraordinaire, elle ne tend plus à s'affaiblir d'elle-même pour retomber au-dessous du type normal: elle persévère, quoique l'organe soit soustrait à l'action des stimulans qui l'ont provoquée, elle dépasse le type normal, et se convertit en irritation. Dans tous ces cas, l'excitation chemine avec plus de rapidité dans la matière nerveuse; elle se communique d'un foyer viscéral à un autre, recevant toujours un nouveau degré d'impulsion dans le plus excité; elle attire et cumule les fluides dans tous les tissus où elle acquiert de la prédominance, et tend à y dénaturer les phénomènes de calorification, de sécrétion, d'exhalation, de nutrition, comme nous le verrons incessamment [1].

Les faits qui prouvent cette assertion surabondent, et se présentent d'eux-mêmes à tous les observateurs. Il nous suffira d'en citer quelques uns des plus frappans, et que l'on puisse rapporter aux différens appareils organiques. Un air trop oxigéné sur-excite le poumon d'autant plus fortement que ce viscère est plus excitable, et l'inflammation en est la suite. Les ali-

[1] Voyez le premier *Examen* (1816), page 439, où l'on trouve le passage suivant, sous le titre de *Physiologie des irritations* : « Lorsqu'un stimulant agit sur nos » organes, ce sont toujours les nerfs qui reçoivent l'im- » pression... L'impression irritante étant reçue dans le » système nerveux, voici le sort qu'elle éprouve : ou » elle y reste et y produit les phénomènes morbides, » alors il en résulte des névroses; ou elle opère sur le » système capillaire sanguin, et détermine les phlegma- » sies; ou elle agit sur les capillaires non sanguins, soit » sécréteurs, soit excréteurs, soit exhalans, soit absor- » bans, et donne lieu à ces nombreuses altérations dont » j'ai parlé plus haut, etc. »

mens excitent l'estomac pour un temps déterminé; mais si, par de nouveaux ingesta, on s'opiniâtre à soumettre cet organe à de nouvelles excitations avant que celle de la dernière digestion soit suffisamment affaiblie, l'estomac contracte une excitation qui ne tend plus à s'affaiblir; c'est une irritation : elle est d'abord purement nerveuse et se dissipe par l'ingestion même des stimulans ; mais si l'on persévère dans leur emploi, l'irritation devient assez forte pour cumuler les fluides dans le tissu de l'organe et pour le dénaturer. Le laps de temps nécessaire pour la production de cette surexcitation varie suivant la nature plus ou moins excitante des alimens et des boissons, et suivant la puissance d'équilibre des individus; mais qu'il faille une semaine ou plusieurs années pour que la gourmandise et l'ivrognerie produisent une gastrite plus ou moins nerveuse, plus ou moins accompagnée de l'altération des tissus irrités, le fait reste le même. Certaines substances excessivement excitantes, comme l'alcohol concentré, les poisons âcres, corrosifs, etc., n'ont besoin que d'un instant pour produire l'irritation de l'estomac; de même que certains gaz délétères peuvent en un clin-d'œil sur-irriter l'appareil de la respiration. Les excitans naturels de nos organes sensitifs, des yeux, de l'oreille, des fosses nasales, de la bouche, de la peau, sont-ils trop énergiques, l'appareil qu'ils stimulent en souffre; cependant si vous suspendez la stimulation, l'excitation produite s'affaiblira d'elle-même, et l'équilibre sera bientôt rétabli; mais si la stimulation se répète sans cesse avant le retour de cet équilibre, l'appareil sensitif sera irrité, il deviendra malade, et même souvent dans une nuance qui compromet l'intégrité de son organisation. Tous ceux qui ont abusé de leurs yeux sont dans ce cas. L'oreille ne s'irrite que par des sons extrêmement forts ou bruyans; mais le nez et la bouche sont fréquemment irrités par les sternutatoires, les sialagogues; et quant à la peau, chacun peut vérifier ce que nous venons d'avancer, en y pratiquant des frictions, en y renouvelant sans cesse les topiques irritans.

C'est le cerveau qui agit dans les opérations intellectuelles : donnez-lui du repos après l'avoir mis en action, vous pourrez impunément vous procurer les jouissances de l'étude; mais si vous le forcez sans cesse, soit par l'étude, soit en vous laissant aller aux mouvemens des passions, à entrer dans une nouvelle érection vitale, avant que la dernière soit retombée au degré normal, l'excitation devient excessive, l'irritation est produite, et la délicatesse du tissu médullaire de cet organe l'expose à de graves altérations, par l'appel extraordinaire des fluides et les déviations des affinités nutritives. Or ce viscère est un de ceux où il est le plus difficile de rétablir le type normal d'action organique, parcequ'il est le terme et l'aboutissant de toutes les stimulations un peu vives qui sont exercées sur les surfaces de rapport et dans l'intérieur des tissus; il n'est donc pas étonnant que les maladies qui dépendent de son irritation soient si fréquentes. Les migraines, les folies, les convulsions, les paralysies, les apoplexies, sont les principales : toutes reconnaissent pour cause l'irritation, mais non toujours provoquée par l'exercice outré des facultés intellectuelles et affectives: la stimulation de l'estomac les produit peut-être aussi souvent, en raison des rapports qui associent entre eux les organes de la pensée et ceux de la digestion.

On a trop long-temps ignoré que le cœur, forcé de battre avec une activité super-normale par les exercices violens, les affections morales, et même par les inflammations qui produisent la fièvre, finissait par contracter une irritation qui suffit pour altérer son tissu, et le conduire, par l'hypertrophie, à l'état anévrismatique. Les travaux intellectuels poussés trop loin, et les passions violentes et surtout continues, en ne laissant aucun repos à l'innervation, en ne lui permettant jamais de retomber au type normal, engendrent journellement une irritation dont le siége principal est dans l'appareil nerveux des trois cavités viscérales; car, ainsi que nous l'allons voir, l'irritation a différens siéges prédominans, comme elle a différens degrés d'intensité.

Il est facile d'appliquer aux organes générateurs, à ceux qui sont chargés des sécrétions, aux muscles, ce que nous venons de dire des principaux appareils viscéraux, considérés comme soumis à l'influence des excitans.

Cette seconde source de maladies, l'excès d'excitation converti en irritation, est donc beaucoup plus féconde que la première, ou le défaut de l'excitation, et l'on peut affirmer que c'est d'elle que découlent la majeure partie de nos maux; on répète vaguement que l'exercice outré de nos organes les fatigue, et que le corps, long-temps soumis à ces épreuves, s'use et s'épuise; mais, en disant cela, on se borne à énoncer le résultat, et l'on ne donne aucune idée du mode physiologique qui le produit. Ce mode est l'excitation, et la modification par où les excitans nous font passer pour nous détruire, dans tous ces cas, est l'irritation.

C'est encore à cette irritation qu'il faut rapporter la production d'une foule de maladies que l'on attribue au vice des humeurs ou à des virus, comme les scrofules, les dartres, etc., celles qui naissent sous l'influence des agens de contagion ou d'infection. En effet, en quoi ces maladies peuvent-elles différer de celles dont nous venons d'indiquer les causes? uniquement par la nature de l'agent provocateur. Dans nos affections irritatives les plus communes, ces agens sont ceux qui entretiennent notre existence; ils ne pèchent que par leur excès ou par leur défaut; mais qu'ils éprouvent une altération dans leurs principes constituans, qu'ils soient détériorés par la fermentation, la putréfaction, ou chargés de principes étrangers, nuisibles, on les verra convertis en de véritables poisons; et les voilà sur la même ligne que les autres productions de la nature, qui n'étaient destinées ni à nous nourrir, ni à soutenir notre excitation dans le mode normal. Cependant tous ces poisons que font-ils autre chose que porter cette excitation au mode anormal, et la convertir, sans avoir besoin d'une action répétée ou prolongée, en une irritation capable d'épuiser la force nerveuse et de produire le collapsus, ou de déterminer des congestions actives qui amènent la désorganisation des principaux viscères ? Ils infectent nos humeurs, a-t-on dit... Cette infection, durant l'état de vie, est une chimère. Tout ce que l'on peut dire, c'est que les humeurs peuvent leur servir de véhicule pendant un temps plus ou moins long; mais ces poisons, ces virus n'engendreront jamais aucune maladie sans développer de l'irritation dans les solides : ce qui le prouve, c'est que toujours l'économie s'habitue à l'impression de tous ceux d'entre eux qui ne sont pas vénéneux au plus haut degré, ou qui ne corrodent pas les tissus; de telle sorte que les molécules de ces poisons circulent impunément dans nos vaisseaux pendant un temps indéterminé, sans que l'irritation que produisit jadis leur contact sur les solides se renouvelle : tels sont les miasmes putrides d'une activité modérée, et ceux beaucoup plus actifs qui occasionent la peste, la fièvre jaune, la variole, etc. Quant aux poisons d'une activité telle que la vie n'est jamais compatible avec leur présence, ils ne peuvent l'attaquer qu'en irritant les organes, en les brisant, comme les acides et les alcalis injectés dans les vaisseaux, ou en faisant perdre à la matière nerveuse, par une excitation trop rapide, l'excitabilité à laquelle notre existence est attachée : tels sont les gaz qui s'exhalent de certains tombeaux et dont la première inspiration peut occasioner une mort subite. Nous professons que les poisons connus ne sont jamais directement sédatifs de l'excitabilité nerveuse, et nous le démontrons par des observations de détail qui ne peuvent trouver place ici, mais qui sont décisives. Nous nous bornerons à en donner une idée. Toutes les fois que les poisons les plus formidables agissent en petites doses sur un tissu très vivant, ils le sur-excitent ; l'expérience est positive à cet égard. Nous est-il permis d'en conclure que, lorsqu'ils tuent subitement, dans leur application en grandes masses, ils ne peuvent le faire qu'en usant rapidement l'excitabilité des tissus les plus délicats, les plus vibratiles de notre économie, de ceux dans lesquels doivent commencer tous les mouvemens de notre machine, de ceux à l'intégrité desquels tient la conservation de notre existence, en un mot, les tissus nerveux ?

Ces réflexions sont faites pour exciter notre curiosité sur la manière dont se comporte l'irritation une fois qu'elle est établie dans nos organes. C'est aussi à cette recherche que nous allons procéder, afin de compléter l'histoire générale de ce grand et intéressant phénomène.

SECTION IV.

Des changemens qui surviennent dans les organes par l'influence de l'irritation.

Les tissus irrités commencent par se mouvoir avec plus de précipitation que dans l'état normal : ils appellent les fluides, en raison des affinités qui existent entre les molécules des solides et celles des liquides, affinités qui augmentent avec l'intensité de la vie. Il s'établit ce que nous appelons des *érections vitales morbides*. Ces érections produisent des changemens dans la manière d'être de nos tissus. Le premier et le principal consiste dans l'*état inflammatoire*. La partie irritée se tuméfie, rougit en se pénétrant de sang ; le calorique s'y dégage en plus grande quantité, et sa température augmente. Cette partie est menacée de désorganisation ; mais comme le phénomène de l'inflammation est susceptible d'une foule de nuances, la désorganisation qu'il produit en offre aussi de très multipliées : quand l'inflammation attire une congestion excessive, c'est la gangrène ou la mort du tissu enflammé, et il éprouve la putréfaction avant d'être détaché des parties vivantes ;

plus souvent c'est la suppuration; d'autres fois c'est une espèce particulière d'induration rouge. Ces trois terminaisons rendent souvent la partie impropre aux usages auxquels elle est destinée; elle se sépare en masse ou elle se ramollit, se dissout, et les molécules solides qui la constituent sont résorbées, c'est-à-dire emportées par le torrent de la circulation qui la traverse sans cesse; de sorte que cette partie disparaît dans l'organisation. Cette destruction peut être complète ou incomplète, et, dans ce dernier cas, la partie qui a souffert l'inflammation phlegmoneuse peut encore remplir ses fonctions.

Dans certains cas l'inflammation perd, à raison de sa durée ou de l'organisation du tissu malade, une partie de son activité, et devient chronique. Il est des inflammations qui établissent, dans les parties qu'elles attaquent, un mode de nutrition anormal qui les couvre de végétations. On peut même dire qu'avant d'opérer la destruction d'un organe, l'inflammation commence toujours par y déterminer un certain degré d'hypertrophie; mais cette hypertrophie disparaît bientôt quand l'inflammation est très rapide : elle ne fait de grands progrès que dans les inflammations à qui leur peu d'intensité permet d'avoir une longue durée.

Sur son déclin, l'inflammation, qui n'a pas opéré la détérioration des tissus, leur fait souvent contracter des adhérences anormales, et y produit des déformations plus ou moins considérables, sans qu'il existe une véritable désorganisation. Elle opère ces changemens en transformant en solides les molécules de lymphe qu'elle a fait exhaler à la surface des tissus enflammés : c'est ainsi que se consolident les plaies, et que s'établissent des adhérences durables entre des surfaces jusqu'alors libres et glissant les unes contre les autres : la plèvre, le péricarde, le péritoine, en sont le siége le plus ordinaire; mais ces adhérences peuvent se former partout où deux surfaces enflammées se trouvent en contact. On profite de cette disposition de nos organes à l'adhérence pour guérir quelques difformités congéniales, telles que cette fente de la lèvre supérieure que l'on appelle bec de lièvre; il suffit, pour y réussir, de rendre les deux surfaces vives et saignantes par la résection de leurs bords libres, et de les maintenir en contact. L'inflammation qui s'y développe y détermine aussitôt une adhérence qui dure autant que la vie.

C'est dans le phénomène de l'inflammation que l'irritation produit les effets les plus étonnans; mais nous n'avons encore fait qu'indiquer ceux qui arrivent dans la partie où elle s'est développée, bientôt nous en rechercherons les suites. Il s'agit maintenant de prendre une idée de ce qui se passe dans les autres organes, en conséquence de l'inflammation d'un seul.

Les inflammations légères n'intéressent que la partie qui en est le siége, et souvent même l'individu qui la porte n'en a pas la conscience. L'apoplectique n'a aucune idée de l'inflammation que l'on excite dans le tissu de sa peau par l'application d'un vésicatoire; ceux que l'on établit sur les membres paralysés souvent ne sont point sentis par le paralytique; plusieurs inflammations profondes, situées dans les tissus peu nerveux, chez des sujets à sensibilité obtuse, parcourent toutes leurs périodes sans qu'aucune sensation pénible témoigne leur existence. La douleur n'est donc point, rigoureusement parlant, au nombre des phénomènes locaux de l'inflammation. Comment y seraitelle, puisque la sensibilité est une fonction du cerveau? La douleur doit donc être placée parmi les phénomènes extra-locaux qui dépendent de la transmission de l'irritation. En effet, les nerfs, agens de toute communication irritative, conducteurs de toutes les stimulations, les nerfs transmettent au cerveau de l'irritation quand il en existe beaucoup dans une partie enflammée. Le *moi* en a connaissance ; l'homme dit : Je souffre, et il rapporte sa douleur au tissu enflammé. C'est ainsi que la douleur devient le signe précieux qui complète le diagnostic de l'inflammation, et l'on sent combien ce signe est important quand il s'agit de prononcer sur l'inflammation d'un organe caché, où la rougeur n'est pas visible, où la chaleur, ne pouvant être distinguée par le tact, ne peut plus qu'être rapportée à la douleur, où la tuméfaction enfin n'est pas toujours facile à percevoir.

Mais ici l'histoire de l'inflammation se complique et s'obscurcit au point d'exiger de la part du médecin des efforts d'attention, de raisonnement et d'induction qui ont empêché ce phénomène d'être entièrement connu et apprécié à sa juste valeur par les anciens. Aussitôt que l'inflammation ou la phlegmasie, car ces deux mots sont synonymes, est assez considérable, soit par son activité, soit par son étendue, pour affecter fortement l'organe de nos perceptions, le cerveau, qu'elle a irrité, irrite également une foule d'autres organes ; et ceux-ci lui renvoient, à leur tour, de l'irritation. De là une multitude de sensations douloureuses et de mouvemens plus ou moins pénibles et désordonnés, au milieu desquels le phénomène principal, l'inflammation, premier mobile de cette scène tumultueuse, est souvent perdu de vue par l'être souffrant : il l'a été pendant long-temps par ceux qui étaient chargés de l'observer et de lui procurer du soulagement.

Qu'est-ce en effet que ces fièvres qui ont été, durant tant de siècles, l'objet des recherches des médecins, et le sujet perpétuel de leurs hypothèses et de leurs disputes, sinon des inflammations méconnues? Mais pourquoi l'étaient-elles? C'est parceque l'irritation, transmise au cerveau par l'organe enflammé, et réfléchie par ce même cerveau dans plusieurs autres tissus, détermine des sensations plus fortes que celles que l'on rapporte au foyer de l'inflammation. Ces irritations secondaires sont ce qui constitue les sympathies de l'état inflammatoire. On voit que nous n'hésitons pas à les attribuer au cerveau; et ce que nous avons dit des inflammations non perçues, qui n'excitent ni douleur dans leur foyer, ni sensation dans les autres parties, justifie assez notre assertion.

On a demandé comment les nerfs pouvaient être les agens de sympathie entre des organes éloignés les uns des autres, et qui reçoivent des nerfs différens : on n'a pas pris garde que le cerveau est le centre de tous, et qu'il ne reçoit jamais une stimulation sans la réfléchir, non seulement dans ceux qui la lui ont transmise, mais aussi dans tous les autres [1]. Ces stimulations réfléchies affectent chaque organe suivant la nature de ses fonctions, et y font souvent naître des irritations plus douloureuses que celles du foyer primitif d'inflammation; et cela, non seulement dans les inflammations assez intenses pour produire la fièvre, mais aussi dans beaucoup d'autres d'une intensité bien moindre. C'est ainsi que quelquefois les phlegmasies de l'estomac et des intestins grêles, sans être elles-mêmes fort douloureuses, occasionent d'atroces douleurs dans la tête, dans le dos, dans les lombes, dans les parois de la poitrine et dans les épaules, de la fatigue dans les membres, ou déterminent un délire dont la cause première est faussement attribuée à l'encéphale. C'est en vertu de ces transmissions sympathiques, par le moyen du cerveau, que des inflammations profondément situées dans les bronches font éprouver au larynx une sensation

[1] Ce fait a été démontré dans le Traité de physiologie appliquée à la pathologie, et plus haut, à l'occasion des excitations instinctives et intellectuelles.

qui provoque la toux; que celles qui résident dans le parenchyme du poumon déterminent de la douleur dans le dos ou à la partie moyenne du sternum; que celles du gros intestin, qui constituent la dysenterie, retentissent dans les lombes, dans les cuisses, et y causent parfois plus de douleur que dans le tissu phlogosé; que celles de l'utérus n'occasionent pendant long-temps, chez bien des femmes, que des douleurs des lombes ou des aines; que, dans certaines inflammations du cerveau, les troubles principaux se manifestent dans l'appareil de la digestion ou dans certains muscles qui deviennent convulsés ou paralytiques; que plusieurs inflammations de la vessie urinaire ne sont douloureuses qu'à l'extrémité de l'urèthre; que celles des reins ne s'annoncent d'abord, dans bien des cas, que par le vomissement et le dégagement des gaz dans la cavité de l'estomac, etc., etc. La même confusion n'existe pas pour les phlegmasies de la surface extérieure : les quatre caractères, tumeur, douleur, chaleur, rougeur, y sont évidens; aussi le diagnostic de ces phlegmasies a-t-il été de tout temps plus facile que celui des inflammations des organes cachés dans les cavités viscérales; mais, pour n'avoir pas eu une juste idée des sympathies, les médecins et les chirurgiens ont souvent méconnu l'influence des inflammations extérieures sur ces organes.

Si toutes les inflammations internes ne se manifestaient jamais que par des erreurs de perception toujours les mêmes, leur diagnostic n'offrirait pas une extrême difficulté ; mais la même phlegmasie peut présenter des sympathies très différentes, tandis qu'il est des cas où le phénomène local et primitif l'emporte en intensité sur les phénomènes secondaires. De là sans doute la lenteur avec laquelle la science a marché : on prenait pour prototype les inflammations de ce dernier genre, ainsi que celles, plus évidentes encore, de la périphérie du corps; et les autres étaient presque toujours méconnues. C'est par l'étude de la médecine physiologique, qui fait connaître les fonctions diverses du même organe, et apprécier les relations qui l'unissent à tous les autres, que l'on découvre les raisons de cette confusion apparente. Nous ne pouvons nous engager ici dans ces détails.

Parmi les phénomènes qui se rapportent au transport de l'irritation, il faut noter les altérations qui surviennent dans la coloration et dans les sécrétions des organes plus ou moins éloignés du foyer de la maladie. C'est dans l'irritation inflammatoire qu'on en trouve les exemples les plus marqués ; c'est ainsi que la rougeur de la langue, du voile palatin, des conjonctives, correspond à celle de l'estomac ; que la salive et le mucus de la bouche sont augmentés et altérés dans leur sécrétion lorsqu'il existe des irritations gastro-duodénales. Les inflammations produisent des changemens à peu près analogues dans le suc pancréatique et dans la bile. C'est toujours par une irritation sympathiquement transmise aux organes sécréteurs, que l'action de ces organes, d'ailleurs continue, éprouve tout-à-coup de l'augmentation et passe souvent à l'état morbide. Toutes ces sympathies, que nous appellerons organiques, ne peuvent s'établir que par l'intermédiaire des nerfs ; mais il est deux ordres de nerfs ; et ceux qui jouent le principal rôle dans ces sortes de rapports sont les nerfs viscéraux, dépendant du grand sympathique, parcequ'ils président à l'action du système vasculaire. Nul doute que les cérébraux n'y contribuent aussi, puisqu'ils se joignent aux premiers dans tous les viscères : mais c'est uniquement comme promenant et entretenant l'excitation dans l'appareil nerveux, en général, qu'ils agissent ; car l'intermédiaire de la perception cérébrale, qu'eux seuls pourraient procurer, n'est nullement nécessaire à la production des symptômes organiques. Il est pourtant bien certain que le cerveau peut influer sur les sécréteurs, puisque l'idée d'un mets suffit pour faire jaillir la salive, puisque l'idée du nourrisson qu'elle allaite suffit pour faire jaillir le lait d'une bonne nourrice : on sait d'ailleurs jusqu'à quel point la colère agit sur le foie, et l'idée de l'acte générateur sur les testicules. Cependant il n'est pas probable que l'intervention de l'encéphale soit nécessaire aux sympathies organiques autrement que comme cause d'excitation générale; car l'irritation parcourt les nerfs dans tous les sens, et n'a nullement besoin du secours d'un cerveau pour passer, se propager dans la matière nerveuse. C'est ce qui a été assez clairement démontré dans la section 1re du chapitre IV, pour que nous soyons dispensé d'y revenir.

Dans quelques cas, l'excitation normale, transformée, par son excès, en irritation, élimine le sang qu'elle vient d'attirer dans les organes: ce sont les hémorrhagies. L'évacuation du sang qui forme la congestion dépend de la disposition organique de la partie, et de ce que ses pores extérieurs sont moins irrités ou moins forts que les vaisseaux capillaires de son intérieur. L'analogie qui rapproche les hémorrhagies des inflammations résulte de l'identité des causes, de la similitude des phénomènes locaux, jusqu'au moment de l'expulsion du sang, et de la facilité avec laquelle l'hémorrhagie et l'inflammation se succèdent ou se remplacent, soit dans le même tissu, soit dans des tissus différens. Cependant tous les tissus ne sont pas susceptibles d'éprouver des hémorrhagies spontanées, tandis qu'il n'en est aucun qui ne puisse être le siége du mode d'irritation qui constitue la phlegmasie.

L'irritation développée dans les tissus vivans ne les altère pas toujours dans le mode qui constitue l'inflammation. Il est des cas où son principal effet est d'y accumuler la partie lymphatique de nos humeurs et d'y altérer la nutrition dans un mode qui ne ressemble pas parfaitement aux désorganisations que produit l'état inflammatoire, et que nous avons plus haut signalées.

Cette différence est fondée sur celle des tissus primitifs dont nos organes sont composés, et sur le mode d'action ou la nuance d'irritabilité qui préside à la vie de chacun de ces tissus. Le tissu aréolaire et lamineux est présent dans tous les organes, il s'y montre sous diverses formes : tantôt sous celle de petites lames transparentes, plus ou moins lâches, plus ou moins serrées, et servant de moyen d'union entre les organes et entre les diverses parties des mêmes organes ; tantôt sous la forme de tissu graisseux, quand il doit remplir de grands espaces entre les organes et les appareils ; d'autres fois condensé et aplati en forme de membranes qui ont toujours une face celluleuse correspondante au reste du tissu de la même espèce, et une face libre et glissante qui se correspond à elle-même au moyen des duplicatures, qui est lisse et toujours glissante par l'effet d'une vapeur lymphatique dont elle est continuellement humectée ; son usage est de faciliter les grands déplacemens, et d'adoucir les frottemens qui en résultent.

Ce sont ces tissus d'aspects différens, mais que l'on peut regarder comme les modifications d'un seul, qui sont le siége ordinaire des inflammations les plus intenses : proposition qui a été développée dans l'*Histoire des phlegmasies chroniques*. Quand l'irritation s'y déploie avec énergie, elle y appelle beaucoup de sang, elle les épanouit, les développe partout où ils ne sont pas trop condensés, et y produit le phlegmon dont nous avons déjà parlé, et que l'on a long-temps regardé comme le type de tout état inflammatoire.

Mais au-dessous de ce premier degré de l'irritation vasculaire, il s'en groupe une foule d'autres qui ne sont pas moins dignes d'attention. Essayons d'en donner en peu de mots une idée claire.

Le premier fait qui nous frappe, c'est que ces mêmes tissus sont susceptibles d'un autre degré d'irritation qui lui-même pourrait être subdivisé en plusieurs degrés secondaires. En effet, lorsque l'irritation n'a pas conduit ces tissus, par l'inflammation, à la suppuration ou à la gangrène; lorsqu'elle ne s'est pas terminée en perdant graduellement de son activité, et en organisant la lymphe à la surface des parties enflammées, elle les engorge des mêmes fluides auxquels ils servent de dépôt dans l'état normal, et dénature leur nutrition de manières plus ou moins extraordinaires: de là les dégénérations lardacées, fibreuses, sébaciformes, squirrheuses, encéphaloïdes, etc. Ces dégénérations étaient jadis attribuées à des virus ou à des dépravations particulières des humeurs; mais l'observation de leurs causes, de leurs progrès, de leurs rapports avec les autres affections, et de leurs moyens curatifs, a démontré qu'elles ne sont que des produits de certains modes d'irritation. Voyez l'*Histoire des phlegmasies*, article *péritonite*. Tel est le premier mode des subinflammations, celui qui a son siége dans les mêmes tissus où l'inflammation a coutume de se développer avec la plus haute intensité.

Le second fait de subinflammation bien manifeste est celui des ganglions lymphatiques, sortes d'organes qui se trouvent partout sur la route des vaisseaux absorbans d'un certain volume. Ces petits corps sont composés de vaisseaux sanguins, de nerfs et de vaisseaux lymphatiques unis par le tissu aréolaire; mais on ne sait pas bien de quelle manière les différens tissus qui les composent sont disposés. Toutefois on peut observer que l'irritation s'y développe sous l'influence de certains agens d'excitation, et qu'elle peut s'y élever jusqu'au degré de l'inflammation; que cependant cette nuance y est assez rare; mais que les ganglions sont souvent irrités dans un mode qui les tuméfie, les endurcit avec une augmentation remarquable de température, et les réduit à la fin en une sorte de putrilage blanc, d'aspect à peu près semblable à celui du vieux fromage: voilà le second mode de subinflammation.

Le tissu aréolaire et le lymphatique ganglionnaire font partie de tous les appareils organiques. On ne sera donc pas surpris de les trouver affectés et dégénérés dans toutes les irritations prolongées de ces appareils. Ces deux premiers élémens nous étant connus, procédons à ce que ces irritations peuvent avoir de particulier.

Nous fixerons d'abord notre attention sur les organes sécréteurs qui sont chargés d'élaborer des humeurs destinées à l'accomplissement de plusieurs fonctions. Ce sont les glandes salivaires, le foie, le pancréas, les reins, les testicules, les glandes mammaires, les follicules répandus sur toutes les surfaces de rapport tant externes qu'internes, et certaines glandes qui s'en rapprochent, telles que les amygdales, la prostate, les glandes lacrymales. Ces glandes sont un composé du tissu sécréteur propre, qui varie quelque peu, mais qui se réduit toujours à des vaisseaux sanguins et à ceux qui éliminent l'humeur sécrétée; de ganglions lymphatiques pour les plus gros; de vaisseaux absorbans pour tous; de nerfs plus ou moins nombreux, et d'un tissu cellulaire plus ou moins abondant, plus ou moins lâche ou serré, qui sert de moyen d'union à ces différens tissus.

Ces organes nous offriront d'abord le premier

mode d'irritation organique, l'inflammation, qui, dans son plus haut degré, confondra tous ces tissus en développant excessivement le cellulaire et l'inondant de sang, avec beaucoup de chaleur, de douleur, et l'imminence très prononcée de la suppuration ou de la gangrène. Mais si nous examinons ces organes sécréteurs quand ils ne sont pas tourmentés d'une manière aussi active, nous reconnaîtrons que l'irritation, provoquée par les mêmes causes qui produisent le phlegmon, ou par l'action d'une foule d'autres excitans, peut se borner à agir sur plusieurs de leurs tissus en particulier. Ainsi, quand une glande légèrement chaude et tuméfiée cessera tout-à-coup de sécréter, ou fournira son humeur en plus grande quantité qu'à l'ordinaire, ou l'offrira plus ou moins altérée, diffluente, concrétée, odorante, irritante pour les parties voisines; quand cette humeur mal élaborée se décomposera, formera des concrétions plus ou moins solides, le tout avec un sentiment de cuisson, de pesanteur, de lancinance, etc., pourrons-nous nous empêcher de reconnaître que l'irritation réside particulièrement dans la portion de l'appareil glandulaire qui est destinée à la formation de la salive pour les glandes salivaires, de la bile pour le foie, de l'urine pour les reins, du sperme pour les testicules, de l'humeur sébacée ou de la transpiration pour la peau, de la mucosité pour les membranes internes des poumons, des voies gastriques, de la vessie, etc.? Ensuite, lorsque ces organes, après avoir long-temps péché par le mode de leur sécrétion, viendront à se tuméfier, s'endurciront, feront éprouver plus de douleurs, revêtiront l'aspect squirrheux, ou passeront à la dégénération cancéreuse, instruits par ce qui se passe journellement sous nos yeux dans les tissus purement cellulaires ou ganglionnaires faiblement irrités, nous serons conduits à penser qu'à la fin ces tissus, qui font aussi partie des glandes sécrétoires, ont participé à l'irritation.

C'est ainsi que des maladies prétendues humorales, attribuées jadis à des fermens, à des âcretés, à des virus, telles que les salivations, les affections bilieuses, les obstructions du foie, qui se lient aux gastro-entérites chroniques, les catarrhes rebelles du poumon, de la vessie, du rectum, les dartres, les spermatorrhées, les flueurs blanches, les diabètes, les affections néphrétiques, etc., rentrent d'abord dans les irritations ou subinflammations sécrétoires, et se rangent ensuite dans les subinflammations mixtes, lymphatiques, squirrheuses, tuberculeuses, cancéreuses, lorsque l'irritation chronique a persisté dans les organes sécrétoires assez long-temps pour les conduire à une dégénération complète.

Nous venons d'étudier l'irritation des vaisseaux, ou irritation vasculaire, dans les tissus les plus compliqués; et désormais, en l'examinant dans ceux dont nous n'avons point encore parlé, nous ne pouvons rien trouver d'étranger à ce que nous avons déjà vu, puisque le tissu aréolaire, et les membranes qui en sont formées, constituent la base de ces derniers. Partout, en effet, dans les organes dont il nous reste à faire mention, nous devons rencontrer, 1° dans le plus haut degré, le phlegmon, si le tissu aréolaire, où se terminent les artères capillaires, peut se développer librement; 2° dans les degrés moins élevés, et lorsque les tissus aréolaires sont condensés, comprimés, les inflammations faibles qui avortent pour dégénérer en subinflammations, ou les subinflammations primitives. Toujours ces subinflammations primitives ou secondaires, après une longue durée, nous fourniront, comme dans les organes que nous avons déjà examinés, l'état lardacé, l'encéphaloïde, le squirrheux, le tuberculeux, les végétations, les amas de lymphe, les concrétions; enfin, lorsque l'irritation qui règne dans ces tissus altérés sera fortement exaspérée, soit par le seul effet de ses progrès, soit par des causes d'une grande activité, la dégénération cancéreuse en sera la dernière et la plus funeste conséquence.

Ce que nous venons d'indiquer d'une manière générale et sommaire, embrasse toutes les irritations de l'appareil locomoteur, connues sous le nom de goutte et de rhumatisme, lorsqu'elles sont causées par le froid, et lorsqu'elles succèdent aux irritations des viscères; maladies excessivement communes, et dont le siége peut prédominer, 1° dans les muscles, où la forme phlegmoneuse est possible à cause du tissu cellulaire abondant et libre qui sépare leurs faisceaux; 2° dans les aponévroses, les tendons, où l'inflammation avorte si souvent pour revêtir le caractère des subinflammations; 3° dans les articulations, où l'irritation se comporte d'abord différemment, suivant la constitution des sujets, et suivant qu'elle débute à l'intérieur des capsules ou dans les ligamens qui assujettissent les os, mais où toujours elle finit par se perdre dans les degrés subinflammatoires; 4° dans les cartilages et les os, qui reçoivent l'irritation des parties molles, et qui s'altèrent à leur tour, soit par le ramollissement, soit par la carie ou la nécrose.

Les irritations des mêmes tissus, déterminées par des causes violentes, sont également assujetties aux mêmes lois. En effet les phlegmons aigus et chroniques, les caries, les tumeurs blanches des articulations, déterminées par des blessures ou des contusions, ne font que reproduire, dans l'appareil locomoteur, les scènes diverses dont le rhumatisme et la goutte nous ont offert le tableau. Restent les phénomènes de transmission, et l'expérience apprend que, de l'appareil locomoteur, l'irritation se transporte aux viscères, et les affecte suivant leur mode d'organisation.

Enfin il nous reste à parler des irritations qui ont leur siége dans l'appareil ou système nerveux. Nous diviserons cet appareil en trois sections. 1° La première comprendra les extrémités nerveuses qui vont se perdre dans les tissus, où elles se confondent avec les capillaires sanguins, pour faire partie de l'organe lui-même. Cette portion du système nerveux est la moins connue dans sa structure intime : c'est elle qui, recevant les stimulations, les transmet à la seconde portion qui consiste dans les cordons. Les irritations qu'elle éprouve, elle les partage avec les organes dont elle fait partie, mais elle peut être plus ou moins affectée. 2° La seconde section, ou l'appareil des cordons, est de deux espèces : l'une appartient aux nerfs cérébraux, qui peuvent, dit-on, se subdiviser en nerfs du sentiment et nerfs du mouvement ; et l'autre aux nerfs splanchniques. Les cordons sont semés, par intervalles, de renflemens gélatino-fibrineux que l'on appelle ganglions. 3° La troisième section se compose du cerveau proprement dit, du cervelet et de la moelle, qui d'abord est dite alongée ; et ensuite rachidienne : ce qui constitue ce qu'on appelle l'appareil cérébro-rachidien ou sensitif interne. C'est des irritations de ces diverses sections que nous avons à nous occuper.

Le premier fait qui nous frappe est celui que nous avons déjà plusieurs fois signalé, que toutes les irritations d'une certaine intensité, auxquelles participe nécessairement la première section, sont transportées, par la seconde, dans l'appareil sensitif interne qui constitue la troisième, et réfléchies par celle-ci dans la deuxième, pour aboutir de nouveau à la première. Ainsi point de sensations un peu vives, point de mouvemens musculaires un peu considérables qui n'attestent l'existence de ce cercle d'excitement.

Tant que ces excitations sont proportionnées à celles des organes qui les provoquent, elles ne constituent point des maladies ; mais aussitôt qu'elles semblent les dépasser, on prononce qu'il y a affection nerveuse ou névrose.

La première division des névroses se compose donc des sensations douloureuses et des mouvemens convulsifs qui, provoqués par l'une des irritations vasculaires dont nous avons traité, acquièrent une telle prédominance que le malade s'en plaint vivement et sollicite les moyens d'en être délivré. Ces cas sont ceux, 1° des personnes qui, par suite d'une blessure qui n'intéresse pas un cordon nerveux, éprouvent des douleurs atroces, des convulsions, le tétanos; 2° de celles qui, d'abord attaquées d'une phlegmasie aiguë du canal digestif (les prétendues fièvres essentielles), sont bientôt en proie au délire, aux mouvemens convulsifs; ou qui, fatiguées par l'irritation chronique, soit de ce canal, soit d'un autre viscère, comme l'utérus, le cœur, les bronches, etc., accusent une foule de sensations, chacune les plus pénibles, et présentent des mouvemens désordonnés dans les muscles viscéraux, dans les respirateurs et même dans ceux de la locomotion; ce qui comprend toutes les personnes qui deviennent ce que l'on appelle hypochondriaques ou hystériques. Le nombre en est immense, car il est peu de personnes qui arrivent à l'âge moyen sans avoir contracté un excès de sensibilité dans quelque partie du corps, au moins dans l'état de civilisation où nous nous trouvons. L'homme est avide de sensations ; il ne les obtient que par l'excitation, et il en demande à tous ses organes ; il excite son estomac plus souvent et plus vivement qu'il ne devrait, par les mets savoureux, et surtout par les boissons fermentées ; il fait battre son cœur avec une activité démesurée, soit par les passions auxquelles il se laisse aller, soit par les exercices pénibles qu'il se donne ; il tourmente inconsidérément ses organes sexuels pour en obtenir des sensations, et ne parvient guère à connaître la mesure de ses forces, sous ce rapport si important, qu'après en avoir abusé au point de compromettre sa santé. De plus il est, par sa condition d'homme, exposé à l'action d'une foule de causes qui tendent à déranger l'équilibre de son excitabilité : tantôt le froid engourdit ses sens et paralyse ses membres, qui ne reprennent leur action que pour lui faire éprouver les plus vives douleurs, et le voilà en proie aux tourmens du rhumatisme ou de la goutte, dont l'intensité croît en raison des irritations qu'il a fait supporter à son estomac ; tantôt il est accablé sous le poids du malheur, dont il souffre d'autant plus qu'il a plus de reproches à se faire, ou la mort lui ravit l'être qui l'attachait à l'existence. Si l'on n'a pas perdu de vue les développemens qui ont été donnés plus haut sur les fonctions de l'appareil nerveux, on doit comprendre qu'il n'est guère possible que l'homme vive long-temps au milieu de ces terribles secousses, sans que l'irritation s'établisse d'une manière permanente dans un ou plusieurs de ses organes. C'est d'abord la matière nerveuse de l'organe qui se surexcite ; mais, sur ses pas, viennent l'inflammation et la subinflammation ; tant que ces deux modes de l'irritation n'ont pas désorganisé le tissu malade, les phénomènes nerveux, c'est-à-dire les sensations pénibles plus ou moins douloureuses, plus ou moins extraordinaires, ainsi que les contractions et les tortures convulsives de l'état nerveux, tous ces symptômes sont mobiles et peuvent céder aux moyens de l'art ; mais lorsqu'une nutrition anormale, produit des différens modes de l'irritation vasculaire, a définitivement dénaturé les tissus irrités, il n'y a plus aucune ressource. Les organes et les appareils dont ces tissus font partie ne peuvent plus vivre que d'une manière vicieuse. La substance nerveuse, qui en fait partie, n'est plus à l'unisson avec celles des autres régions du corps; elle donne au centre encéphalique trop d'excitation, et l'oblige par conséquent d'en trop réfléchir dans les autres nerfs, pour que l'harmonie et la paix puissent jamais régner dans l'économie vivante. Le reste de la vie se passe donc dans des tourmens perpétuels, et surtout singulièrement diversifiés quant aux genres de douleurs ; car l'homme ne souffre pas dans les seuls organes malades: il rapporte ses douleurs successivement à presque tous les départemens de la sensibilité; il rattache ses émotions pénibles ou extraordinaires à toutes les idées qu'il a reçues depuis qu'il a commencé à se connaître. Il divague, il souffre, et il fait souffrir tous ceux qui l'approchent. Tel est le névropathique.

Tous ces états morbides attestent qu'en percevant une irritation et en déterminant des mouvemens involontaires ou volontaires, en conséquence de cette perception, l'appareil sensitif interne a lui-même été excité au degré qui constitue l'irritation. Or, une fois porté à ce diapason anormal, ce système peut en subir toutes les conséquences, c'est-à-dire que son irritation est susceptible de se transformer en phlegmasie, en hémorrhagie, en subinflammation. C'est ainsi que l'encéphalite, l'arachnoïdite, viennent compliquer ce qu'on appelait autrefois les fièvres essentielles, et que les mélancoliques, les hypochondriaques et les hystériques deviennent fous, épileptiques, ou sont foudroyés par l'apoplexie. Telle est l'irritation secondaire du système nerveux : elle n'est d'abord que névrose; elle se transforme ensuite en quelque chose de plus humoral, en irritation vasculaire[1].

[1] Il règne beaucoup de vague et d'incertitude dans l'esprit des médecins de nos jours, sur les inflammations de l'enveloppe séreuse du cerveau dite *arachnoïde*. Beaucoup d'observateurs attribuent exclusivement le délire à cette phlegmasie, comme si la substance cérébrale pouvait y être étrangère ; d'autres pensent que la pie-mère seule peut être affectée d'inflammation ; d'autres, enfin, soutiennent que le délire tient uniquement à l'inflammation de la substance grise qui occupe la partie convexe des hémisphères cérébraux. Il nous semble que l'irritation ne peut s'élever, dans l'appareil encéphalique, au degré qui correspond à l'inflammation, sans que les vaisseaux sanguins y prennent une part très active ; et, d'un autre côté, nous regardons comme certain que le délire ne saurait exister sans une excitation des fibres blanches de l'encéphale, qui constituent évidemment son système nerveux particulier. Par ces données, on peut, ce nous semble, établir comme certain que l'inflammation se développe d'abord dans la pie-

Le second fait auquel nous devons porter attention, c'est que les nerfs (il s'agit ici des cor-

mère, d'où elle peut se propager, en convergeant, vers la substance grise et la substance blanche, en divergeant, vers l'arachnoïde, et même jusqu'à la dure-mère, et jusqu'aux os, comme le prouvent les crânes éburnés des fous : il est facile de concevoir qu'un foyer d'inflammation, occupant une étendue plus ou moins considérable dans le réseau vasculaire sanguin qui enveloppe le cerveau, se propage aux capillaires de la substance grise, et lance asses d'irritation dans la matière nerveuse des fibres blanches pour occasioner le délire. Il y aurait ensuite beaucoup de choses à dire sur les nuances légères de l'irritation de ces mêmes tissus, sur les cas où elle agit sur le vasculaire sanguin dans une nuance au-dessous de l'inflammation suppuratoire, sur ceux où elle réside plus particulièrement dans la matière nerveuse de la substance blanche, et dans telle ou telle région de cette substance, c'est-à-dire dans telle ou telle section de l'appareil nerveux intra-crânien; mais il ne faudrait parler qu'appuyé sur des masses de faits. Nous reviendrons sur ce sujet. Ce que nous croyons pouvoir ajouter ici, concernant le mode de production des arachnoïdites, c'est que l'inflammation *non traumatique* s'établit de deux manières dans l'encéphale : 1° tantôt elle s'y développe par cause morale, et alors l'irritation commence dans la fibre blanche, agite d'abord les nerfs intra-crâniens sous les formes appelées délires et convulsions, et finit par agir sur les capillaires sanguins, où elle produit l'inflammation ; 2° tantôt l'irritation, ré-

dons) étant en partie formés de ce même tissu lamineux que nous avons dit être le plus propre de tous à contracter les inflammations, les nerfs sont exposés à ce mode d'irritation, qui doit s'y développer plus ou moins, suivant que ce même tissu, qui forme leur névrilème, est plus ou moins abondant, serré ou condensé. En effet, sans parler des causes vulnérantes, qui peuvent atteindre les nerfs aussi bien que tout autre organe, il en est d'autres qui dirigent et fixent l'irritation dans les branches nerveuses, et l'y portent jusqu'au degré de la phlegmasie. Les inflammations des gros cordons nerveux des lombes, des cuisses, des bras, ne sont pas rares à la suite de l'impression du froid et de la suppression des hémorrhagies et des phlegmasies cutanées ou articulaires; il en résulte des douleurs et des convulsions locales qui sont connues sous le nom de névralgies. Ces mêmes affections peuvent être déterminées, dans toutes les branches nerveuses de l'extérieur du corps,

gnant déjà dans un autre tissu vasculaire sanguin, se trouve propagée, par la voie des sympathies organiques, dans ceux de la pie-mère et de l'arachnoïde. Les folies et les arachnitis par causes morales n'appartiennent-elles pas à la première section? Les folies et les arachnitis par gastro-entérite ne rentrent-elles pas dans la seconde?

par l'irritation d'un seul cordon dépendant de ces branches, qui se trouverait plongé dans un foyer d'inflammation. Les inflammations des racines dentaires, en attaquant le cordon nerveux qui s'y insère, suffisent pour développer et entretenir des névralgies dans les différentes branches de la cinquième paire et du nerf facial. Voilà donc une seconde espèce de névroses qui appartient exclusivement à la deuxième section de l'appareil nerveux, et qui se rapporte à l'irritation inflammatoire. On voit assez que, d'une part, elle tient aux irritations vasculaires des organes, et que, de l'autre, elle se lie à celles de l'appareil sensitif interne ou encéphalique, puisque la perception de la douleur suppose toujours l'excitation de ce dernier tissu, et que toute excitation peut s'élever au degré de l'irritation.

Cette dernière réflexion nous rappelle le grand fait auquel se rattachent les névroses de la troisième division. Il s'agit évidemment des cas où la substance cérébro-rachidienne est excitée au degré qui correspond à l'irritation. Elle peut le devenir d'abord par suite des deux premières divisions de l'état nerveux; car le délire, les convulsions, la folie, qui dépendent de l'irritation plus ou moins intense du cerveau et de ses membranes, peuvent être provoqués par la piqûre, la déchirure, le pincement d'un cordon nerveux fort éloigné de la tête, aussi bien que par les phlegmasies aiguës et chroniques des viscères. Viennent ensuite les irritations primitives de l'encéphale, et cette section comprend les mêmes affections que nous venons de nommer, c'est-à-dire les délires passagers ou durables, intermittens ou continus, et les convulsions, en tant que ces maladies sont indépendantes des causes locales extra-cérébrales, et qu'elles sont provoquées par des excitations portées directement sur l'encéphale, comme les violences externes; ou excitées dans cet appareil par les travaux intellectuels, les affections morales, la pléthore sanguine, *et cætera*. Enfin, quelle que soit la cause qui ait développé de l'irritation dans le cerveau, il peut en résulter, outre le délire, des affections soporeuses, des épilepsies, des apoplexies, des paralysies, symptômes qui signifient que l'irritation de l'encéphale est devenue vasculaire et qu'elle participe de l'état inflammatoire, dont les conséquences sont l'engorgement sanguin, la suppuration, l'endurcissement, les extravasations de sang et de lymphe, les ulcérations, et des dégénérations plus ou moins considérables, squirrheuses, cartilagineuses, osseuses, *et cætera*, tenant au vice de la nutrition, et toujours analogues à celles que l'on observe dans les autres tissus, où nous avons étudié le grand phénomène de l'irritation vasculaire.

Tel est le tableau bien raccourci des maladies de la seconde classe, de celles qui dépendent de l'irritation, soit secondaire, soit primitive. Il faut y joindre celui des affections qui sont les conséquences des deux classes: quoique non primitives, elles présentent souvent des indications qui leur méritent une attention particulière.

Le premier effet général auquel nous devons nous arrêter, c'est l'obstacle au cours du sang; il peut être partiel ou général. Il résulte toujours ou de la débilité qui a facilité l'amas des fluides dans un seul point, ou de l'irritation qui les y a fait affluer; tels sont les anévrismes du cœur et des artères, les artérites, les phlébites, les varices et les tumeurs, quelle qu'en soit la cause, qui se développent sur le trajet des principaux vaisseaux. Ce genre de maladie n'a pu être connu que depuis que les affections de nos organes ont été rapportées à leur véritable cause; aussi les anciens médecins n'en avaient-ils qu'une idée fort imparfaite.

Les obstacles au cours du sang dont l'étude offre le plus d'intérêt, sont ceux qui se forment dans le centre de la circulation. Que l'obstacle dépende de la dépression du cœur, causée par un épanchement intra-péricardien ou même pleurétique, ou qu'il vienne de la distension des parois du cœur, avec ramollissement, ou de leur induration, avec diminution de volume, sans péricardite; que la cause de cet obstacle soit dans une oreillette ou dans l'autre; qu'il procède d'une dilatation de la crosse de l'aorte et de la veine cave, ou d'une exsudation inflammatoire qui a rétréci le calibre des principaux vaisseaux voisins du cœur, en se concrétant; qu'il résulte de l'oblitération des orifices aortiques par une fongosité, une végétation des parois musculaires conservant leur vigueur, ou d'une dilatation outrée des mêmes orifices avec ramollissement de la substance charnue de l'organe; qu'il y ait hernie de ses ventricules ou déchirement de ses colonnes, les symptômes fondamentaux seront toujours les mêmes: il y en aura bien d'accessoires, appartenant à l'espèce de la lésion, mais ils seront invariables comme l'irritabilité, qui doit être l'interprète de toutes les lésions vitales; tandis que les trois suivans ne seront jamais en défaut:

1° difficulté de respiration ; 2° difficulté ou impossibilité de locomotion ; 3° difficulté ou impossibilité du sommeil.

La coïncidence de ces trois ordres de symptômes constitue le signe pathognomonique de l'obstacle central au cours du sang, et accuse, par conséquent, la stagnation forcée de ce fluide dans les vaisseaux des grands viscères et surtout dans le parenchyme des poumons. Ce sont aussi ces symptômes qui fournissent les indications fondamentales, en faisant entrevoir les suites probables du mal, et qui avertissent le médecin de la nécessité d'une exploration minutieuse pour arriver à la spécialisation de la cause particulière de l'obstacle. D'ailleurs il serait possible que cette cause ne fût que momentanée, comme un spasme du cœur, tel qu'on le voit dans quelques accès d'asthme convulsif ; car ce n'est que la persévérance des sympathies qui fournit la preuve d'un obstacle permanent au cours du sang. (Voir *les Commentaires sur la pathologie.*) Enfin, dans tous les cas désespérés, c'est encore le même groupe de symptômes qui fournit les seules indications qui restent à remplir pour alléger les souffrances et retarder le plus possible la dernière heure. Que de raisons pour exhumer du chaos de l'antique pathologie les lésions qui appartiennent à la difficulté du passage du sang à travers le double détroit du centre thoracique, afin d'en faire les caractères d'un genre particulier de maladies! Des symptômes assez nombreux se groupent autour des trois lésions dont la réunion constitue le caractère de ces affections; mais ce n'est point ici le moment d'entrer dans ces détails.

Le second effet que nous cherchons à reconnaître est l'extravasation des fluides séreux, ou les hydropisies. Tantôt occasionées par la débilité directe résultant de l'épuisement de l'excitabilité, comme à la suite des grandes pertes de sang, de la disette, d'un régime aqueux, d'un air humide, etc.; tantôt déterminées par l'irritation qui les produit directement par une exhalation intérieure vicieusement substituée aux excrétions séreuses dépuratives, ou les provoque indirectement par les inflammations aiguës qu'elle allume, les hydropisies sont, comme on voit, quelquefois primitives, et le plus souvent consécutives; mais, dans ce dernier cas, elles deviennent toujours, pour l'être vivant, une cause d'irritation secondaire, de souffrance, et présentent constamment, outre les indications de la maladie dont elles résultent, celle de provoquer l'évacuation de la sérosité extravasée : c'est ce qui nous oblige d'en faire un genre particulier de maladies dans le détail desquelles il ne nous est pas loisible d'entrer.

Le troisième effet constant des maladies de toute espèce est de porter atteinte à la force assimilatrice, et d'empêcher l'élaboration parfaite de nos humeurs. De là résulte un certain nombre de symptômes qui se rapportent à la cacochymie et au scorbut des auteurs. Ces maladies sont encore caractérisées par l'indication d'un certain genre d'alimentation ; par cette double raison, elles méritent d'être traitées séparément.

Le scorbut peut aussi être primitif, et alors il dépend d'alimens de mauvaise qualité, ou d'un air froid, humide, sombre, malsain. Il a toujours pour signes caractéristiques, d'une part, le défaut de contractilité de la fibrine des muscles, cause générale de la langueur des malades et de l'affaiblissement de la locomotion; et de l'autre, des extravasations de sang dans la peau et dans le tissu sous-cutané. Mais il est important d'ajouter à cela : 1° que la membrane interne du canal digestif a toujours reçu la première atteinte, comme étant l'organe assimilateur par excellence ; ce qui expose les malades aux phlegmasies chroniques et aux hémorrhagies de ce canal, y compris celles des gencives ; 2° que les scorbutiques sont loin d'être exempts de phlegmasies dans les autres organes, mais qu'ils en contractent d'autant plus facilement que l'une des causes les plus puissantes du scorbut, le froid humide, les y expose continuellement ; 3° que l'inflammation se montre dans deux nuances chez les scorbutiques (*a*), la chronique apyrétique, celle des gencives et de la membrane muqueuse digestive, qui n'empêche pas le scorbut d'être *froid* (*b*) ; l'aiguë et fébrile, qui peut se manifester dans tous les organes ; ce qui constitue le *scorbut chaud* des auteurs ; et que les scorbutiques sont également susceptibles des irritations intermittentes ; 4° que les tissus des scorbutiques, jouissant d'une force de cohésion et d'une force d'affinités organiques moins grandes que ceux des autres sujets, sont aussi beaucoup plus exposés aux désorganisations : de là la production des anévrismes du cœur par le scorbut, des déchirures des muscles par des efforts de contraction assez modérés, de larges ecchymoses par des contusions légères, enfin la rapidité étonnante avec laquelle les phlegmasies produisent la désorganisation chez les scorbutiques; 5° enfin qu'il y a toujours deux genres d'indications dans le scorbut, (*a*) l'indication tirée du vice de l'assimilation, qui exige l'emploi des alimens frais, végétaux surtout, d'un air sec, renouvelé, et de la lumière; (*b*) l'indication fournie par les inflammations compliquantes auxquelles on oppose les mêmes moyens que chez les autres sujets, mais avec plus de réserve sous le rapport des émissions sanguines. Pour toutes ces raisons, le scorbut doit être traité séparément dans un ouvrage de pathologie.

Le quatrième effet général que nous avons à signaler est la débilité consécutive aux irritations que nous avons rapidement parcourues. La faiblesse est en effet le résultat commun de toutes nos maladies, et l'indication de rendre les forces se présente constamment après celle de les diminuer. Tous les tissus dont le système vasculaire a été engorgé par l'irritation, s'affaiblissent, se relâchent au bout d'un certain temps, et la somme des forces générales est plus ou moins diminuée : tous les nerfs dont l'action a été exagérée perdent du plus au moins leur excitabilité et tombent quelquefois dans une paralysie complète. Les nerfs cérébraux, en particulier, se paralysent constamment lorsque l'irritation a désorganisé leur point d'insertion, soit au cerveau, soit à la moelle rachidienne. Dans ces différens cas, la somme générale des forces est constamment plus ou moins diminuée, et l'indication de stimuler est toujours tempérée par celle de ménager l'excitabilité des organes; c'en est assez pour constituer un genre particulier de maladies.

Telle est l'histoire générale de l'irritation, tel est le tableau raccourci de la doctrine physiologique. Aucun phénomène vital, soit dans l'état normal, soit dans l'état anormal, ne peut en être soustrait; les médecins n'ont à choisir qu'entre deux manières de philosopher: ou il faut qu'ils soient physiologistes, et ils ne peuvent l'être qu'en prenant pour guide l'irritabilité; ou ils doivent être empiriques, et alors ils sont exposés à d'innombrables contradictions théoriques et pratiques, et alors ils ne peuvent tirer qu'un bien faible parti des observations qu'ils auront faites. Nous avons plusieurs fois traité cette question dans des discours prononcés à l'ouverture de nos cours publics et particuliers, et dans l'*Examen des doctrines médicales*; mais, pour en faire mieux ressortir la haute importance, nous allons traiter de la folie, l'une des maladies qui ont été envisagées de la manière la plus empirique par les anciens, et dans laquelle cependant il est le plus urgent de porter les lumières d'une médecine rationnelle. En choisissant la folie pour donner un exemple de l'application des principes physiologiques qui viennent d'être exposés, aux maladies en particulier, nous avons un double objet : celui de contribuer, autant que nos moyens nous le permettent, au perfectionnement de la thérapeutique de cette déplorable infirmité, qui n'a pas encore été ralliée, *ex professo*, à nos principes, et celui de la faire servir aux progrès de la science de l'entendement humain et à la destruction de l'ontologie.

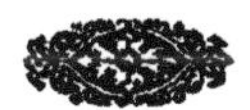

DE L'IRRITATION

ET

DE LA FOLIE.

SECONDE PARTIE.

DE LA FOLIE CONSIDÉRÉE SELON LA DOCTRINE PHYSIOLOGIQUE, ET RALLIÉE AU PHÉNOMÈNE DE L'IRRITATION.

CHAPITRE PREMIER.

DES CAUSES DE LA FOLIE.

La folie est, pour le médecin, la cessation prolongée du mode d'action du cerveau, qui, dans l'état normal, est le régulateur de la conduite des hommes, et auquel tient cette faculté que l'on appelle la *raison*; mais il faut que les malades puissent s'acquitter, en grande partie, des fonctions des autres organes, pour qu'on leur donne la qualification de fous; car on ne considère pas comme tels les frénétiques et beaucoup de malades attaqués de phlegmasies aiguës, qui sont aussi dépourvus de raison. Privé de cet instrument, l'homme ne peut plus résister aux impulsions aveugles de l'instinct, et cet instinct lui-même est plus ou moins dépravé dans la folie : de là la possibilité de tous les genres d'aberrations dans les discours et dans les actes des hommes frappés d'aliénation mentale.

Le cerveau, ou plutôt l'appareil encéphalique, qui se compose du cerveau proprement dit, du cervelet, de la protubérance annulaire et de la moelle alongée, centre commun de tout le système nerveux, le cerveau, dis-je, est l'organe de l'instinct et de l'intellect, et ces deux facultés s'altèrent toujours avec le cerveau. L'appareil encéphalique ne peut obéir à des lois différentes de celles qui régissent les autres organes : les dérangemens de l'instinct et de l'intellect ne peuvent donc résulter que de l'excès ou du défaut de l'excitation de l'encéphale. (*Voir* le chapitre IV de la première partie.) Le défaut primitif d'excitation ne produit point de dépravation durable dans l'instinct et dans l'intellect ; la folie ne peut donc provenir que de la surexcitation ou irritation de l'encéphale.

Les causes de la folie peuvent être classées

de la même manière que celles de toutes les autres maladies, c'est-à-dire qu'elles se réduisent aux influences des puissances hygiéniques et aux influences des autres maladies sur l'encéphale.

Ces causes peuvent se prêter à la même division que l'on fait subir à celles de toutes les autres maladies d'irritation, c'est-à-dire qu'on peut les considérer suivant les puissances hygiéniques auxquelles elles appartiennent. Nous placerons en tête les *percepta*, comme les causes les plus influentes sur la production des maladies mentales, et nous les désignerons sous le titre de *causes morales*. Or, nous y rencontrons deux modes d'excitation qui n'ont rien que de physique : des passions trop exaltées, que nous nommons les premières comme les plus influentes, et les travaux intellectuels poussés trop loin. Les passions ont pour effet d'appeler le sang au cerveau et d'activer l'innervation, d'où résulte l'excitation simultanée du cœur, des poumons, de l'estomac, dont le foie partage les érections vitales, des organes génito-urinaires, et même de tout l'appareil locomoteur. Les passions peuvent se rapporter au plaisir ou à la douleur. Les unes et les autres, dans leur état de simplicité, agitent violemment le système nerveux; mais il est des situations morales où les hommes éprouvent successivement, et avec une extrême rapidité, des sensations de plaisir et des sensations de douleur. C'est ce cruel état, tel qu'on l'observe dans les élans de l'ambition, de l'orgueil, de l'amour-propre déçu; dans l'envie, la jalousie, les alternatives d'espérance et de désespoir, etc., qui porte les plus rudes atteintes à la raison.

Les travaux intellectuels, poussés trop loin, peuvent apporter du dérangement dans les idées, d'abord par l'excitation que suppose une attention soutenue et l'oubli du sommeil, ensuite par les mouvemens passionnés qui s'y mêlent presque toujours, tels que l'ambition, la jalousie, l'amour-propre exalté ou humilié. La tristesse et la terreur, considérées agissant isolément sur nos organes, ont un effet sédatif apparent, puisqu'on les voit ralentir le pouls et paralyser les muscles locomoteurs. Toutefois, la sédation n'est pas complète : il y a toujours un mode d'excitation encéphalique qui appartient à l'attention, et certes on ne peut nier que ce ne soit un des plus actifs. Cette érection vitale encéphalique, ou ce mode constant d'innervation, peut empêcher les autres modes dans le plus haut degré de la tristesse, de la terreur, de la surprise, et causer une mort subite : mais toutes les fois que ce malheur n'arrive pas, il se développe une innervation réactive qui tend, comme les excitations directes des passions vives, à l'inflammation.

On n'observe jamais que la folie par cause morale se déclare chez un sujet neuf, sans être, à son début, accompagnée de cette excitation sanguine dont le tableau va être donné incessamment.

Les enfans sont peu susceptibles des folies par causes morales, parceque les impressions sont moins durables chez eux que chez les adultes ; mais l'intensité de ces impressions peut suppléer à leur durée : d'ailleurs il est quelques enfans qu'un développement prématuré de l'encéphale rend susceptibles d'une mélancolie capable de les conduire aux aliénations mentales.

Dans l'action des autres matériaux de l'hygiène, ou dans les causes physiques, nous ne voyons encore que l'excitation de divers organes. Nous placerons en tête celle du cerveau lui-même, relative aux *applicata*, et à quelques maladies voisines de l'encéphale occasionées par les plaies, les contusions de la tête, les commotions du cerveau, l'inflammation du cuir chevelu dans les cas d'érysipèle par cause interne, d'érythème par cause externe, d'insolation, de phlegmon des parotides; en un mot, par tous les foyers d'inflammation qui avoisinent l'organe de la pensée, parceque l'irritation peut facilement se propager jusqu'à lui.

Après les excitations voisines, nous trouvons, comme les plus influentes, celles de l'estomac, du duodénum et du foie, qui peuvent être occasionées par plusieurs puissances hygiéniques, mais qui dépendent le plus souvent des *ingesta* et des *percepta*. En effet, une foule de personnes contractent, sous l'influence d'un régime trop excitant, par des poisons ou par des médications surirritantes, des gastrites chroniques qui, après les avoir tenues plusieurs années dans l'état d'hypochondrie et de névropathie, finissent par les conduire à l'aliénation mentale. D'autres perdent la raison, par la même cause, au bout d'un temps beaucoup moins long. S'il est extrêmement court, et que la gastrite soit aiguë, le délire n'est plus dit folie : il rentre dans la frénésie et dans les délires fébriles. Mais ce qu'il y a de bien remarquable, c'est que souvent les causes morales, celles même qui agissent le plus directement sur le cerveau, ne produisent la folie qu'après avoir développé et entretenu pendant quelque temps des inflammations gastriques, comme si l'encéphale avait besoin, chez certains sujets, de la réaction des viscères pour arriver à un haut degré d'irritation. C'est le cas de plusieurs mélancoliques par nostalgie, par amour malheureux, par perte de fortune, par blessures faites à l'amour-propre, etc., qui ne perdent la raison qu'après avoir long-temps souffert de la gastro-entérite avec symptômes de névropathie. Au surplus, on ne doit pas s'en étonner, puisque chez bien des personnes les commotions morales, quoique reçues par le cerveau, produisent dans le moment moins d'effet sur l'organisation de ce viscère que sur celle du cœur, des poumons ou de l'estomac. Le cerveau ne souffre jamais seul, comme nous l'avons démontré dans notre Traité de physiologie. On parviendra peut-être même à prouver que la sensation, au moins pour les physiologistes, se compose d'un cercle d'excitation parcourant l'encéphale et les extrémités nerveuses. Mais une tâche assez pénible, qui nous est maintenant imposée, nous empêche de traiter cette question, qui d'ailleurs serait ici parfaitement à sa place.

Les excitations des autres viscères, du cœur, des poumons, des gros intestins, de la rate, des reins, de la vessie, quelle que soit l'influence hygiénique à laquelle on puisse en attribuer l'origine, ne troublent la raison que dans leurs plus hauts degrés d'intensité, lorsqu'elles se présentent sous la forme d'inflammations aiguës : mais alors le délire ne porte pas le nom de *folie*.

Nous n'en dirons pas autant de la surexcitation des organes sexuels, à laquelle contribuent les *percepta*, les *ingesta* et même les *applicata*, sans parler des autres causes. Plus nerveux, ou du moins plus riches en nerfs de relation que les organes précédens, et non moins pourvus qu'eux de nerfs provenant du grand sympathique, les viscères générateurs partagent avec l'estomac, qui abonde également en ces deux sortes de nerfs, la propriété d'exciter vivement l'encéphale. Ajoutez à ce privilége celui d'entraîner sympathiquement l'estomac et tous les nerfs épigastriques dans leur surexcitation, et vous saurez pourquoi les femmes hystériques et les nymphomanes sont exposées à tomber dans la folie. Cette influence est beaucoup moindre chez l'autre sexe.

Dans tous ces cas, l'irritation agit d'abord

sympathiquement sur le cerveau, et celui-ci plus tard s'affecte idiopathiquement, sans qu'elle abandonne l'organe primitivement attaqué.

Le dernier ordre de causes physiques se compose des déplacemens d'irritation. Celles des autres parties cessent, et le cerveau s'affecte aussitôt. Il est rare que les viscères soient le point de départ de ces sortes de métastases : on les voit fréquemment agir sur l'encéphale, mais c'est ordinairement sans cesser eux-mêmes d'être irrités, comme nous venons de le faire remarquer; seulement ils le paraissent moins quand le cerveau souffre davantage; mais alors il leur renvoie toujours assez d'excitation pour les empêcher de guérir complètement, s'ils y étaient disposés. Les organes extérieurs, et surtout la peau, les embouchures des membranes muqueuses et les articulations, sont plutôt ceux que l'irritation abandonne pour se porter sur les viscères; et le cerveau, pour peu qu'il soit prédisposé, ne manque jamais d'être fortement attaqué. Notez encore qu'il l'est presque toujours avec l'estomac et le cœur, ce qui donne plus de gravité à ces métastases. Ici se placent toutes les folies dépendantes de la disparition subite des dartres, des érysipèles, des hémorrhagies naturelles ou artificielles, des vieux ulcères, des exsudations croûteuses, des sueurs partielles, fétides, épaisses, extraordinaires; disparitions qui se rattachent aux *excreta* des hygiénistes, à la rétrocession de la goutte et du rhumatisme, etc.

Les folies, si communes à la suite des couches, ne naissent pas sous l'influence d'un seul organe; tous sont dans un état de surexcitation à cette époque si remarquable. La congestion est imminente pour tous; et si les évacuations nécessaires sont interrompues, une cause assez légère peut la fixer sur le cerveau, comme sur tout autre appareil viscéral; et cette cause déterminante est souvent de l'ordre moral.

Comme toutes ces causes ne produisent pas toujours et nécessairement la folie, on est forcé d'admettre une prédisposition chez les individus auxquels elles l'occasionent. Cette prédisposition ne peut tenir qu'à l'excessive irritabilité de l'encéphale, ou bien à son développement vicieux. En effet, trop irritable, l'encéphale conserve trop long-temps les stimulations qu'il a reçues, et passe à l'état d'irritation permanente. Peu développé et trop faible, il ne peut résister aux impulsions violentes des passions, aux érections vitales excessives qui accompagnent les grands efforts d'attention et de mémoire. Trop développé, au contraire, le cerveau nous donne une facilité prodigieuse, qui nous rend les travaux intellectuels fort agréables. Dans le second mode d'organisation, la surexcitation vient de notre faiblesse intellectuelle; dans le troisième, elle résulte de notre force, par l'abus que nous faisons d'une jouissance qui est devenue notre premier besoin. C'est ainsi qu'un estomac faible s'irrite pour une dose modérée de vin, et un estomac fort pour une dose quadruple, à laquelle on s'expose d'autant plus hardiment, qu'on a moins eu à souffrir des premiers excès. L'état mitoyen est le moins sujet aux grandes secousses, *medio tutissimus ibis*.

CHAPITRE II.

DE L'INCUBATION DE LA FOLIE : DEUX FORMES Y SONT A NOTER.

Lorsque l'encéphale est surexcité d'une manière un peu durable par les passions et les efforts d'attention et de mémoire, la folie est imminente. Elle l'est également lorsque l'encéphale est continuellement stimulé par les irradiations qui partent de l'estomac surirrité chez les deux sexes, et des organes génitaux en état de phlogose subaiguë chez la femme, parceque cet état est toujours accompagné d'une irritabilité générale de l'appareil nerveux, qui fait que toutes les sensations sont trop vives. De là deux modes d'incubation et d'explosion de la folie, l'un cérébral, et l'autre non cérébral; et l'un et l'autre peuvent être aigus ou chroniques.

L'incubation cérébrale aiguë, effet de l'influence des causes actives chez un sujet jeune et irritable, n'est autre chose qu'une irritation du cerveau, marquée par la chaleur de la tête, la rougeur de la face et des yeux, les céphalalgies, les vertiges et le trouble des idées. Cet état peut aussi être la suite d'une inflammation cérébrale aiguë. Les malades se sentent forcés de contempler certaines images qui les obsèdent; ces images se combinent d'une manière insolite et monstrueuse : c'est en vain que la raison les repousse ; elles insistent, et le malade a la conscience qu'elles sont sur le point de lui paraître des réalités, et de lui enlever ce qui lui reste de raison. Il éprouve secondairement un trouble dans les facultés digestives, de la soif, de l'inappétence ou un excès d'appétit, de l'amertume à la bouche, de la chaleur et des pulsations à l'épigastre, des palpitations et des espèces de bonds à la région du cœur, des étouffemens, des tressaillemens, des surprises, des insomnies, une agitation indicible, de la tristesse ou de l'irascibilité, de la fureur, des impulsions à mal faire, produit d'un instinct dépravé par l'irritation ; impulsions auxquelles il résiste d'abord, et auxquelles il ne cède qu'après avoir perdu la raison.

L'incubation cérébrale chronique ne diffère de la précédente que par un moindre degré d'intensité ; elle est souvent le résultat de causes morales qui ont agi moins vivement, ou bien elle dépend d'un moindre degré de vigueur, d'irritabilité et d'énergie du système sanguin. Elle dure souvent plusieurs mois et même des années. On l'observe le plus souvent chez des personnes d'un caractère singulier, original, d'un jugement faux, qui aiment la retraite, qui ont toujours été cachées, n'ont jamais senti le besoin des épanchemens et des confidences de l'amitié, et ont même été souvent taxées d'une espèce de folie, quoique ce mot ne fût pas pris dans sa plus forte acception. En général, ces sortes de têtes, qui ne sont point à l'unisson avec le commun des hommes, travaillent continuellement, selon l'expression vulgaire, c'est-à-dire s'excitent trop vivement pour des causes qui produisent peu d'effet sur les autres, et sont dans un état continuel d'irritation, qui les conduit insensiblement à la folie. L'incubation cérébrale aiguë et la chronique peuvent être également l'effet du peu ou du trop peu de développement du cerveau, et de la facilité ou de la difficulté aux opérations intellectuelles. Mille circonstances peuvent introduire des variétés dans le degré d'intensité des causes qui sollicitent la suraction du cerveau.

Dans cette dernière incubation, l'essor de la folie est comprimé à plusieurs reprises par la raison, qui résiste bien plus long-temps que dans la précédente. Souvent même la folie existe depuis bien du temps avant qu'on la distingue ; car d'ordinaire on ne donne ce nom qu'à un surcroît d'irritation déterminé par quelque cause accidentelle, qui ne fait que substituer un état aigu ou subaigu à l'état chronique habituel.

L'incubation cérébrale peut encore être la suite d'une irritation du cerveau qui s'est montrée sous une forme différente de celle de la folie : de longues migraines, des attaques répétées de coups de sang, ou congestions apoplectiques, et de paralysies incomplètes, l'habitude de la catalepsie, de l'extase, de l'épilepsie, constituent autant de causes prédisposantes et déterminantes de la folie ; et celle-ci peut éclater tantôt sous la forme aiguë, tantôt sous la forme chronique, selon les forces du sujet, tantôt enfin sous celle de la démence, état plus fâcheux encore, dont il sera parlé incessamment.

L'incubation non cérébrale est le plus souvent gastrique. Il s'agit des malades que l'on appelle vulgairement hypochondriaques, et de quelques uns de ceux que l'on désigne sous le nom de mélancoliques. Ils peuvent joindre à la gastrite chronique qui les tourmente, l'une des prédispositions cérébrales sus-mentionnées, et alors il existe une double irritation, qui tend à affaiblir la raison. L'irritation est triple si les organes génitaux sont simultanément affectés, comme on l'observe chez certaines femmes hystériques et nymphomanes.

Les signes de la gastrite sont ici tels qu'on les voit dans leur état d'isolement : sensibilité ou douleurs perçues à l'épigastre et dans le fond de l'un ou l'autre hypochondre, vents, renvois alimentaires ou nidoreux, lenteur des digestions, constipations et diarrhées irrégulières, langue rouge, et autres symptômes de la gastro-entérite, auxquels il faut ajouter une foule de sensations plus ou moins insupportables à la tête, dans les organes du mouvement, et même dans l'intérieur du corps. Tous ces maux tourmentent l'esprit des malades, les disposent à la tristesse, à la solitude, aux réflexions continuelles sur l'état de leurs organes, aux insomnies, à la lecture des livres de médecine, à la recherche des secrets, des charlatans : ils se figurent avoir toutes les maladies dont ils entendent parler; une foule de maux imaginaires les assiégent; ils sont sujets de temps en temps aux hallucinations. Quoique éveillés, et en plein jour, ils croient entendre des voix qui les appellent, sentir quelqu'un qui les saisit par les cheveux, *et cætera*. Leurs songes sont effrayans, et, bien que réveillés, ils s'imaginent encore voir ou entendre les objets qui les occupaient dans le sommeil. Les femmes hystériques se sentent d'abord tourmentées par un sentiment de chaleur et d'âcreté aux organes sexuels; elles ont souvent des fleurs blanches, leurs règles sont irrégulières, le col utérin est brûlant, et si l'on soulève l'utérus avec le doigt, on fait souvent renaître le sentiment d'étouffement et d'ascension d'une boule vers la gorge, preuve certaine que l'hystérie n'est pas purement cérébrale, comme on a voulu le soutenir. Les désirs vénériens se joignent souvent à cet état; ce qui constitue la nymphomanie, à laquelle peuvent encore s'ajouter les regrets d'un objet chéri, ou le chagrin de ne pouvoir obtenir celui qu'on désire.

Les phénomènes correspondant à l'irritation chronique des voies digestives peuvent s'associer, et s'associent en effet très souvent à cet appareil de symptômes.

Tous les individus en proie à ces différentes séries d'accidens inflammatoires et nerveux sont dans une prédisposition à la folie. Quand leurs insomnies, leurs rêves en état de veille (hallucinations), deviennent les symptômes prédominans, ils sont plus que prédisposés, on peut les considérer comme dans un état de folie commençante, c'est-à-dire dans cet état où la raison résiste à peine aux suggestions d'une imagination trop active, et doit incessamment succomber. On doit mettre sur la même ligne, et regarder comme déjà fous ceux qui, quoique raisonnant juste, parlent avec une extrême précipitation, ayant les yeux brillans, la face colorée, les traits mobiles, gesticulant, s'agitant, et marchant avec précipitation, comme s'ils étaient excités par le vin ou par le café : ces sujets sont fort irascibles, et la plus légère contrariété suffit pour les faire passer à l'état de manie furieuse dont ce genre d'excitation est, selon tous les manigraphes, le prélude le plus ordinaire.

Tous les infortunés que de longs et profonds chagrins, la perte de leur fortune, des blessures faites à l'amour-propre ou à l'honneur, une conscience bourrelée par les remords, un désespoir caché, le désir de revoir leur pays, leurs amis, tout ce qui leur est cher, rendent tristes, soucieux, solitaires, et maintiennent dans un état de pâleur et de maigreur, se rattachent nécessairement à la double série dont je viens d'offrir le tableau.

Les enfans sont peu exposés à la folie délirante avant l'âge de dix ans : ils n'ont pas assez d'idées ni d'opinions bien arrêtées pour qu'on puisse en observer le désordre persévérant. Ceux qui sont le plus avancés sous ce rapport y sont le plus exposés. Mais si les autres n'ont pas le délire de l'intellect, en revanche, ils ont toujours, dans leurs maladies aiguës, le délire de l'instinct, si je puis parler ainsi, c'est-à-dire des dépravations des goûts, des appétits et des affections, qui dépendent des mêmes causes que le délire proprement dit.

Les femmes sont plus prédisposées que les hommes à la folie, ce qu'on ne peut attribuer qu'à une plus grande irritabilité, et à un moindre développement de l'encéphale, surtout dans les régions qui président aux phénomènes intellectuels.

On doit comprendre maintenant combien est grave le danger des rétrocessions des phlegmasies extérieures, des excès de boissons, des affections morales inattendues, des impatiences, de l'action du soleil sur la tête, et même de l'impression d'une température subitement refroidie, chez toutes les personnes qui se trouvent dans les diverses conditions qui viennent d'être énumérées : il peut en résulter une exaspération subite de l'irritation cérébrale, qui développe un accès de manie furieuse. Mais, de ces causes, les plus puissantes sont celles qui tiennent à l'excitation intellectuelle.

Il est des cas où la folie débute inopinément à la suite d'affections morales très fortes, extraordinaires, comme un affront reçu en public, de la part d'un grand personnage, ou par l'effet de la suppression des menstrues; en un mot, par des causes accidentelles qui ont agi vivement sur les fibres nerveuses de l'encéphale, mais qui n'ont pas eu le temps de modifier profondément la vitalité du système vasculaire, d'allumer un mouvement fébrile, ou d'entretenir une des formes d'incubation dont nous venons de donner l'idée. Elle s'annonce tout simplement par des actes d'extravagance qui étonnent les assistans. Les organes de la digestion sont d'abord peu lésés, et la folie est en quelque sorte plus nerveuse et plus exclusivement cérébrale que dans les cas ordinaires, sans que pourtant l'irritation qui la constitue soit tout-à-fait indépendante du phénomène de l'inflammation. Toutefois il ne manque jamais de se développer immédiatement dans l'espace de quelques jours.

CHAPITRE III.

CARACTÈRES DE LA FOLIE.

La manie déclarée se manifeste sous plusieurs formes ; elle est aiguë ou chronique, générale ou partielle, etc.

MANIE AIGUE OU AVEC AGITATION.

Elle est avec fureur ou sans fureur; dans l'un et l'autre cas, elle est générale, et toujours, en même temps, instinctive et intellectuelle.

A. La *manie aiguë furieuse* est le plus haut degré de la folie, celui qui se rapproche de la frénésie. On la nomme délire aigu; mais le plus haut degré d'activité du délire, en général, est celui des phlegmasies aiguës du cerveau, et la manie furieuse ne se place qu'au second rang comme irritation active, mais susceptible de longue durée, c'est-à-dire subaiguë. C'est toujours le plus haut degré de ce qu'on appelle folie : tous les autres s'y élèvent quand les malades sont fortement excités, à moins que les sujets ne soient déjà épuisés. Les fous dans cet état s'agitent, vocifèrent, s'irritent pour peu de chose, et même sans provocation, mais beaucoup plus si on leur parle : il suffit de causer avec eux pour que leur exaltation s'élève bientôt au plus haut degré. Leurs propos sont incohérens, leurs yeux animés, leurs forces musculaires prodigieuses : on est toujours obligé de les contenir; car ils sont dominés par l'envie de briser, de détruire tous les objets qui leur tombent sous la main. Ils tueraient les personnes qui les approchent si l'on ne se rendait maître d'eux. Quelques uns de ces malades, chez qui l'accès avait débuté inopinément, avaient déjà égorgé plusieurs personnes avant qu'on eût pu les saisir et les contenir : plusieurs tournent leur fureur contre eux-mêmes, et se poignardent ou se précipitent ; c'est quelquefois leur premier acte de délire. Leur pouls est petit et concentré, plus ou moins vif. Quelquefois ils ont à peine de l'accélération dans les pulsations du cœur. Quand ils n'ont point encore été saignés, on leur voit la figure vultueuse, les veines gonflées; on leur trouve la peau chaude, la langue rouge, de la sensibilité, mais bien confuse à l'épigastre, de l'inappétence, et quelquefois une nuance de jaune autour des yeux. Ils peuvent rester long-temps dans cet état déplorable, sans sommeil, sans aliment, sans sentir l'impression du froid, vociférant et blasphémant jour et nuit, faisant effort pour briser leurs liens, et toujours très dangereux s'il leur arrive d'y réussir. On ne saurait expliquer comment la vie peut tenir à une dépense d'innervation cérébrale et musculaire comme celle qui se fait parfois durant deux, trois, quatre mois de suite, quelquefois même durant plus d'un an, chez ces malheureux. On en voit qui, bien qu'exténués par deux et trois mois d'abstinence volontaire, jouissent encore d'une force musculaire correspondante à la fureur qui les transporte. C'est à nos yeux la plus étonnante de toutes les manies, à cause de l'immense déperdition de force nerveuse; ce qui suppose une réparation dont la source n'est pas appréciable. Comment concevoir qu'une femme grêle, et qui ne prend rien de substantiel, puisse rester plusieurs semaines à demi nue, dans le cœur de l'hiver, avec une faible impulsion du sang vers la peau, le pouls étant petit et concentré, sans contracter des rhumes ou des douleurs rhumatismales? C'est pourtant ce qu'on observe, et ce qui ne peut être attribué qu'à une exaltation de la force nerveuse dont nous n'avons point l'explication première. N'oublions pas toutefois que ces sortes de fous ont toujours la tête chaude, et que par conséquent c'est à l'excitation nervoso-sanguine du cerveau qu'ils doivent leur faculté de résistance à l'abstinence, au froid et à la douleur. On est d'abord surpris de la facilité avec laquelle guérissent, sans aucun remède, les contusions et les déchirures qu'ils se font ; mais quand ils sont épuisés par la prolongation de l'excitation nerveuse, leurs plaies et leurs contusions passent facilement à la gangrène.

Ce qui excite la fureur de ces espèces de fous, c'est toujours ou la persuasion qu'on les attaque, qu'on les poursuit, qu'on en veut à leurs jours, d'après une ou plusieurs histoires fausses, sortes de romans que leur imagination façonne sans cesse ; ou d'après l'aspect, les discours, les menaces, les gestes d'êtres imaginaires, corporels ou spirituels, auxquels ils adressent la parole ; sortes d'illusions que l'on appelle des *hallucinations*. La plupart des personnes qui se présentent à ces insensés sont de suite placées parmi leurs ennemis ou leurs persécuteurs ; et c'est en cette qualité qu'ils veulent les immoler. On aurait tort de les supposer toujours dénués de tout raisonnement : ils parlent et agissent, dans bien des cas, conséquemment aux rêves de leur imagination délirante ; mais leurs raisonnemens sont si rapides qu'il est rarement possible de les suivre. On a pourtant quelquefois la certitude, par des aveux faits après la guérison, qu'ils ne raisonnent pas toujours leurs mauvaises actions, et qu'ils les font d'après des impulsions organiques ou instinctives irréfléchies. Mais ce vice est plus fréquent dans une folie moins impétueuse que celle-ci.

B. Manie aiguë sans fureur.

Après la manie furieuse avec agitation, on doit en placer une autre où l'agitation existe aussi, mais sans fureur. On y remarque, avec le besoin incoercible de s'agiter en marchant et gesticulant, un visage rouge, des yeux brillans, la tête chaude, une faculté de résister au jeûne et à la fatigue, qui atteste l'excès de l'innervation sur les viscères assimilateurs et sur l'appareil musculaire; une loquacité bruyante toujours fondée, comme la précédente, ou sur la supposition d'évènemens faux, gais ou tristes, qui leur seraient arrivés, ou sur l'aspect et les accens d'êtres imaginaires auxquels ils adressent la parole (*hallucinations*). Ces malades sont ordinairement renfermés, mais non contenus par des liens, à moins que la fureur et le désir de détruire ne s'ajoutent aux autres symptômes; ce qui arrive quelquefois, et par le seul effet d'un surcroît d'irritation.

La durée de cet état est aussi très variable. Ces insensés ont souvent, comme les furieux, une série d'idées prédominantes que l'on ne saisit pas toujours facilement; mais ils divaguent, ainsi qu'eux, sur tous les sujets; et quoiqu'ils reconnaissent les personnes qui les abordent, ils ne laissent pas de mal juger sur leur compte; car ils les associent aux objets de leur délire, et leur supposent des actions antécédentes et des discours qui leur sont étrangers. Ils ont aussi la manie de connaître toutes les personnes qu'ils n'ont jamais vues, et de les mettre dans leurs romans.

MANIE CHRONIQUE.

Elle est générale ou partielle, instinctive ou intellectuelle et souvent l'une et l'autre simultanément.

MANIE CHRONIQUE GÉNÉRALE.

Il s'agit des aliénés qui délirent habituellement sur tous les objets, sans y être entraînés par une vive agitation comme les précédens. Cette folie est commune lorsque la démence a déjà commencé; mais avant cette époque la majeure partie des fous sont dominés par une idée ou une série d'idées, et peuvent entendre raison sur la plupart des autres sujets, quand ils ne sont plus dans leurs périodes d'agitation, pourvu toutefois qu'on n'exige pas d'eux une attention forte et soutenue.

MANIE CHRONIQUE PARTIELLE OU MONOMANIE.

La manie partielle, *mélancolie* des anciens et de M. Pinel, *monomanie* du docteur Esquirol, est l'état chronique le plus ordinaire des manies, avant comme après l'agitation, pourvu qu'elles ne soient pas parvenues à la démence. Les monomanies diffèrent entre elles suivant que les malades sont plus ou moins raisonnables sur les sujets étrangers à leur délire habituel, et suivant l'espèce de ce délire. Il est beaucoup de monomaniaques qui ne peuvent soutenir une conversation sur un sujet quelconque, sans revenir à leur série habituelle d'idées, à laquelle ils rattachent toutes les nouvelles impressions des sens, bien qu'ils les aient perçues très distinctement. Ceux-là tiennent le milieu entre les sujets à manie générale et les monomaniaques parfaits à délire exclusif, qui, comme le fameux personnage de Cervantes, sont raisonnables sur tout ce qui n'a aucun rapport à leur idée dominante. Nous verrons s'il en existe de pareils en tous points.

La classification des monomanies est difficile, si l'on veut qu'elle intéresse et qu'elle soit facile à retenir. Je vais essayer de les rattacher, d'une part, aux facultés de l'instinct et à celles de l'intelligence; et de l'autre, aux sensations plus ou moins douloureuses, ainsi qu'aux différens degrés de l'irritation des viscères.

1° MONOMANIES INSTINCTIVES OU FONDÉES SUR LA PERVERSION DE L'INSTINCT ET DES BESOINS APPELÉS PHYSIQUES, AVEC OU SANS COMPLICATION DE DÉLIRE.

Nous aimons ou nous haïssons les hommes et les choses : ces sentimens peuvent être pervertis, c'est-à-dire que les uns peuvent être excités au préjudice des autres; et cela donne autant de monomanies différentes. Je les exposerai en suivant la division des besoins instinctifs établie dans le *Traité de physiologie appliquée à la pathologie*, et rappelée dans la première partie de cet ouvrage.

A. Perversion du besoin de la conservation individuelle.

MONOMANIE DU SUICIDE.

Tantôt elle est simple et sans délire, et ne consiste que dans une impulsion irréfléchie ou fondée, du moins en apparence, sur telle ou telle douleur particulière; mais, au fond, ce *tædium vitæ* est l'effet d'un malaise insupportable, dont la cause la plus fréquente se trouve dans le mauvais état de l'estomac. Mais, au reste, ce viscère n'est pas seul irrité; le cœur et les poumons le sont en même temps. L'irritation a son siége dans les expansions nervoso-sanguines de ces organes : elle retentit dans tous les nerfs de relation; et ce sont les innervations de tous ces tissus sur le cerveau qui rendent l'existence douloureuse et poussent impérieusement ces malheureux à leur destruction. Tous les autres motifs ne sont que des prétextes. Mais il faut bien distinguer cette impulsion organique au suicide de celle qui dépend d'un désespoir par cause morale, ou d'une aberration purement intellectuelle. Nous y reviendrons.

Un autre mode de perversion du même besoin donne les *maux imaginaires*. On en observe le premier degré, et nous l'avons signalé, dans l'incubation hypochondriaque de la folie. Le plus élevé se trouve chez les monomaniaques qui se croient attaqués de maladies incurables, infectés, putréfiés, entourés de feux dévorans; qui se figurent avoir des jambes de verre, de bois, une tête de métal, des insectes qui les piquent, des serpens qui leur rongent les entrailles; qui croient être incapables de marcher, parceque leurs jambes sont trop faibles ou trop fragiles, etc., etc. Tous ces délires sont fondés sur la perception de quelque sensation plus ou moins douloureuse, quelquefois très légère, rapportée aux organes dont ils se plaignent; sensations sur lesquelles l'imagination pervertie forge un roman pendant la veille, de même que l'asthmatique endormi se figure sentir un rocher qui lui comprime la poitrine ou un monstre qui s'efforce de l'étouffer.

B. Perversion du besoin instinctif de l'exercice musculaire et du repos.

Nous avons vu le besoin d'exercice d'agitation singulièrement exalté dans la manie furieuse. Cette lésion peut être le phénomène prédominant chez certains monomaniaques. Il en est d'autres qui ne peuvent se résoudre à exercer aucun muscle, et qui sont retenus dans le silence et dans l'immobilité par une sensation intérieure inexprimable, indépendamment de tout état de congestion cérébrale, ou de paralysie. Les affections sont aussi perverties.

C. Perversion du besoin instinctif d'association avec nos semblables.

Ce besoin est la source du sentiment de

l'amitié, de la bienveillance, de la compassion. L'exaltation de ce besoin donne un délire dans lequel les malades ne cessent de se désoler d'être privés de la vue des personnes qui leur sont chères; ils pleurent, se lamentent, pour obtenir qu'on les leur rende : mais ils n'en font aucun cas quand ils les voient, et leur parlent d'elles-mêmes, comme si elles étaient absentes, quoiqu'ils les reconnaissent, et leur supposent des discours ou des actions imaginaires.

Il résulte de la perversion en sens contraire, cruauté, plaisir à détruire, impulsion non raisonnée, et même condamnée par celui qui l'éprouve, à faire souffrir et à tuer les personnes qu'il aime le plus. Cette perversion, et celle du suicide, se trouvent souvent réunies. Les causes résident toujours dans l'irritation de l'appareil trisplanchnique, et surtout dans celle de l'estomac (dont les signes ont été exposés plus haut), agissant sur le cerveau. Ce dernier viscère peut être tel par son organisation normale, qu'il donne de la disposition à la cruauté; mais dans l'état morbide c'est un malaise perçu dans tout l'appareil splanchnique, y compris le cerveau lui-même, qui rend les idées du meurtre prédominantes malgré la raison. Cette horrible perversion peut être considérée, ainsi que celle du suicide (*A*), comme une espèce de colère et de haine chronique, qui tantôt se dirige contre nous, et tantôt contre les hommes et les choses. Nous l'avons déjà vue sous une forme subaiguë dans la manie furieuse, tandis qu'elle est entièrement chronique et apyrétique dans la nuance où nous la décrivons maintenant. En effet, elle peut être extrêmement opiniâtre, et se dissimuler sous les apparences du calme, de la joie, de la bienveillance, jusqu'à ce que les malades trouvent l'instant d'exécuter leur affreux projet. Voyez tous les traités sur la manie, et surtout la grande et importante note que le docteur Esquirol, le premier des manigraphes vivans, vient d'ajouter à la traduction de Hoffbauer. Paris, 18..

Dans une nuance moyenne d'irritation, les monomaniaques qui sentent naître ces sentimens d'aversion pour leurs semblables les condamnent et s'en affligent. On trouve des fous, et surtout des folles, qui se désolent de ne plus aimer leurs époux, leurs enfans, leurs proches, et qui, par cela seul, se trouvent indignes de voir le jour.

Dans son degré le plus léger, cette perversion donne la morosité, l'impatience, et l'aversion pour certaines personnes; état que l'on rencontre si souvent chez beaucoup d'enfans de différens âges, et chez plusieurs adultes dont le caractère impérieux, l'ingratitude et l'égoïsme, habilement dissimulés, se décèlent à la plus légère affection douloureuse, et surtout par l'irritation de l'appareil digestif.

Les malheureux livrés à ce déplorable penchant trouvent aussi des prétextes pour justifier leurs atrocités : tantôt c'est une voix qui leur commande l'assassinat; d'autres fois c'est Dieu lui-même. Quelques uns se sont cru la mission de sauver les hommes par le baptême de sang; d'autres ont prétendu assurer le salut de leurs enfans, et ont cru en faire des anges en les égorgeant. Leur rage se dirige d'ordinaire sur les objets qui leur sont les plus chers; et lorsque le meurtre est commis, ils contemplent froidement leurs victimes, ou s'occupent d'autre chose, suivant le genre de délire qui peut coïncider avec la monomanie meurtrière. Quand ils n'ont d'autre délire que l'impulsion au meurtre, ils s'immolent eux-mêmes par le désespoir de l'avoir commis, ou vont se déclarer à la justice. Il en est, mais ceux-ci sont délirans, qui prétendent n'avoir égorgé une autre personne que pour se procurer sur l'échafaud une mort qu'ils n'ont pas eu le courage de se donner, et trouver dans les délais de la procédure le temps de se réconcilier avec Dieu. Mais il est clair que, dans la majeure partie des cas, ces motifs leur sont suggérés par l'horrible malaise viscéral dont j'ai parlé, et par la prodigieuse influence qu'il exerce sur la volonté.

Sans doute aussi que certains modes d'irritation du cerveau peuvent déterminer primitivement ces deux monomanies ; mais, dans ces cas-là même, l'influence du cerveau malade développe une irritation consécutive dans l'appareil nerveux sous-diaphragmatique ; car tous les auteurs s'accordent à reconnaître la coïncidence de l'irritation des voies digestives dans les monomanies qui poussent au meurtre et au suicide.

D. Perversion du besoin instinctif de nutrition.

Monomanie qui porte à manger des choses extraordinaires, quelquefois très dégoûtantes, comme de la terre, du charbon, de la craie, des vers, des insectes, du fumier, des excrémens, etc.

On trouve le premier degré de cette monomanie chez certaines chlorotiques qui ont l'estomac irrité, et dans quelques gastrites chez les hommes. Cette perversion est presque toujours accompagnée du délire dans les maisons d'aliénés; mais l'irritation de l'estomac n'en est pas moins réelle. Elle existe dans le mode boulimique, c'est-à-dire que la faculté digestive est morbifiquement exaltée ; car ces fous cacophages ne sont pas d'abord incommodés des ordures dont il leur plaît de se gorger.

Les besoins d'exonération, qui font suite à ceux de l'ingestion, sont aussi susceptibles de dépravation : plusieurs fous aiment à se salir en satisfaisant ces besoins, ce qui coïncide souvent avec l'envie de manger leurs excrémens, de boire leur urine, etc.

E. Perversion du besoin instinctif de la génération.

Monomanies érotiques de différens genres. Les uns sont tourmentés par le priapisme ou la nymphomanie, et toutes leurs paroles, ainsi que leurs actions, ne tendent qu'à satisfaire leur penchant dépravé. Les autres sont en proie à une passion toute morale : ce sont surtout des femmes d'un caractère doux et mélancolique, d'ailleurs bien élevées, qui offrent des exemples de cette nuance d'érotisme. Elles sont dans une contemplation perpétuelle des perfections de l'objet chéri; elles croient le voir, l'entendre, le toucher; elles lui adressent des paroles tendres, quelquefois d'un ton gai, d'autres fois, les larmes aux yeux; poussent des gémissemens continuels, paraissent près de mourir de la douleur de son absence, et pourtant elles le traiteraient avec froideur s'il leur était présenté, soit qu'elles le reconnussent ou qu'elles ne le reconnussent pas; car l'un et l'autre sont également possibles. Dominés par les images illusoires qui les occupent, ces fous ne mettent point à leur place, dans leur esprit, les personnes qui s'offrent à leurs regards. Souvent ils en ont le désir et l'intention, comme nous le verrons plus tard, surtout quand il s'agit de celles qui leur donnent des soins; mais le tourbillon intérieur de leur imagination malade semble emporter toutes les impressions des sens, et les associer aux chimères dont il se compose. Tous les monomaniaques à séries d'idées prédominantes, mais non exclusives, sont dans ce cas, et ressemblent, en ce point, à ceux qui sont dans la manie générale. Aussi n'en dirai-je plus rien en traitant des monomanies dont il me reste à parler.

2° MONOMANIES INTELLECTUELLES OU FONDÉES SUR LA PERVERSION DES BESOINS MORAUX, ET SUR LA PRÉDOMINANCE D'UNE IDÉE OU D'UNE SÉRIE D'IDÉES ACQUISES.

Le besoin de l'observation qui se manifeste

chez nous après la satisfaction des besoins dits physiques devient, par l'exercice, tellement prédominant, qu'il détermine souvent des actions opposées à quelques uns de ces besoins. Il se développe, ainsi que nous l'avons prouvé dans notre *Physiologie* et dans la première partie de cet ouvrage, avec les appareils nerveux intracrâniens, particulièrement consacrés à l'intelligence. C'est lui qui nous procure toutes les idées qui nous viennent des corps situés hors de nous, c'est-à-dire par les sens externes; et c'est par le plaisir que nous trouvons à observer tous les corps de la nature, et par la satisfaction intérieure que nous goûtons à découvrir ce qui nous paraît être les rapports naturels des choses ou la vérité, que nous devenons passionnés pour les travaux intellectuels. Cette passion est d'autant plus forte que nos organes de l'intelligence sont plus développés; mais nous avons beau faire, nous ne parvenons jamais à isoler parfaitement les perceptions qui viennent des besoins instinctifs, d'avec celles dépendant du besoin de l'observation extérieure. C'est pour cela que les perversions primitives de l'instinct amènent celles de l'intelligence, chose qui vient d'être constatée dans la première section des folies; c'est pour la même raison que nous allons voir l'instinct se pervertir consécutivement dans les monomanies d'origine intellectuelle.

A. Monomanie fondée sur la satisfaction de soi-même.

Si le plaisir (sensation physique) attaché à la satisfaction de nous-mêmes est le mobile principal de nos efforts pour agrandir nos facultés intellectuelles, l'exaltation morbide de ce plaisir doit constituer la principale monomanie d'origine intellectuelle, la *monomanie orgueilleuse.* C'est aussi ce qu'on observe chez un grand nombre de ceux qui deviennent fous à force de travail et d'étude, soit qu'ils aient eu des succès qui enflaient leur vanité, soit qu'ils aient été découragés par des difficultés insurmontables. Mais nous tirons vanité de bien d'autres choses que de nos richesses intellectuelles. L'homme est fier de sa force, de sa jeunesse, de sa santé, de sa beauté, de sa fortune, de son pouvoir, de ses exploits guerriers ; en un mot, de tout ce qu'il trouve en lui de comparable avec ce qu'il voit chez les autres. Si l'homme n'a pas toujours le plaisir du triomphe, il en a du moins le désir, et il berce son imagination des jouissances qu'il pourrait en retirer dans les châteaux en Espagne qu'il ne cesse de bâtir. Hé bien, les monomanies dont il s'agit ne sont autre chose que la réalisation de ces mêmes châteaux en Espagne; ce qui arrive chez les uns parceque leur amour-propre a été satisfait; chez les autres, parcequ'il a été contrarié et blessé. Les premiers, en devenant fous, ne font que continuer de rêver le bonheur auquel ils aspirent, celui de s'enorgueillir de leurs avantages; les seconds, après beaucoup d'obstacles humilians pour leur fierté, le rêvent tout à leur aise après s'être débarrassés de l'importune raison.

Remarquez toutefois que ce délire de bonheur, ce paradis des fous orgueilleux, ne peut se maintenir qu'autant qu'il n'est pas renversé par des sensations douloureuses perçues dans les principaux viscères.

Les variétés de la monomanie fondée sur la satisfaction de soi-même, ou sur le contentement moral, sont nombreuses. Voici les plus communes : la nature du délire est déterminée par les opinions puisées dans l'éducation, les spectacles que l'on a sous les yeux, etc. Ces monomanies consistent à se croire un dieu, soit des cultes chrétiens, soit du paganisme (sans doute les fous musulmans se prennent souvent pour Mahomet); à se regarder comme un esprit, un ange, un démon ou un génie;

à se figurer qu'on est roi, pape, empereur, prince du sang, héros, grand seigneur, riche, opulent, savant; à croire qu'on a fait de grandes découvertes, etc. Les monomaniaques prennent le langage, le ton, l'attitude, les gestes des personnages qu'ils représentent; ils copient si parfaitement la dignité des potentats, qu'on les croirait élevés auprès du trône; ce qui paraît prouver que ces gens ont, dans leur état de santé, profondément médité le rôle qu'ils jouent dans leur folie.

D'autres fois, la satisfaction du sentiment d'amour-propre s'annonce par les signes extérieurs de ce qu'on appelle *vanité*. L'un se pavane et veut faire admirer sa grâce; d'autres, surtout parmi les femmes, cherchent à se parer, voient des vêtemens précieux dans les plus sales chiffons, et des bijoux dans tous les morceaux de bois ou de métal qu'elles peuvent saisir.

B. Monomanie fondée sur le mécontentement de soi-même.

Nous la plaçons ici parcequ'elle offre la perversion, en sens contraire, du même sentiment. Ceux qui en sont attaqués se croient humiliés, méprisés, persécutés à juste titre, coupables des plus grands forfaits, flétris par les tribunaux, deshonorés, indignes de vivre. Si les idées religieuses les ont beaucoup occupés, ils se figurent être l'objet de la colère céleste, être poursuivis par le diable, l'avoir dans leur corps, ou être plongés dans les brasiers infernaux. On en voit quelques uns avec les contorsions et les hurlemens dont ils ont pris l'idée dans les tableaux, les livres et les sermons qui représentent les possédés et les damnés : c'est ce qu'on nomme la *démonomanie*. Le fanatisme et la terreur qu'éprouvent quelques personnes à cerveau faible, à l'aspect des contorsions d'un prétendu possédé, suffisent pour faire naître en elles le même délire. C'est ainsi que la démonomanie s'est vue très répandue et, en quelque sorte, contagieuse dans le moyen âge; ce sont les femmes qui en ont offert le plus d'exemples.

On se figure assez tous les discours que peuvent tenir, toutes les attitudes que doivent prendre les différens fous de cette série, suivant qu'ils se croient affligés par telle ou telle calamité. L'un fixe avec effroi ses regards sur l'ennemi ou sur le monstre qui le poursuit : il a les yeux hagards, la face hideusement tiraillée, les cheveux hérissés ; il fait horreur à voir. L'autre se cache; un troisième pousse des gémissemens; un quatrième est dans le silence et dans la consternation. Je connais une folle dont la marotte est de se croire ruinée : en conséquence, elle est dans la plus grande humiliation; elle ne veut se couvrir que de haillons, manger que dans des écuelles de bois, avec une cuillère d'étain, et se tenir les pieds nus. Elle a le visage triste, la larme à l'œil, et ne parle presque jamais, attendu que ceux qui la soignent refusent de croire à sa ruine prétendue.

Tous les monomaniaques de cette série ont une irritation forte et tenace dans l'appareil digestif, et les signes en sont apparens. Mais cette irritation peut être le produit des idées tristes.

On vient de voir des idées acquises par les sens, devenues accidentellement prédominantes, entraîner la lésion de la satisfaction intime ou du mobile qui nous soutient dans l'observation. Posons maintenant des cas de monomanie où d'autres séries d'idées acquises deviennent prédominantes, et causent du plaisir ou de la douleur, dans lesquels les lésions de ce besoin ne sont pas prédominantes.

C. Monomanies gaies.

A la première espèce appartiennent les monomaniaques qui, sans orgueil et sans vanité, paraissent gais, contens, toujours rians, toujours heureux, soit parcequ'ils croient posséder des richesses, du pouvoir, des places, et qu'ils font le bonheur de tout ce qui les approche, soit parcequ'ils sont bien avec des êtres surnaturels dont la protection les comble de toute espèce de félicité, ou qu'ils se croient déjà possesseurs des joies d'un monde tout spirituel.

D. Monomanies tristes.

Dans la seconde, je place toutes les monomanies tristes, mais sans humiliation d'un amour-propre blessé, ce qui importe beaucoup, attendu que les sensations viscérales ne sont pas aussi pénibles, dans ce cas, que dans ceux où les délires tristes sont avec sentiment de honte et de culpabilité. Tous les monomaniaques de cette section se croient injustement poursuivis, persécutés, ruinés, condamnés par la justice des hommes; ou bien ils sont exposés à la fureur des animaux méchans, ou ils sont fugitifs, abandonnés, dénués de ressource, malheureux, en un mot, sous une foule de rapports, mais du moins contens d'eux-mêmes. Ils n'ont pas toutes ces idées à la fois, mais l'une ou l'autre, adaptée à des circonstances particulières et qui les occupent exclusivement. C'est la mélancolie des anciens, *lipemanie* d'Esquirol.

Les monomanies d'avarice doivent se placer ici, parcequ'elles consistent dans la prédominance morbide d'une série d'idées plus tristes que gaies. Si l'avare jouit, ce n'est que dans une perspective éloignée, ou par la contemplation de son trésor; mais cette joie est empoisonnée par la crainte de perdre, et cette crainte constitue la sensation prédominante.

Ne se croyant pas coupables, les fous de cette espèce ne se figurent point que le diable les possède; mais ils peuvent, comme saint Antoine, redouter ses tentations et les embûches qu'il leur tend. Tous ces monomaniaques sont plus ou moins tristes, mais non désespérés comme ceux qui s'imaginent avoir de graves reproches à se faire et qui se croient indignes de voir le jour.

E. Monomanies complexes.

Une troisième espèce doit être admise pour les monomanies fondées sur des séries d'idées complexes, et qui sont de nature à exciter alternativement la joie et la tristesse, l'espoir et le désespoir, l'orgueil et l'humiliation, la crainte et le mouvement réactif appelé colère, etc. Ces séries d'idées sont celles qui prédominent alternativement dans plusieurs circonstances de la vie où l'homme est agité de ce qu'on nomme ambition, jalousie, envie, et surtout du fanatisme, sorte de sentiment qui s'alimente de l'orgueil, de la colère, de l'envie et de toutes les émotions par causes intellectuelles, les plus perturbatrices. Ces différentes séries d'idées sont plutôt des causes de folie qu'elles ne sont le sujet du délire des fous, ce qui veut dire que les personnes qu'elles ont privées de la raison ne les conservent pas, dans l'état de maladie, aussi compliquées qu'elles les avaient durant la santé. D'ordinaire une idée fixe prédomine chez les fous qui ne sont ni agités ni en démence, parceque l'état morbide de l'encéphale produit la même série d'idées tant qu'il est dans le même mode, et que les fous n'ont pas le secours de la raison pour repousser cette série, ou pour rappeler, faire prédominer successivement plusieurs souvenirs, et les comparer avec les impressions actuelles.

Toutefois, comme un pareil état peut exister, au moins dans quelques nuances, il faut bien admettre l'espèce que j'indique ici comme monomanie complexe, c'est-à-dire fondée sur la prédominance d'une série d'idées qui fait naître successivement des sensations opposées.

F. Monomanies intellectuelles sans prédominance d'émotions internes agréables ou pénibles.

Après les monomanies où le plaisir et la douleur d'origine morale, c'est-à-dire intellectuelle, quoique les émotions en soient vraiment viscérales, jouent un rôle prédominant, je place celles où les idées acquises, devenues prédominantes, ne causent ni plaisirs ni peines, au moins assez marqués, pour constituer une complication fâcheuse. Ces monomanies ne sont que des singularités plus ou moins étonnantes, qui amusent les spectateurs plutôt qu'elles ne les affligent. De ce nombre sont celles qui consistent à se croire chien, loup, chat, ou tout autre animal, et à en affecter les cris et les allures; à se figurer qu'on est transformé en une pierre, en une bouteille, en un grain de moutarde, etc. Ces sortes de transformations sont innombrables. Elles sont parfois fondées sur certains changemens qui se sont faits dans les fonctions. C'est ainsi qu'un fou rendu impuissant par la masturbation se figure être transformé en femme et veut en prendre le ton et le costume. Les jambes de verre, les ventres de carton, les têtes coupées, les cœurs arrachés, la fétidité supposée de tout le corps qui tombe en *deliquium*, les esprits, les follets qui voltigent comme des mouches autour des insensés, les Lilliputiens montant par milliers le long des jambes d'un fou qui croit à chaque pas les écraser par douzaines, et autres rêveries de ce genre, peuvent dépendre de sensations pénibles, mais qui ne sont pas assez fortes pour que la maladie soit regardée comme d'origine instinctive; mais on y reconnaît toujours une irritation prédominante du cerveau qui reproduit opiniâtrément certaines idées aux dépens des souvenirs d'idées différentes, et des impressions actuelles.

Il faut placer dans la même catégorie tous les fous qui ont la manie d'exécuter constamment certains mouvemens, soit en gestes, soit en progression; de prononcer opiniâtrément certaines paroles ou de se taire pendant longtemps, quelquefois durant des années; de se livrer à un genre de travail, comme la mécanique, l'écriture, la description des plantes, des animaux, la chimie, l'astronomie, la levée des plans, la rédaction, la versification, etc., etc. Ces monomanies sont tellement nombreuses, qu'on se perdrait dans leur classification, si l'on ne se bornait à les rapporter à la lésion de l'intellect, et à la prédominance d'une série d'idées acquises, tenant à un mode constant d'irritation cérébrale, sans altération grave d'un besoin instinctif de premier ordre, ni du besoin spécial qui nous force à l'observation et à la comparaison.

Comme les monomanies dépendent d'un mode d'irritation du cerveau, ce mode pouvant changer, les monomanies changent également : le fou loquace devient tout-à-fait taciturne, *et vice versa*. A la tristesse peut succéder la gaieté ; à une phrase long-temps prononcée une autre phrase ; à une attitude une autre attitude, etc. : point de durée fixe pour chacun de ces modes de folie.

En vain nous assure-t-on que quelques monomaniaques sont parfaitement raisonnables sur tout ce qui est étranger à leur série d'idées prédominantes. Ils peuvent raisonner juste sur des questions simples relatives aux besoins physiques et à toutes les choses usuelles ; mais, d'après les meilleurs observateurs, aucun ne peut soutenir une conversation sérieuse qui exige de l'attention et de la discussion, ou traiter par écrit une question de morale ou de philosophie, soit générale, soit spéciale, sans retomber au moins dans des inconséquences. C'est un fait qu'il ne faut pas oublier : il n'y a point de Don Quichottes parfaits, et, quoi qu'on en dise, celui qui n'applique pas bien la raison à une chose aussi importante que l'est sa propre position dans l'état social, est incapable de l'appliquer avec justesse à toute question de premier ordre. Ces monomaniaques sont donc de véritables fous, comme on peut s'en assurer en les forçant au raisonnement ; on voit alors, ou qu'ils deviennent décousus, confus, ou qu'ils s'irritent et tendent à la manie générale. Le moindre degré de folie dont ils soient susceptibles est celui où les différens besoins instinctifs dont nous avons donné le détail sont peu altérés, de manière à ce qu'on puisse employer ces malades à quelques opérations manuelles qui n'exigent qu'une attention peu soutenue, sans combinaisons intellectuelles compliquées, comme un art mécanique, le jardinage, un jeu simple, la musique, les occupations journalières d'un ménage, d'une usine, etc., pourvu qu'aucune responsabilité majeure ne pèse sur eux.

Il faut de plus noter que, dans les monomanies qui paraissent le plus circonscrites, il y a toujours perversion des sentimens affectifs qui ont été le plus long-temps et le plus puissamment fomentés par les malades; je veux parler de l'amour de leurs proches. Cela doit être; car ces sujets ne sont fous, ainsi que ceux à manie générale, que parcequ'ils sont séduits par de fausses perceptions qui attirent toute leur attention, et ne leur permettent pas de mettre à leur place les perceptions réelles qui arrivent par les sens, ainsi que les souvenirs des anciennes perceptions. C'est pour cela qu'ils oublient leurs parens, qu'ils les détestent même comme leurs persécuteurs, et que le premier signe du rétablissement est le retour des affections dites du cœur, et la reconnaissance des soins auxquels les convalescens sont redevables de leur guérison.

Si l'on n'avait égard qu'aux actions que peuvent faire les fous par altération des facultés intellectuelles, on classerait quelquefois très mal leurs monomanies. Par exemple, un fou qui se croit empereur d'Autriche, entend dire à son médecin, qui veut lui imposer, qu'il est empereur de la Chine; dès lors, il le croit venu pour le détrôner, et prend la résolution de le surprendre et de le tuer, pour conserver sa couronne. Voilà un assassinat accidentel, sans monomanie meurtrière. Les fous délirans peuvent avoir mille motifs semblables de tuer les autres ou de se tuer eux-mêmes, sans que la monomanie de tuer soit leur affection prédominante. L'un frappe dans son ami un démon ou un monstre qui le poursuit; l'autre se perce le cœur pour se soustraire à la honte de l'échafaud qui l'attend, d'après son délire, et sauver l'honneur de sa famille; un troisième met le feu à sa maison, parcequ'il la croit changée en un repaire de brigands, etc., etc. De là la nécessité de s'attacher à la recherche du motif qui a fait agir un accusé, non seulement pour juger la question de culpabilité, mais aussi pour déterminer le siége de la maladie et le remède le plus efficace.

De même que la passion qui a causé la folie ne reste pas toujours prédominante après la perte de la raison, de même la monomanie change quelquefois; ce qui suppose des changemens survenus dans l'affection des différens organes malades; mais ces changemens ne sont que les variations et les irrégularités d'une maladie continue. Il n'en est pas ainsi de l'espèce suivante.

MANIE INTERMITTENTE.

Tous les modes d'affection mentale qui viennent d'être décrits peuvent être intermittens et se reproduire d'une manière périodique, tant que l'irritation dont ils dépendent n'a pas altéré la texture du cerveau et des viscères du bas-ventre; c'est ce qui constitue les folies intermittentes. Il en est qui reviennent plusieurs fois durant le cours de l'année, d'autres ne se reproduisent qu'une seule fois, et à certaines époques, comme au printemps, à l'automne, etc. Une dame a depuis trente ans des accès annuels de folie qui durent trois ou quatre mois. Ils ont quelquefois retardé de deux à quatre mois, mais ils n'ont jamais été plus de seize mois sans reparaître. Elle en pressent le retour et se rend dans une maison de santé, où on l'enferme pendant son accès. La nuit, elle a sous les yeux les scènes les plus tragiques de la révolution, dont elle fut le témoin : elle voit les bourreaux; elle est arrosée, comme autrefois, du sang des victimes; elle s'emporte, elle se désole, elle vocifère de toute sa force. Le jour est à peine venu que son délire change de nature : il devient gai, souvent indécent et même grossier. Le soir, les scènes d'horreur se représentent, et ainsi de suite pendant tout l'accès. Elle tient toujours les mêmes propos, profère les mêmes injures, apostrophe ceux qui la soignent dans les mêmes termes; enfin tout est pareil, depuis un temps aussi long, dans cette manie périodique. L'accès est à peine fini, que cette dame, devenue raisonnable, s'en retourne chez elle sans avoir perdu le souvenir de ce qu'elle a dit ou fait, et jouit de la raison la plus parfaite jusqu'à la prochaine rechute. Lors des prodromes de son dernier accès, en 1827, elle apprit la nouvelle de la mort de son mari, dont elle vivait éloignée depuis long-temps. L'accès fut arrêté; mais il reprit deux mois après, et se comporta comme à l'ordinaire.

CHAPITRE IV.

MARCHE, DURÉE, COMPLICATION, TERMINAISON DE LA FOLIE.

La folie, comme toutes les autres irritations non spécifiques, n'a point de marche indépendante des modificateurs, ni de durée fixe à la manière de la variole, de la rougeole, etc. Elle peut être guérie subitement par les secours de l'art; par la nature qui rétablit une fonction, telles que les règles dont l'interruption l'avait occasionée, ou qui transforme la folie en une autre affection; par le hasard, qui la dissipe au moyen d'une vive impression morale; chose possible quand l'état inflammatoire n'existe point, tant que la substance cérébrale n'est pas désorganisée; ce qui peut durer fort long-temps. Elle peut aussi se prolonger indéfiniment sans amélioration, ou seulement avec des rémissions, et se terminer par la démence; c'est même ce qui arrive dans le plus grand nombre des cas, lorsque la maladie n'a pas été combattue efficacement à son début.

C'est surtout de la marche de la folie, dont les efforts de la médecine n'ont pas triomphé en peu de temps, que je dois présentement m'occuper.

Les symptômes inflammatoires ayant été mitigés par l'art, les malades continuent de délirer dans le genre qui leûr est propre, c'est-à-dire généralement, partiellement sur le même sujet, ou bien en changeant d'objet et de sujet, pendant un temps plus ou moins long. Ce temps varie beaucoup. Les uns guérissent à des époques diverses dans le courant des deux premières années, même sous la conduite des praticiens dont la médecine est des moins actives; on en a vu revenir à la raison après dix et même vingt ans d'aliénation mentale; ce qui prouve que l'intégrité du cerveau peut se conserver long-temps chez quelques sujets privilégiés. Plusieurs autres viscères offrent la même remarque à faire; mais on en est moins surpris que lorsqu'il s'agit d'une substance animale aussi délicate que celle du cerveau : d'ordinaire les manigraphes comptent peu sur la guérison après la deuxième année (Esquirol), et le terme le plus ordinaire est entre cinquante et cent cinquante jours.

Lorsque les fous ne reviennent pas à la raison, ils finissent toujours par tomber dans la démence et la paralysie générale, à moins qu'une maladie compliquante ne vienne à abréger leurs jours; car ils sont exposés à toutes les maladies qui attaquent les autres personnes. Comme ils ne possèdent la faculté de résister au froid que durant la période d'excitation, et qu'on prend peu de précaution pour les en préserver, ils ont beaucoup à souffrir de son influence : de là des pleurésies, des péripneumonies, des péricardites qui peuvent les enlever en peu de jours; de là aussi un état habituel de congestion pulmonaire accompagnée de bronchite, qui peut avoir tôt ou tard de fâcheux résultats. C'est pour la même raison que la plupart des fous contractent des douleurs rhumatismales et goutteuses qui peuvent les rendre perclus, ou qui, cessant tout-à-coup, sont remplacées par des irritations suffocatives de l'estomac, des poumons ou du cœur. Les gastro-entérites aiguës, les fièvres intermittentes n'épargnent point les fous, et dépendent souvent encore du froid humide de leurs habitations; mais, de tous les accidens, celui qu'on doit le plus redouter, parcequ'il est le plus promptement funeste, c'est la congestion sanguine du cerveau qui les fait périr subitement, et qui souvent se déclare dans une attaque d'épilepsie. Beaucoup d'entre eux succombent à la phthisie pulmonaire, on vient d'en voir la raison ; mais le plus grand nombre périt par l'entéro-colite chronique ; car la disposition aux gastro-entérites aiguës ne peut pas toujours durer. Cette affection s'annonce par une diarrhée accompagnée de coliques, qui plonge les malades dans le marasme avec leucophlegmatie et léger épanchement dans le péritoine.

Les fous n'arrivent point à ce degré de détérioration avant d'avoir souffert long-temps, et dans le mode chronique, de la région supérieure du canal digestif : le plus ordinairement ils s'en plaignent fort peu ; mais on peut distinguer leurs gastro-duodénites à la couleur jaune de la conjonctive, à l'état muqueux et bilieux de la langue, à la rénitence de l'hypochondre droit, où le foie déborde souvent, et à une douleur plus ou moins obtuse que la pression développe dans l'épigastre et sous les côtes asternales droites ou gauches. C'est après une longue durée de cet état, qui n'empêche pas toujours les malades de se nourrir, que paraît la diarrhée, quelquefois précédée par l'œdème des malléoles, et par une légère fluctuation dans l'abdomen.

Si les sujets qui ne guérissent pas de la folie ont le sort de ne pas contracter ces maladies, ils peuvent atteindre un âge assez avancé dans l'état de manie ; mais ils n'offrent jamais d'exemples d'une grande longévité, car ils sont malades, définitivement, et les personnes longtemps bien portantes sont les seules qui puissent offrir ces exemples. On en a vu qui ont vécu ainsi plus de trente ans. Durant cette longue période, une foule de causes viennent influer sur leur délire, et l'on remarque chez quelques uns des momens lucides. Tout ce qui les irrite augmente le désordre de leurs idées et tend à ramener l'état d'agitation, de fureur, et le délire général, quand il n'est pas continu. Le printemps, l'automne, les grandes chaleurs, les froids vifs et piquans, sont les causes les plus ordinaires de ces exacerbations. On remarque aussi que l'électricité les excite beaucoup, et les menace même de congestions cérébrales s'ils se trouvent dans un état de pléthore; tous ces malades sont dès le principe, ou deviennent avec le temps, très sensibles à toutes les vicissitudes atmosphériques. Les contrariétés, les disputes ou seulement les vives discussions, les visites nombreuses, la vue des assemblées bruyantes, la liberté rendue trop tôt, l'usage du vin, des liqueurs alcooliques et de tous les excitans diffusibles, les agitent toujours très vivement et nuisent à la guérison. Il en est de même des toniques fixes donnés mal à propos, et généralement de tous les irritans qu'un mauvais système de médecine peut suggérer, à moins qu'on ne les oppose à des états accidentels de faiblesse qui seront bientôt spécifiés.

Les fous se livrent à des excès solitaires qui influent puissamment sur la marche de leur maladie, en stimulant vivement le cœur et déterminant des congestions de sang dans le cerveau. Cette cause est une de celles qui concourent à produire chez eux l'anévrysme du cœur et l'épilepsie, l'une des plus funestes complications qui puissent les affliger.

J'ai dit que la démence et la paralysie générale étaient réservées aux fous qui n'ont été ni guéris, ni enlevés par les complications mentionnées. Voyons maintenant comment ces affections se déclarent, et faisons l'histoire particulière de la démence, qui constitue la dernière espèce de folie.

DÉMENCE ET PARALYSIE GÉNÉRALE.

Elle s'annonce par trois ordres de phénomènes qui correspondent aux trois grandes fonctions de l'encéphale : la perte des facultés intellectuelles, la perte des mouvemens musculaires, la perte des fonctions des sens. La première constitue ce que les manigraphes sont convenus d'appeler la démence ; la seconde et la troisième ont de tout temps porté le nom de *paralysies*. Nous allons donc réunir à l'histoire de la démence, qui constitue la dernière espèce de folie, les faits qui sont relatifs à la paralysie générale.

La complication d'épilepsie hâte l'apparition de la démence, qui peut aussi débuter sans avoir été précédée de folie, comme suite et effet de l'épilepsie elle-même. En effet la folie n'a pas le privilége exclusif de produire la démence. On voit cette dernière succéder aux douleurs de tête rebelles, aux longs travaux d'esprit, aux veilles, aux grands efforts de mémoire, aux congestions sanguines apoplectiformes répétées, aux attaques de paralysie : on la voit se former peu à peu chez les personnes qui sont restées hémiplégiques ou privées de quelques sens, après avoir été rappelées d'un ou plusieurs accidens apoplectiques. Elle se développe également chez celles qui portent des paralysies partielles, soit d'un sens, soit de quelques muscles, sans avoir essuyé d'attaques complètes de l'apoplexie avec hémiplégie, ou de celle sans hémiplégie à laquelle certains auteurs réservent le nom de coup de sang. Enfin la démence se déclare par l'effet des progrès de l'âge chez les sujets dont l'organisation du cerveau n'est pas parfaite ou qui ont abusé de ce viscère.

Nous avons fait beaucoup d'attention à cette espèce de démence que l'on appelle *sénile*, et nous avons remarqué qu'on l'observait particulièrement dans les familles où la constitution du cerveau n'est pas des plus robustes, et qui comptent aussi des fous d'un âge peu avancé. C'est une véritable irritation chronique de l'encéphale, plus ou moins inflammatoire; et il en est des irritations du cerveau comme de celles des autres organes : parmi les sujets qui naissent avec la prédisposition à la pneumonie chronique, à la gastrite, aux phlegmasies articulaires, les plus faibles, les plus irritables ou les plus stimulés contractent la maladie dans leur jeunesse, tandis que les plus robustes et les moins irrités n'y tombent que dans la vieillesse, lorsque le temps a triomphé de leur résistance vitale. Cette vérité serait désolante s'il n'était un terme moyen réservé pour ceux qui savent user de l'hygiène, de manière à se soustraire à l'action des causes déterminantes.

La démence s'annonce de diverses manières, suivant qu'elle est simple, ou compliquée avec la folie, ou avec la paralysie générale. La plus simple, celle des vieillards, qui ne sont ni fous ni paralytiques, se déclare par une loquacité incohérente dans laquelle on remarque des répétitions qui indiquent l'affaiblissement de la mémoire. Les malades ont des hallucinations momentanées, signes certains de l'irritation qui travaille à la désorganisation de l'encéphale; ils pleurent, rient, chantent, font des fictions, et du reste paraissent se bien porter.

La démence des personnes déjà attaquées de folie se reconnaît aussi par la nullité de la mémoire et par des propos incohérens, mais souvent aussi par un silence stupide et la perte de l'expression de la physionomie. Mais ce qu'il y à de très remarquable, c'est que, du moment où ils tombent dans l'imbécillité, tout en perdant cet air sombre et hagard qui exprimait leurs soucis, cette figure pâle et comme tiraillée qui leur est commune à tous, ils acquièrent étonnamment sous le rapport des fonctions intérieures; ils deviennent gras, frais, colorés, et paraissent jouir de la meilleure santé du monde, pourvu toutefois que la désorganisation de l'estomac ou des poumons ne s'oppose pas à la perfection de la nutrition. On les voit se promener seuls, tenant des discours insensés, mais sans agitation et sans fureur; ou bien ils sont taciturnes, regardent stupidement les personnes qui les abordent, ne répondent que par monosyllabes aux questions qu'on leur fait, et rarement juste, à moins qu'il ne s'agisse des premiers besoins. Les moins affectés font des efforts très remarquables pour lier les idées, quand on les force à écouter et à répondre, et s'impatientent un peu de ne pouvoir y parvenir.

Telle est à peu près aussi la marche de la démence chez les personnes que l'épilepsie a conduites à cette déplorable maladie. Mais, dans les cas où elle marche simultanément avec la paralysie, on remarque l'embarras de la langue avec celui de la mémoire. Les malades prononcent mal certaines syllabes, balbutient en parlant, et ne peuvent trouver l'expression qu'ils cherchent. On remarque en même temps difficulté à soulever les jambes, qui leur paraissent pesantes et sont comme engourdies; s'ils détournent la tête en marchant, ils chancellent et sont exposés à tomber. Peu à peu la face perd de son expression; ils deviennent indifférens à ce qui se passe autour d'eux et prennent rarement la parole. Ils arrivent enfin à un tel degré d'insouciance et de stupidité, qu'on les voit rester immobiles, taciturnes, assis ou couchés des journées entières.

Si la paralysie générale a marché du même

pas que la démence, les malades sont, à la longue, réduits à ne pouvoir exécuter aucun mouvement volontaire; ils sont même privés de la faculté de vouloir, et l'on est obligé de leur introduire les alimens dans la bouche, et de les nettoyer à chaque instant. Dans cette extrême dégradation des fonctions consacrées aux relations extérieures, les mouvemens des muscles qui exécutent la respiration et la déglutition se conservent jusqu'à la fin de la vie.

La démence se déclare, sans aucune espèce de réaction, par le silence et la stupidité la plus complète chez les personnes qui depuis longtemps étaient hémiplégiques et atteints de gastro-duodénite chronique. Mais la paralysie d'un seul sens, sans complication de la perte d'action des muscles et de la désorganisation des principaux viscères, n'empêche pas la démence de produire quelquefois cette loquacité dont nous avons fait mention. Tous les sujets que les attaques d'apoplexie ont laissés impotens et privés des mouvemens d'un côté du corps, sont ce qu'on nomme *faibles de tête*, ils s'emportent, pleurent et rient pour peu de chose, quoiqu'en apparence encore raisonnables : on doit les considérer comme dans le premier degré de la démence.

Tant que la démence n'est pas encore très

avancée, c'est-à-dire qu'elle n'approche pas de cette stupidité taciturne qui correspond à son plus haut degré, elle peut offrir des complications ou des alternatives d'excitation intellectuelle qui forment un contraste assez singulier avec l'espèce de torpeur qui la caractérise : ainsi l'on est étonné de voir un homme que le défaut de mémoire met hors d'état de soutenir une conversation, jouer fort bien aux dames ou faire de la musique aussi bien qu'une personne raisonnable. Quant aux attaques d'excitation, elles se manifestent en apparence spontanément à des époques irrégulières dont la cause est inconnue, ou régulières, comme celles des règles; et les malades paraissent repasser, pour quelque temps, à une agitation rapprochée de celle des manies encore curables : mais un peu d'attention suffit au médecin pour l'empêcher de prendre le change.

La durée de la démence n'est pas plus déterminée que celle des autres nuances de l'aliénation mentale. Lorsqu'elle est seule, le cerveau n'éprouve pas une grande détérioration, car on voit des imbéciles qui sont depuis plusieurs années dans ce misérable état; mais l'addition des paralysies rend la prolongation de cet état plus difficile.

La paralysie générale peut, ainsi que nous l'avons dit, débuter avec la démence; mais il arrive aussi qu'elle la précède ou qu'elle la suit à des intervalles divers. Plusieurs personnes d'âges différens, mais surtout de l'âge dit de retour, après avoir supporté de grands travaux intellectuels, des peines d'esprit, de longues céphalalgies, avoir reçu des coups ou fait des chutes sur la tête, sur le rachis, sur la poitrine et même sur le bassin, éprouvent des douleurs dans les muscles, de l'embarras dans la progression, de la difficulté à prononcer certains mots, long-temps avant de s'apercevoir que leur mémoire commence à les abandonner, et d'être menacés de démence. Je ne dois plus m'arrêter à ces sortes de cas, dont j'ai déjà signalé les progrès : il s'agit uniquement ici de la paralysie considérée comme une terminaison de la folie; or cette paralysie consécutive peut survenir avant ou après l'état de démence, quoiqu'il soit plus commun de voir les deux maladies débuter et marcher d'une manière simultanée.

Quand la paralysie débute avant la démence chez un maniaque, elle est toujours accidentelle, se montrant à la suite de violens maux de tête, d'une congestion sanguine ou d'une attaque d'épilepsie ou d'apoplexie. Dans ces mêmes cas elle est ordinairement partielle, bornée à un côté du corps dont les muscles n'agissent plus, ou à l'un des sens externes qui ne donne plus de perception. Une telle paralysie accélère beaucoup moins l'apparition de la démence que la paralysie générale. Cette dernière, quand elle est consécutive à la folie, ne marche jamais que d'accord avec la démence, en suivant la progression que nous avons déjà indiquée.

Lorsque les fous ne sont pas subitement enlevés, soit par une apoplexie foudroyante, avant ou après l'apparition de la démence, soit par l'inflammation aiguë d'un des viscères de la poitrine ou du bas-ventre, ils périssent misérablement, tantôt dans l'immobilité de la démence, quelquefois avec des eschares gangréneuses au sacrum et aux trochanters, et des paralysies de la vessie et du rectum, quand l'affection du cerveau s'est prolongée dans le rachis; et tantôt, avant cette période, par l'affection chronique et la désorganisation du poumon et des organes digestifs, ainsi que nous l'avons dit plus haut. Un grand nombre finissent dans l'étisie pulmonaire, parcequ'ils n'ont point été suffisamment protégés contre l'impression du froid : ceux qui succombent ainsi ont toujours en même temps une gastro-entérite chronique, maladie qui termine nécessairement la vie de ceux que la congestion cérébrale n'a pas enlevés et que la phthisie pulmonaire n'a pas atteints, parcequ'il est de l'essence des irritations chroniques de l'encéphale d'entraîner à leur suite celles de l'appareil digestif. Cette gastro-entérite, toujours accompagnée de l'affection du foie, les fait périr dans le marasme, avec un dévoiement, lorsque le mal s'étend au gros intestin, et quelquefois dans un état d'hydropisie qui vient masquer la maigreur et dissimuler la consomption dans les derniers temps de la vie. Les fous qui ont contracté des douleurs rhumatismales périssent souvent avec l'anévrysme du cœur, qui se joint à l'affection des autres viscères. Cet anévrysme, effet de l'irritation, peut d'ailleurs exister d'une manière indépendante chez les fous comme chez les autres personnes.

CHAPITRE V.

NÉCROSCOPIES DES FOUS.

Les ouvertures de cadavres n'auraient rien appris, selon quelques médecins, concernant le siége et la nature de la folie; mais il en est beaucoup d'autres qui sont loin de penser de la même manière : ils assurent au contraire que le cerveau conserve toujours des traces de la maladie dont l'aliénation mentale était l'effet. Nous allons d'abord rendre compte de l'état où les différens organes ont été trouvés ; et, dans la dissertation que nous ferons ensuite sur la valeur des symptômes, les désordres que nous y aurons remarqués nous serviront pour nous aider à déterminer la nature physiologique de la folie.

C'est dans la tête qu'il faut chercher les altérations qui correspondent à la folie. On a trouvé, après les morts survenues au milieu des transports de la fureur, la substance cérébrale fort injectée de sang, et d'une dureté extraordinaire. Pour moi, j'ai vu, chez un jeune homme de dix-huit ans, les nerfs tellement durs à leurs points d'insertion à la base du cerveau, dite origine des nerfs, qu'on les eût facilement pris pour de petits tendons. Si de pareils sujets sont morts d'apoplexie foudroyante, on rencontre, de plus, des épanchemens de sang à la surface, dans les cavités ou dans la substance même du cerveau.

Lorsque les fous ont long-temps vécu, on trouve des altérations beaucoup plus variées; mais les auteurs n'ont pas bien distingué celles des sujets qui ont succombé par une mort accidentelle, avant d'être arrivés à la démence et à la paralysie générale, d'avec celles des malades qui avaient subi tous les degrés de la détérioration de l'entendement et du mouvement. Les désordres organiques qui les ont frappés se réduisent, pour procéder de l'extérieur à l'intérieur, à ce qui suit : inégalité de volume des deux côtés de la tête, épaississement ou amincissement du crâne : en cas d'épaississement, tantôt les deux tables osseuses écartées, laissant entre elles un diploé considérable; tantôt le crâne compacte et éburné, et quand il ne l'est pas, souvent fort injecté; lorsqu'il est mince, tantôt dur et tantôt fragile, et même friable; la dure-mère endurcie, épaissie et ossifiée; l'arachnoïde épaissie, opaque, quelquefois adhérente et recouverte d'une couche purulente plus ou moins dense; la membrane des ventricules épaissie, purulente, adhérente au cerveau; la pie-mère injectée de sang et de sérum, quelquefois fort épaissie et formant corps avec l'arachnoïde: on a été surtout frappé de l'adhérence de la pie-mère avec la surface du cerveau; elle était telle dans quelques sujets, qu'on ne pouvait enlever cette membrane sans qu'elle emportât une portion de la matière grise; les circonvolutions alors étaient affaissées et pressées les unes contre les autres; quand, au contraire, la pie-mère était humide, ces mêmes circonvolutions étaient écartées et amincies et leurs intervalles étaient remplis par la lymphe dont cette membrane était abreuvée. Nous avons trouvé la substance cérébrale luisante, et comme imbibée d'une sérosité qui la rendait humide dans la coupe; la substance grise a été quelquefois vue plus épaisse que de coutume, ce qui devait correspondre avec le développement plus qu'ordinaire de la membrane vasculaire contiguë, dite la pie-mère. Cette substance grise a été quelquefois mal distinguée de la blanche; on a remarqué des rougeurs vives dans les cas encore peu éloignés de l'acuité, et des marbrures plus ou moins livides ou pâles dans les autres cas, occupant la périphérie du cerveau, et confondant jusqu'à un certain point les deux substances; celle du cerveau ordinairement plus dense que celle du cervelet; l'une et l'autre pourtant très ramollies, surtout chez les sujets qui avaient été attaqués d'épilepsie et de paralysie générale; partiellement des ramollissemens ou des endurcissemens de la substance cérébrale, qui a paru comme glanduleuse et squirrheuse à plusieurs observateurs; quelquefois des suppurations ou des ulcérations d'apparence cancéreuse à la surface externe ou dans les ventricules du cerveau; des vessies à forme d'hydatides dans les plexus choroïdes; quelquefois des concrétions comme pierreuses dans ce repli membraneux, dans quelques autres, ou dans la substance pulpeuse elle-même, où l'on a trouvé parfois des pétrifications considérables ou des masses osseuses; des épanchemens de sang ou de sérosité avec les altérations de l'état chronique, aussi bien qu'avec celles de l'aigu; le volume général de la masse encéphalique beaucoup moins considérable dans le premier cas que dans le second. Dans le cas de paralysie générale, on a trouvé dans les membranes du rachis les mêmes lésions que dans celles de l'encéphale, et quelquefois même de profondes altérations dans la substance médullaire et dans les cordons nerveux [1].

Les altérations qu'ont offertes les autres organes ne diffèrent point de ce qu'elles sont chez les sujets qui n'ont pas été atteints de la folie. Nous avons vu que les fous contractent fréquemment des inflammations chroniques des organes de la respiration et de la circulation; il n'est donc pas étonnant qu'on trouve chez eux des anévrysmes, les poumons endurcis, ulcérés, tuberculeux; la plèvre et le péricarde altérés ou contenant un liquide épanché. Ce qu'il est le plus ordinaire de trouver avec les altérations du cerveau, ce sont celles des organes digestifs: il y a donc toujours dans l'abdomen des fous qui ont passé par toutes les nuances de la dégradation intellectuelle, des traces de gastro-entérites chroniques avec dégénération du foie, c'est-à-dire que l'on rencontre la membrane interne de l'estomac rouge, brune, noire, ecchymosée, épaissie, ulcérée; rarement amincie et ramollie ou détruite vers le bas-

[1] On peut d'ailleurs consulter l'excellente monographie du docteur Calmeil, intitulée *De la paralysie générale chez les aliénés*. Sagacité, patience infatigable, sont les qualités de cet observateur, qui paraît fait pour fixer cette partie de l'anatomie pathologique.

fond, à moins que les symptômes gastriques n'aient acquis de la prédominance, ce dont nous avons vu plus d'un exemple. Bien plus souvent on trouve le duodénum rougeâtre, brun, dilaté; sa membrane interne épaissie, offrant des follicules tuméfiés, dégénérés, ulcérés; le foie jaune, gras, augmenté de volume ou racorni, quelquefois tuberculeux, squirrheux, contenant des kystes avec épanchement séreux dans la cavité péritonéale. Le reste du canal digestif est plus ou moins altéré dans sa membrane muqueuse, selon le degré d'inflammation dont elle a pu être atteinte; la membrane interne du colon brune, noire, remplie d'ulcérations petites, circonscrites, comme faites par un emporte-pièce, chez ceux qui sont morts avec la diarrhée. On trouve aussi des traces de phlegmasies chroniques dans les femmes nymphomanes. Mais du reste il serait inutile de nous arrêter à décrire tous les autres désordres qu'il est possible de rencontrer dans les cadavres des aliénés; car ces sujets étant exposés à l'action du froid et à celle des passions, source de mille maux, il nous faudrait décrire l'anatomie pathologique de la plupart des maladies de l'espèce humaine.

CHAPITRE VI.

DES THÉORIES DE LA FOLIE, SELON LES ANCIENS ET LES MODERNES, JUSQU'A L'ÉPOQUE DE LA MÉDECINE PHYSIOLOGIQUE.

Maintenant que les faits ostensibles relatifs aux maladies mentales nous sont connus, nous pouvons procéder à la recherche des faits moins évidens qui font partie des lois physiologiques, et qui doivent servir d'explication aux premiers. Il serait inutile de nous arrêter aux opinions ridicules qui ont régné sur la folie pendant les siècles de fanatisme et de superstition. Dans le culte catholique, les ignorans se sont toujours fait remarquer par une tendance à expliquer la folie par la possession du démon, comme on l'expliquait souvent dans le paganisme par l'obsession des furies. Mais passons sur ces misères.

Dès l'antiquité la folie a été considérée comme une maladie du cerveau; elle a été comparée à la frénésie, et même attribuée, comme cette dernière, à l'inflammation du cerveau et des méninges. On trouve toutes ces idées dans Cœlius Aurelianus, traducteur de Soranus, ainsi qu'une thérapeutique faite pour les consacrer à jamais, telle que l'application des sangsues et des ventouses scarifiées à la tête, à la nuque, aux épaules, un régime rafraîchissant, la diète, la stimulation révulsive sur la peau, etc. Il est donc étonnant que des médecins modernes aient voulu se faire honneur de cette découverte : à la vérité, d'autres anciens non moins fameux, tels que Galien et ses sectateurs, avaient détourné l'attention des véritables indications curatives pour la fixer sur des humeurs à évacuer, et particulièrement sur l'atrabile ; mais cette humeur agissait toujours sur le cerveau, et même y produisait quelquefois de l'inflammation, dans la doctrine des galénistes. Or cette explication, admise par tous les humoristes mécaniciens, par Boërhaave, Van-Swieten, etc., s'est conservée jusqu'à nos jours. On a donc lieu d'être étonné que les modernes aient tant tardé à substituer les lésions inflammatoires du cerveau aux lésions humorales vagues de l'ancien et du moyen âge.

Ce retard vient de ce qu'on a trop circonscrit le phénomène de l'inflammation : en prenant le type de cet état morbide dans le phlegmon, et en exigeant presque toujours la suppuration pour caractériser les phlegmasies qui ne se terminaient pas par la gangrène, on a, jusqu'à nos jours, empêché les observateurs de se rendre au témoignage de leurs sens, touchant la cause prochaine de la rougeur, de la turgescence et de l'ardeur qu'ils rencontraient dans un grand nombre de cas. Toutes les fois que l'irritation, agissant sur un organe sécréteur, augmentait ou dénaturait l'humeur qu'il fournit, celle-ci était considérée comme la cause de l'affection locale; et si quelque partie, tant fût-elle éloignée, offrait un état morbide simultané, on l'attribuait aux aberrations de la même humeur. C'est ainsi que la transpiration, la bile ou le mucus, sous le nom de phlegme, sont devenus les causes de presque tous les maux, que l'on n'attribuait pas au sang lui-même. C'est d'après le même principe que plus tard on a vu toutes les affections qui surviennent dans les viscères, à la suite des plaies suppurantes, soit simples, soit ulcéreuses, être mises sur le compte de l'infection purulente.

La même tendance à la généralisation de quelques observations plus ou moins exactes se montrait sous différentes formes chaque fois qu'il était fait une découverte importante. Celle de la circulation et de la prétendue forme des globules du sang, enfanta les théories mécaniques, hydrauliques, hydrodynamiques;

celle des glandes, et plus tard celle des vaisseaux absorbans donnèrent lieu d'attribuer toutes les maladies à la lymphe, aux obstructions des glandes, à l'infarctus, ou à l'inflammation des vaisseaux absorbans; la découverte de l'irritabilité musculaire et les travaux que l'on fit sur le système nerveux, reportèrent l'attention de ce côté, et presque tous nos maux furent attribués à la lésion primitive, soit de la force vitale dont les nerfs étaient les agens, soit du fluide subtil dont on les croyait conducteurs, soit enfin des fibrilles nerveuses dont le degré de tension expliquait tous les phénomènes pour ceux qui n'admettaient aucun fluide dans les nerfs.

On vit en même temps les abstractions archée, âme matérielle et immatérielle, force ou faiblesse, entités que l'on faisait ou locales, ou indépendantes de toute circonscription dans les organes, devenir les régulatrices de tous leurs mouvemens. On les rendit responsables de toutes les maladies, et tous les remèdes leur furent adressés, sans qu'on se mît en peine de constater l'action de ces substances sur les organes.

Plus tard, et à une époque bien plus rapprochée de la nôtre, quelques médecins sentirent du dégoût pour ces abstractions, et crurent faire merveille en leur en substituant d'autres. Ils refusèrent d'expliquer, de peur de répéter de vieilles absurdités, comment le sang, la bile, la pituite, la lymphe, les nerfs, peuvent devenir des causes de maladies; mais ils admirent une causalité qui leur en accordait le pouvoir en reconnaissant, d'une manière générale, un élément sanguin, un élément bilieux, un pituiteux et un nerveux.

Parmi leurs prédécesseurs, les uns avaient attribué certaines maladies à l'inflammation, les autres à une saburre qu'il fallait évacuer, plusieurs à l'excès de force de l'estomac, d'autres à la faiblesse de cet organe, certains à la putridité des humeurs, un nombre non moins grand à la malignité dont la cause remontait au défaut d'énergie du principe vital. Nos novateurs ontologistes mirent tous ces dissidens d'accord en créant, pour les mêmes maladies, des élémens inflammatoires, saburraux ou gastriques, ce qui était synonyme; sthéniques et asthéniques, choses qui étaient opposées; putrides, malins, irréguliers ou ataxiques. Rien de plus facile que le diagnostic et le traitement des maladies avec cette légion d'entités : les médecins étaient toujours d'accord; car, pour chaque symptôme, on créait un génie, et le remède prétendu spécifique, mais qui n'était autre que le moyen conseillé par ces mêmes anciens dont on repoussait le langage, était admis dans la cédule polypharmarque destinée à faire disparaître tous ces farfadets. C'est ainsi qu'on s'arrangeait dans les consultations et les juntes médicales les plus nombreuses, au grand avantage du *décorum*; car les profanes n'étaient plus témoins de ces disputes scandaleuses dont Molière et d'autres satiriques nous ont conservé le souvenir.

Comment donc s'étonner que l'ancienne idée de Soranus sur la nature de la folie se soit trouvée perdue, et qu'il ait fallu beaucoup d'efforts pour la remettre en évidence? Les élémens, les principes, les génies morbides, agissaient sur le cerveau : voilà tout ce que l'on savait dire; et quand on était forcé d'y reconnaître de l'inflammation, ce phénomène s'y trouvait, comme dans les fièvres prétendues essentielles, une complication, un accident.

On sait assez que, parmi toutes les théories que je viens de rappeler, celle de l'aberration de la force nerveuse et de la force vitale, soit en plus, soit en moins, a fini par l'emporter. Toutefois l'animisme n'a pas perdu ses partisans : on voit encore aujourd'hui des médecins qui *impriment* que la folie est dans le principe immatériel, et qu'elle n'a pas de siége particulier; mais il en est un bien plus grand nombre qui soutiennent qu'elle peut dépendre des élémens morbides, sans donner, sur le mode d'action de ces entités, aucune explication capable de satisfaire un homme raisonnable.

Après les explications des théoriciens à hypothèses viennent celles des sectateurs de l'anatomie pathologique. On ne peut que s'attendre à y trouver quelque chose, sinon de plus raisonnable, au moins de plus matériel et de plus à la portée des esprits simples et vulgaires. On va voir si cette présomption est bien fondée.

Nous avons dit que les médecins avaient beaucoup trop restreint l'idée de l'inflammation, en prenant le phlegmon pour type de ce phénomène; aucune affection ne le prouve mieux que la folie. Comme il est extrêmement rare de rencontrer du pus ressemblant à celui du phlegmon dans le cerveau des aliénés, on n'avait garde de songer à l'inflammation. Comme d'autre part on ne voyait aucun rapport de cause à effet entre les lésions cadavériques dont il vient d'être parlé, et l'aliénation mentale, on se trouva fort embarrassé pour matérialiser cette affection. Effectivement, comment, avec l'idée que l'on avait de l'inflammation, concevoir que les endurcissemens, les ramollissemens, les diminutions et les inégalités de volume du cerveau et du cervelet, la densité, l'opacité ou l'injection, l'adhérence des membranes, la dureté ou la mollesse, l'épaisseur ou la ténuité, la consistance avec ou sans état éburné, ou la friabilité des os du crâne, pussent être les causes de tant d'espèces de délire, des fureurs, des convulsions, des exaltations prodigieuses de certains talens, et de l'abrutissement total des facultés intellectuelles? On aurait pu concilier la fureur et l'augmentation des forces musculaires avec l'endurcissement de la substance cérébrale quand on la rencontrait avec injection sanguine, parcequ'on aurait pu y voir un premier degré de l'inflammation; mais il aurait fallu, pour confirmer cette idée, que toutes les nuances chroniques eussent offert des traces de suppurations analogues à celles du type, c'est-à-dire du phlegmon. Or c'est ce qu'on n'observait presque jamais; et voilà, selon nous, ce qui fit abandonner toute idée de phlegmasie cérébrale comme cause de folie. Toutefois, comme il fallait absolument lier les altérations du cerveau et de ses membranes à la folie, ne pouvant y voir les causes, on en fit les effets de cette maladie.

Cette explication, toute ridicule qu'elle est, passait au milieu des nombreuses absurdités dont fourmillait la pathologie, lorsqu'en 1816 j'imprimai, dans l'*Examen de la doctrine médicale généralement adoptée*, une question que je faisais déjà dans mes cours particuliers depuis 1814 : je demandai à mes honorables confrères ce qu'ils entendaient par des altérations pathologiques produites par une maladie, et comment ils concevaient qu'une maladie pût avoir de l'action sur les organes, puisque les maladies ne sont, d'après les définitions des nosographes les plus philosophes, autre chose qu'un groupe de symptômes. J'appliquai cette question à chaque maladie en particulier, et spécialement aux fièvres prétendues essentielles : je la reproduisis, en 1821, dans le second *Examen*. Je cherchai quelle idée on pouvait se faire d'un groupe de symptômes qui engorge, endurcit, ramollit, ulcère, perfore, gangrène des organes ; et ne trouvant, dans aucun de ses attributs, un agent capable d'exercer de pareilles actions, j'en conclus que sans doute les médecins avaient érigé le mot par lequel ils veulent donner l'idée d'une maladie, en une espèce d'entité matérielle ou immatérielle, je l'ignorais, mais pour le moins douée d'une activité propre, et d'une activité indépendante de celle des organes. Un de mes élèves les plus distingués exploita fort heureusement cette idée dans la réfutation d'un traité des fièvres que l'on voulait rendre classique. Prenant chaque symptôme en particulier, M. le docteur Roche demanda plaisamment à l'ontologiste compilateur si la chaleur âcre, le fuligo de la bouche, la soif, la stupeur, la fétidité, la prostration des forces, élémens dans lesquels doit se résoudre, d'après les nosographistes, l'entité fièvre *adynamique* ou *putride*, avaient la propriété de ramollir la membrane interne de l'estomac, de l'ulcérer, de la perforer même, et de produire l'intus-susception des intestins.

Ces plaidoyers contre l'essentialité des maladies, soutenus vigoureusement, pendant une dizaine d'années, par une foule de bons sujets sortis de l'école physiologique, ont opéré une immense révolution dans la médecine française. Mais ce n'est qu'avec une peine extrême que cette révolution a pénétré dans les établissemens publics et particuliers consacrés au traitement des maladies mentales.

Parmi les principaux classiques vivans qui font loi dans la question dont il s'agit, les uns répètent encore que les altérations du cerveau sont l'effet de la maladie, qu'ils définissent en énumérant les symptômes; les autres, qu'il y a bien quelquefois de l'inflammation, aiguë d'abord, mais ensuite chronique, mais qu'il n'en existe pas toujours, et qu'il y a une lésion du principe vital, antérieure à l'affection des tissus, lésion qui prépare et consomme leur désorganisation. Les premiers ne paraissent pas redouter qu'on leur demande par quelle vertu la divagation, la fureur et autres symptômes peuvent endurcir le cerveau, ni comment la stupidité peut faire pour l'injecter, le ramollir et l'atrophier. Les seconds n'ont peut-être pas songé à la difficulté de montrer en action l'entité vitale immatérielle ou même nerveuse qui fait délirer les hommes, et qui en même temps désorganise leur cerveau.

On sait que la plupart des savans qui ont des principes arrêtés ne changent pas, surtout quand ils les ont rendus publics : on devait donc s'attendre que la doctrine des maladies mentales avancerait plutôt par les travaux des élèves que par ceux des maîtres; c'est ce qui est arrivé, mais seulement jusqu'à un certain point; car les élèves attachés aux maisons de fous n'ont pas toujours été ceux de l'école physiologique. Quelques unes des vérités enseignées dans cette école furent appliquées à la folie, mais les plus importantes furent négligées.

En l'an 1820, M. le professeur Lallemand, encore élève, avait imprimé que l'inflammation de l'arachnoïde, partagée par la pie-mère, est fréquente, et qu'elle est la principale cause du délire, mais il n'avait pas fait l'application de cette observation à la folie. Il avait dit aussi que l'inflammation de la substance cérébrale ne pouvait occasioner le délire : il la regarda plutôt comme la cause des convulsions et des paralysies partielles, et rapporta avec moi le ramollissement à l'inflammation.

Parmi les jeunes médecins qui vivaient auprès des fous, l'un soutint, en 1823, contradictoirement à son professeur, que les maladies mentales sont produites par des modifications très variées des méninges et de l'encéphale; l'autre enseigna, en 1825, en publiant une *nouvelle doctrine des maladies mentales*, que non seulement le délire ordinaire, mais aussi la folie, consistent le plus souvent dans une inflammation chronique des méninges, mais il ajouta que quelquefois elle dépend d'une irritation spécifique ou sympathique du cerveau. Le premier, développant l'idée qu'il avait énoncée, prétendit avoir appris au monde médical que les lésions observées par les auteurs, et dont nous avons parlé plus haut, sont les causes et non les effets de la folie : ce qui changeait, selon lui, la manière dont jusqu'alors on avait envisagé cette maladie. Il l'attribua donc, tantôt à la conformation vicieuse native ou acquise de la tête, tantôt à la lésion des méninges, quelquefois à la dureté du cerveau, d'autres fois à son ramollissement partiel ou général ; en un mot, et selon le cas, à chacune des altérations organiques déjà mentionnées, en affirmant toutefois que l'engorgement des vaisseaux du cerveau et de la pie-mère est la plus fréquente de ces altérations, et ainsi la cause la plus ordinaire des folies.

Le second avait pensé, avec plusieurs maîtres, que la folie pouvait être l'effet sympathique de la lésion d'un autre organe que le cerveau. Le premier fit déclarer, en 1826, par un troisième, dont les principes étaient analogues aux siens, que la goutte, les maladies des poumons, même celles des voies digestives, ne peuvent être la cause organique de la folie, attendu que la folie ne peut avoir son siége ailleurs que dans le cerveau.

Ainsi voilà quelques uns des principes de la doctrine physiologique qui franchissent le seuil des maisons d'aliénés, et ce sont les élèves qui les y introduisent. Toutefois ces élèves ne font pas ce qu'ils devraient et ce qu'ils pourraient faire. Ils font ce qu'ils ne devraient pas faire, puisqu'ils se vantent d'avoir trouvé le principe fécond, selon eux, de la théorie et de la pratique des maladies mentales, *que les altérations du cerveau et de ses membranes sont la cause et non l'effet de la maladie.* Ils ne font pas ce qu'ils pourraient faire, puisqu'ils donnent, par cette assertion, et malgré les travaux des physiologistes, une idée fausse de la manière dont les organes affectés produisent les phénomènes de l'aliénation mentale. Les preuves de ces deux propositions deviendront plus évidentes par l'exposé que je vais faire de ce qui a été professé et imprimé dans l'école physiologique avant les écrits de ces jeunes médecins.

Dans mes leçons, à partir de 1814, je rapportai tous les délires, soit aigus, soit chroniques, à l'irritation primitive ou sympathique du cerveau, en ajoutant que tantôt cette irritation s'élève au degré de l'inflammation, et que tantôt elle reste au-dessous : voilà l'idée générale. Les convulsions, les pertes partielles et générales du sentiment et du mouvement, les engorgemens, les congestions, les ramollissemens, les épanchemens, les extravasations de toute espèce du cerveau et des méninges furent attribués par moi à la même cause, et l'on parut surpris de voir l'apoplexie et la démence expliquées par la même théorie que la frénésie. De plus j'engageai fortement les élèves à rechercher des faits confirmatifs ou infirmatifs de ces assertions. Ce fut après avoir été auditeur de tous ces développemens, que M. Lallemand fit paraître ses premières *Lettres sur l'encéphale*, ouvrage composé en grande partie d'observations extraites de la pratique des médecins qu'il avait suivis étant élève, mais disposées et commentées à la manière de celles de l'*Histoire des phlegmasies*. Il administra des preuves de mes assertions sur les causes des convulsions et des paralysies; et, de plus, il essaya de préciser les symptômes qui correspondent à chaque degré des lésions encéphaliques dont il traitait. Toutefois, il faut remarquer qu'il ne prit point pour mobile des maladies qu'il décrivait l'irritation; il ne parla que de l'inflammation, chose notée depuis l'antiquité, et remise en vogue en Angleterre, pour les maladies dont il s'agit, par le docteur Abercrombie, etc. Il plaça d'ailleurs la cause du délire dans l'inflammation de l'arachnoïde.

L'année suivante, 1821, j'imprimai les idées que je professais depuis sept ans, et qui étaient déjà publiques, sur les affections de l'encéphale. Elles étaient conformes à celles que j'avais publiées sur beaucoup d'autres maladies. J'imprimai, dans l'*Examen des doctrines*, p. 770, ce que je viens de rapporter, c'est-à-dire que les congestions sanguines cérébrales, les congestions séreuses ou l'hydrocéphale, les arachnitis, les apoplexies prétendues nerveuses, les apoplexies sanguines, les cancers du cerveau, les tumeurs fongueuses de la dure-mère, les acéphalocystes ou hydatides, les tubercules du cerveau, les tumeurs osseuses des parois internes du crâne, enfin la léthargie, l'épilepsie, et le ramollissement du cerveau que le docteur Abercrombie avait déjà considéré comme l'effet d'une encéphalite, sont les effets d'un phénomène unique dont les suites sont diversifiées; et ce phénomène, c'est l'irritation. Que l'on trouve maintenant dans les autopsies des fous résumées par les auteurs dont j'examine les travaux, une altération organique qui ne rentre pas dans celles-là!

Restait à rallier nominativement la folie à

ces mêmes altérations, et c'est ce que je fis dans la proposition CXXIII, imprimée avec l'*Examen* en 1821, et qui n'est, aussi bien que les quatre cent soixante-sept autres qui l'accompagnent, que le résumé des cours de physiologie et de pathologie que je faisais alors depuis sept ans. Voici le texte de cette proposition : « La manie » suppose toujours une irritation du cerveau. » Cette irritation peut y être entretenue long- » temps par une autre inflammation, et dispa- » raître avec elle; mais si elle se prolonge, elle » finit toujours par se convertir en une véritable » encéphalite, soit parenchymateuse, soit mem- » braneuse. »

Or cette proposition n'est point un simple aperçu jeté par hasard; elle est le résumé de discussions fort étendues que l'on trouve dans le cours de l'ouvrage à l'occasion de la nosographie, d'un ouvrage nouveau sur le ramollissement de l'encéphale, des deux premières lettres du professeur Lallemand, enfin des dissertations orales répétées depuis sept ans dans mes cours théoriques et pratiques. C'est de ces sources multipliées que découlait la proposition générale, qu'il faut absolument, pour éviter les absurdités du langage et les contradictions funestes du traitement, adopter pour phénomène primitif et pour lien de la plupart des affections cérébrales, l'irritation. Cette proposition avait déjà été émise en 1808, dans l'*Histoire des phlegmasies ;* je l'avais reproduite en 1816, et appliquée à toute la pathologie ; enfin, en 1821, elle reparaît avec un nouveau degré de précision, et on l'applique nominativement à la folie.

Il est facile maintenant de juger que les auteurs dont nous parlons n'ont pas fait ce qu'ils devaient en s'attribuant la découverte du prétendu *principe subversif des anciennes théories sur la manie*, puisque ce principe est fort ancien. Ils ne l'ont pas fait non plus en se glorifiant d'avoir établi les premiers, en 1824, que le diagnostic médical consiste à *donner aux phénomènes extérieurs une valeur représentative de l'état intérieur ou de la lésion de l'organe qui en est le siége.* Cette idée est l'idée-mère de la doctrine physiologique : c'est elle qui inspira l'*Histoire des phlegmasies* en 1808, qui dicta le premier *Examen* en 1816 ; et le second *Examen*, publié en 1821, n'est que le développement complet de cette même idée, qui était professée en théorie et appliquée dans la pratique d'un grand hôpital, devant de nombreux témoins, au milieu de la capitale, depuis 1814, c'est-à-dire probablement avant que les jeunes médecins dont il s'agit eussent commencé leurs études médicales.

En attribuant la folie aux altérations qui s'opèrent dans l'encéphale et ses dépendances, les auteurs dont il s'agit n'ont pas fait tout ce qu'ils pouvaient faire ; et voici comment : ignorant la doctrine physiologique, ils n'avaient garde de sentir la nécessité de l'irritation pour l'établissement d'un système régulier de patho logie: ils avaient saisi au vol l'idée que les symptômes doivent représenter l'état des organes; mais le comment physiologique, appréciable, de cette représentation, ils n'en avaient nulle idée ; ils ne se sont pas doutés que c'est par l'irritation, et uniquement par l'irritation, qu'un organe agit sur un autre; ce qui constitue les sympathies. Ils n'ont pas soupçonné que l'irritation est dans l'organe sympathisé aussi bien que dans le sympathisant, qu'elle constitue le phénomène commun entre les uns et les autres, et que seule elle explique comment le sympathisé peut s'altérer et se désorganiser à l'imitation du sympathisant.

Or c'est l'ignorance de ce fait, qu'ils auraient pu comprendre s'ils eussent étudié la doctrine physiologique, qui les a fait écrire que la folie dépend tantôt d'une conformation vicieuse, naturelle ou acquise, du crâne ou du cerveau, tantôt de la lésion des méninges, quelquefois de la dureté du cerveau, quelque autre fois de son ramollissement partiel ou général; dans d'autres cas, des autres altérations rapportées plus haut, mais le plus communément de l'engorgement des vaisseaux du cerveau et de la pie-mère. Ces assertions sont vagues et embarrassantes pour les lecteurs, parcequ'elles ne disent rien à l'esprit. Comment rattacher le délire immédiatement à des lésions si variées? D'ailleurs la folie existe long-temps avant que toutes ces altérations soient formées, comme le prouvent sa périodicité intermittente, et ses guérisons subites par une vive impression morale au milieu des désordres intellectuels les plus bruyans ou de la stupidité la plus complète. La folie n'est pas l'effet de ces lésions, mais de la cause qui les produit. Or cette cause n'est pas nécessairement l'inflammation, comme l'ont avancé plusieurs auteurs. C'est ce que prouve encore la possibilité des guérisons subites par causes morales, même après plusieurs années de maladie; changement incompatible avec une véritable inflammation qui devrait avoir produit de l'altération dans les organes.

C'est encore parcequ'ils n'avaient point l'idée

de l'irritation, que certains de ces manigraphes ont écrit que la folie ne pouvait pas être sympathique ou dépendre de l'influence d'une autre affection. La raison qu'ils en ont donnée, c'est que le siége d'une maladie ne peut être que dans l'organe dont les fonctions sont dérangées ; langage vague, énigmatique, source de vaines disputes de mots. Sans doute, leur diront nos médecins physiologistes, le siége de la manie est toujours dans le cerveau ; mais le cerveau peut être irrité par un organe qui l'est plus que lui ; il peut l'être long-temps sans qu'il y ait de l'inflammation, sans qu'il s'y fasse de désorganisation, et cesser de l'être aussitôt qu'il n'est plus stimulé dans le rhythme anormal par l'organe qui agissait sur lui. C'est ainsi que l'éruption des règles, un flux hémorrhoïdal, un vomissement de sang ou d'autre liquide, une application de sangsues à l'épigastre, etc., etc., peuvent dissiper la folie en un clin d'œil et même pour toujours.

Or, n'avoir pas compris cela, n'avoir pas assujetti la manie au phénomène de l'irritation, l'avoir laissée vaguement sous la dépendance de lésions organiques qu'elle ne suppose pas, en refusant de s'expliquer sur la manière dont ces lésions peuvent la produire ; n'avoir point développé la méthode thérapeutique qui se déduit naturellement de la connaissance des lois les plus communes de l'irritation; en d'autres termes, n'avoir pas montré comment, en modifiant les influences des organes les uns sur les autres, on peut imprimer à la folie une modification avantageuse; n'avoir eu que deux vues générales, l'une de placer le siége exclusif de la manie dans le cerveau, sans aucune tentative pour expliquer les manies sympathiques, et en se bornant à les nier, c'est n'avoir pas approfondi une doctrine dont on connaissait l'existence, puisqu'on lui avait fait certains emprunts, une doctrine d'ailleurs qui renferme tous les élémens de la solution des problèmes qu'il fallait résoudre; en un mot, c'est n'avoir pas fait ce qu'on pouvait et ce qu'on devait faire.

Un auteur que l'on doit citer toutes les fois qu'il est question du cerveau, et qui, par ses grands travaux sur les fonctions de l'encéphale, s'est acquis des droits éternels à la reconnaissance des hommes, le docteur Gall ne s'est pas arrêté à ces vues superficielles, à ces explications grossières : il rejette avec dédain l'opinion de ceux qui attribuent la folie aux altérations des os du crâne et autres quelconques. Selon lui, « les dérangemens méca-

»niques et organiques sont subordonnés aux »changemens qui surviennent à la vie ; ils »n'en sont que les suites, et la vie d'une par- »tie du corps, ou du corps tout entier, peut »être éteinte sans qu'il y ait de dérangement »organique visible. » Il ajoute que, «quand la »manie a duré peu de temps, on ne trouve »rien ; mais que, lorsqu'elle a duré long- »temps, on aperçoit dans le cerveau, dans les »méninges et dans le crâne, les altérations »les plus marquées ; par exemple, des vais- »seaux ossifiés, une diminution de l'une ou »de l'autre substance cérébrale, des dépôts de »matière osseuse sur la surface interne du »crâne, etc., résultat de l'altération, inappré- »ciable pour nos sens, qu'a subie cette force »dont dépendent la vie et les fonctions de la »vie. » Le docteur Gall connaît aussi les autres formes d'altérations ci-dessus mentionnées, et les explique de la même manière. L'inflammation n'est pas la cause première de ces désordres : il la met seulement sur la même ligne que les commotions, une lésion accidentelle, un vice organique du cerveau ou des méninges, une aspérité de la surface interne du crâne, une contention d'esprit uniforme et trop long-temps soutenue, un projet avorté, un espoir déçu, une ambition démesurée, la vanité blessée et autres causes morales qu'il rapporte, aussi bien que toutes les autres, à une lésion de la vie. Ailleurs il fait observer, mais seulement dans ceux de ses écrits dont la publication est postérieure à l'émission de la doctrine physiologique (en 1816), que l'augmentation de l'irritabilité du cerveau est évidente dans les prodromes et dans la première période de la folie. Il n'imite donc pas ceux qui, par un mouvement rétrograde, abandonnent l'explication de Pinel, qui voulait que la folie fût originairement nerveuse, pour se ranger sous la bannière des anatomo-pathologistes, qui ne reconnaissent aux maladies d'autres caractères que ceux que l'on tire de l'inspection des cadavres après la mort.

Ce n'est pas par l'inflammation que le docteur Gall explique l'atrophie du cerveau à la suite des manies prolongées ; il l'attribue à la *lésion des forces vitales*. Le cerveau, qui a été long-temps lésé dans le mode qui constitue la folie, s'atrophie comme le nerf sciatique qui a long-temps fait éprouver de la douleur. Du reste, le cerveau ne peut s'affaisser et se concentrer sur lui-même sans que le crâne le suive, lorsque aucun épanchement ne s'interpose entre les deux. De là l'écartement de la table interne qui abandonne l'externe moins disposée à suivre le cerveau dans sa retraite. C'est ce qui arrive aussi dans l'atrophie normale du cerveau, par l'effet des progrès de l'âge. Mais il y a cette différence que, chez le fou, l'espace qui résulte de l'écartement des deux lames, au lieu d'être occupé par un tissu diploïque à grandes cellules qui rend les os des vieillards légers, est au contraire rempli d'une matière osseuse très dense, qui pénètre aussi les deux tables et rend le crâne très épais, très dense et comme éburné. Ce genre d'altération est si commun, que Greding l'a observé soixante-dix-huit fois sur cent maniaques furieux, et vingt-deux fois sur trente chez des imbéciles.

Ces réflexions du docteur Gall auraient dû mettre les manigraphes sur la voie de la vérité. Je ne saurais adopter toutes les idées de ce savant sur la cause et sur le siége de la manie; mais, puisque c'est à lui que nous devons les meilleures données, il faut partir de là pour aller plus loin, s'il est possible, ou du moins pour le tenter.

Le docteur Gall considère la folie comme une maladie siégeant *uniquement* dans le cerveau, et c'est à lui que les jeunes écrivains qui tiennent maintenant la plume sur cette maladie ont emprunté cette opinion : la manie consiste, selon lui, dans une affection de la *force vitale* du cerveau. Le plus souvent elle est, surtout dans son début, une augmentation d'irritabilité, avec activité exagérée de la circulation, et même avec inflammation; mais cette inflammation n'est pas l'agent principal de la détérioration du cerveau. L'auteur s'occupe plus de prouver que la folie siége dans le cerveau, chose dont nul homme de sens vraiment instruit n'a jamais douté, que de déterminer la nature de la modification physiologique de ce même cerveau, qui la constitue. C'est la *lésion vitale* du cerveau qui l'atrophie, l'épaissit, le dénature avec tous ses accessoires; mais on ne se met pas en peine de rattacher cette lésion vitale à un phénomène fondamental appréciable, puisqu'on s'en tient à des modifications ou plutôt à la modification en général d'un principe inconnu nommé la vie. Voilà qui est bien entendu.

La chose à laquelle le docteur Gall tient le plus, après avoir établi la folie dans le cerveau, c'est à déterminer quel est l'organe du cerveau qui lui sert de siége. On sait que cet auteur considère le cerveau comme un composé de nerfs doubles, ou paires de nerfs analogues à ceux des sens externes, mais qui ne sortent point du crâne et dont le nombre est encore indéterminé ; que chacune de ces paires intra-crâniennes est chargée d'un penchant ou d'une faculté intellectuelle ; qu'elles ont le nom d'organes, et que leur situation à la périphérie du cerveau permet de distinguer du plus au moins, par les saillies qu'elles font faire à la boîte osseuse, les instincts, les aptitudes, les différens degrés et les divers genres d'intelligence de chaque individu, non seulement dans notre espèce, mais aussi dans tous les animaux vertébrés ; que la modification vitale qui constitue la folie peut quelquefois exister au même degré dans tous les organes à la fois, mais qu'elle peut aussi, et même plus souvent encore, prédominer ou siéger exclusivement, ou successivement, dans chacun d'eux ; et que, par conséquent, il doit y avoir, outre la manie générale, autant de monomanies partielles qu'il y a d'organes dans le cerveau.

Cette théorie donne les moyens d'expliquer comment les passions excessives et les efforts intellectuels peuvent conduire l'homme à la folie. C'est particulièrement à la suractivité d'un penchant auquel l'homme ajoute encore plus d'énergie en s'y laissant aller, ou bien à l'influence d'une faculté prédominante qui séduit la volonté par la facilité avec laquelle on l'exécute, que l'homme doit la perte de sa raison. L'inflammation se développe bien souvent dans les organes trop exercés, chose commune dans la période d'agitation de la manie générale, ou bien le phénomène se circonscrit dans quelque organe en particulier : de là la possibilité des suppurations; mais quelquefois elle n'existe pas, comme le prouvent les ouvertures où l'on ne trouve aucune trace de lésion. Au surplus, quand ce n'est pas elle qui produit les dérangemens d'organisation, ce qui n'a lieu que dans la minorité des cas, c'est au moins la lésion vitale constitutive de la folie.

On voit d'abord ce qui manque ici. Le savant organologiste aurait dû dire que quand ce n'est pas l'inflammation suppuratoire qui désorganise le cerveau, c'est du moins le phénomène qui la produit, l'irritation, modification possible dans tous les tissus, et qui agit dans ce cas non seulement sur la fibre cérébrale proprement dite, mais aussi sur tous les autres tissus constitutifs de l'appareil intellectuel; c'est-à-dire dans les vaisseaux qui l'arrosent, dans les membranes qui l'enveloppent, et jusque dans la boîte osseuse qui le contient.

Pinel et ses sectateurs s'étaient expliqués d'une manière également fautive lorsqu'ils n'avaient pu voir qu'un phénomène nerveux dans la folie; je le prouve par l'argument que je viens d'employer contre M. Gall. Qu'est-ce en effet qu'une lésion nerveuse qui peut engorger les vaisseaux du cerveau, produire des épanchemens, des phlegmons, occasioner des adhérences, des épaississemens, des ossifications, agir jusque sur le crâne, et lui donner la densité de l'ivoire et la dureté de l'émail? On conçoit encore moins cette entité nerveuse que la lésion vitale de l'organologiste; car une lésion vitale, chose arbitraire, indéterminée, se prête à toute supposition d'action sur des organes, quelle que soit leur différence de texture, de consistance, etc.; mais le moyen de se représenter, avec l'idée qu'on a toujours eue de la nervosité, une névrose qui élabore de pareilles désorganisations? Pinel croyait s'en tirer en regardant tous ces désordres comme des complications ou des coïncidences; subterfuge illusoire qui peuple la folie, aussi bien que la plupart des autres névroses du même auteur, d'une foule d'élémens morbides inexplicables, éventuels, dont on ne peut

28

atteindre le diagnostic et dont on ignore le traitement.

Sans adopter en tout point l'organologie du docteur Gall, on doit convenir avec lui et avec tous les médecins vraiment instruits qui l'ont précédé, que la folie a son siége dans le cerveau. Mais il faut revenir sur cette locution, *a son siége*, car on en fait un étrange abus; elle porte obstacle aux progrès de la science, et dicte encore chaque jour à plus d'un médecin des assertions que l'observation désavoue. Qu'est-ce qui siége dans le cerveau, chez les maniaques? est-ce le délire? Sans doute on ne peut délirer qu'en faisant agir son cerveau. Le délire est donc essentiellement une aberration d'action, et par conséquent une maladie du cerveau. Vient maintenant une seconde question : Pourquoi le cerveau éprouve-t-il cette aberration? Moi, je réponds, c'est parceque son irritabilité est augmentée, ou parceque sa contractilité est plus considérable que dans l'état normal, c'est-à-dire parcequ'il est surirrité, ou simplement irrité, pour m'en tenir au sens de ce mot tel qu'il est fixé dans la première partie de cet ouvrage.

Vient ensuite une troisième question que l'observation et la pratique de l'art doivent dicter à tous les médecins : Pourquoi le cerveau est-il irrité? u bien, en développant la question, la cause qui irrite le cerveau siége-t-elle dans cet organe ou dans un autre? Le médecin qui juge la chose au premier aspect des faits, répond que la cause peut résider uniquement dans le cerveau, mais qu'elle peut aussi siéger dans un autre organe; il en juge par des folies qui viennent après l'affection d'un organe, et se guérissent aussitôt qu'elle est dissipée. Mais M. Gall et ses partisans, aujourd'hui très multipliés, répondent différemment. Ils disent : Puisque le délire ne peut exister sans une affection du cerveau, sa cause ne saurait siéger ailleurs que dans le cerveau. Mais ils éludent la question; il faut les y ramener. Disons-leur donc : Nous ne vous demandons pas si le cerveau est affecté quand il y a délire; ce serait une question aussi niaise que si l'on demandait si les muscles sont affectés quand il y a convulsion; mais nous vous demandons si l'affection du cerveau ne peut pas être tellement subordonnée à celle d'un autre organe, qu'elle soit produite par elle et puisse cesser avec elle. Vous nous niez ce fait, en assurant que dans tous les cas de cette espèce que vous avez observés, le cerveau avait été primitivement affecté, et vous nous accusez d'avoir mal vu, quand nous avons attribué son affection à celle d'un autre organe; c'est nous ramener sur le terrain de l'observation. Hé bien, nous vous répétons que nous avons vu des cas où la folie était produite et entretenue par une autre maladie; en d'autres termes, des cas où le cerveau n'était dérangé, dans son action, que parce-qu'un autre organe l'avait été avant lui, et où il se rétablissait aussitôt que cet organe rentrait dans l'état normal. Il s'agit maintenant de vous montrer comment on peut expliquer cette dépendance du cerveau qui vous paraît incompréhensible; nous le ferons après avoir pris nos précautions contre le vague, les insinuations et les piéges du langage. En effet le mot *affection* est vague; le mot *maladie* l'est un peu moins, mais l'est encore trop pour peindre le phénomène que nous voulons étudier. *Affection ou maladie qui fait délirer* est une locution qui provoque la question suivante: En quoi consiste l'affection ou la maladie? *Folie* ne donne une idée précise que sous le rapport moral, c'est-à-dire sous le rapport des relations avec les autres hommes, et c'est dans la physiologie pathologique de l'individu que nous sommes maintenant engagés. Un logicien ne nous entendrait pas si nous lui demandions si le délire siège dans le cerveau; car qu'est-ce qu'*un délire qui siége*, pour un homme habitué à se rendre compte du sens des mots?

Lésion vitale est bien physiologique, mais cette locution a l'air d'une échappatoire pour satisfaire un questionneur peu difficile; car celui qui raisonne ne comprendra pas ce que c'est qu'une lésion de la vie qui précède et qui cause celle des organes[1]. L'expression *affection*

[1] Tout ce qui a été dit plus haut du principe que l'on veut imposer au système nerveux pour produire les phénomènes d'intelligence, s'applique à la force vitale ainsi qu'à toutes les forces particulières dans lesquelles on a essayé de la résoudre. Ces forces ne tombent pas sous les sens; on les conclut des phénomènes, et chacun les multiplie à son gré. De là des forces de contraction qui se subdivisent en autant d'espèces qu'il y a de degrés dans la contractilité, et de formes de la matière animale qui en sont douées; de là des forces de composition, de décomposition, de plasticité, de résistance vitale, de condensation, d'expansion, de calorification, etc., selon le plus ou le moins de disposition des physiologistes à décomposer les phénomènes sensibles; de là aussi les disputes sur le nombre des propriétés vitales.

S'agit-il de la vie de l'ensemble, les uns la font résulter des vies particulières, les autres admettent une force vitale primitive qui les produit, et chez quelques

nerveuse, *affection des nerfs*, semble d'abord approcher davantage du but, car elle présente

uns cette vie est divisée en deux, l'une pour la nutrition et la reproduction, l'autre pour l'intelligence.

Il n'y aurait aucun inconvénient à tout cela si, après avoir posé ou supposé ces forces, on se bornait à décrire les phénomènes dont elles ont été déduites ; elles ne seraient alors que des signes algébriques pour faciliter le travail des recherches, en abrégeant l'énonciation. Mais ce n'est pas ainsi que procèdent les ontologistes : véritables idolâtres, ils se prosternent devant le signe symbolique qu'ils viennent de faire de toutes pièces, et le mettent en action comme une puissance particulière. Toutefois, comme ils n'ont d'autres idées que celles qui leur viennent des sens, comme ils n'ont point de modèle supérieur à eux-mêmes, ils prêtent leurs facultés, leurs intentions à la force qu'ils ont créée, et la font agir comme ils agiraient eux-mêmes, ou comme ils ont vu agir quelques uns de leurs semblables pour lesquels ils professent admiration et respect. Au fond, toutes les forces des médecins de Montpellier sont de petites divinités ainsi construites, et la grande force vitale une intelligence de premier ordre dont le modèle est pris dans tout ce que l'homme a de plus grand et de plus extraordinaire. C'est la continuation du polythéisme des Grecs : ce sont des faunes, des satyres, des nayades, des napées que l'on installe dans chaque appareil fonctionnel, et c'est le grand Jupiter que l'on place sur le trône de l'encéphale pour présider à tous les phénomènes de relation. Tels sont les motifs qui nous forcent

un objet matériel modifié; mais on ne sait par qui ni comment il est modifié, et cependant on ne peut, sans être satisfait en ce point, se représenter une nervosité capable de produire tous les désordres dont les têtes des fous ont offert l'étonnant spectacle.

à rejeter les mots *force vitale*, *lésion vitale*, du langage sévère de la médecine physiologique, ou à ne les employer que comme des formules dont nous nous empressons de donner le sens.

CHAPITRE VII.

THÉORIE DE LA FOLIE SELON LA DOCTRINE PHYSIOLOGIQUE.

Si maintenant nous remontons aux principes de la doctrine physiologique, exposés plus haut, nous y trouvons des choses plus satisfaisantes. Il est dit dans cette partie de l'ouvrage, que la matière animale vivante est susceptible, étant modifiée par certains agens, de manifester, à un degré surprenant, les phénomènes caractéristiques de l'état de vie, et l'on appelle cela *irritation* : rien de plus clair. On ajoute qu'il y a quatre formes principales d'irritation, si l'on en juge par les phénomènes qui frappent d'abord les sens, l'inflammatoire, l'hémorrhagique, la subinflammatoire et la nerveuse, et l'on donne l'idée de ces phénomènes et des altérations d'organes qui correspondent à chacune des quatre formes, tout en avertissant que la nerveuse est la principale, et que c'est elle qui donne l'impulsion aux trois autres. Tout cela se conçoit, parcequ'il s'agit de modifications de la matière vivante, qui frappent nos sens. Voyons donc si nous pouvons faire l'application de ces données à la folie ; faisons-en l'histoire abrégée, dans le langage physiologique, afin de voir si nous serons compris et si nous pourrons résoudre la question du siége ou des siéges de cette maladie.

Je rappellerai d'abord une des vérités fondamentales de la médecine physiologique, sur laquelle j'ai déjà beaucoup insisté, que le cerveau est placé entre deux ordres de stimulations; celles qui lui viennent par les nerfs des sens externes, celles qu'il reçoit des nerfs des viscères intérieurs. Cela posé, la génération des folies s'explique d'elle-même, en se ralliant à la théorie physiologique des facultés intellectuelles.

Les excitans, qui ont été soigneusement indiqués dans le chapitre premier, ayant agi avec une énergie trop forte et trop prolongée sur les principaux organes, qui tous sont abondamment pourvus de matière nerveuse, le cerveau, centre de cette matière, contracte un état d'irritation; l'innervation devient excessive, ce qui se manifeste par l'augmentation du sentir et du mouvoir; car il est impossible que la manifestation d'une irritation nerveuse se fasse d'une autre manière, à moins que, de prime-abord, l'irritation ne soit portée au point d'abolir tous les phénomènes de l'innervation. Il y a donc excès de susceptibilité, de la part du cerveau, à toutes les stimulations qui lui sont propres, et d'abord à celle des sens; de plus, il y a excès de mouvement dans la circulation et dans l'action de tous les muscles sur lesquels le cerveau innerve, et par lesquels il témoigne son irritation. Cela veut dire que l'augmentation, sinon de la fréquence, au moins de la vivacité des battemens du cœur, celle du jeu de la physionomie, la mobilité insolite des gestes, la précipitation de la parole, coïncideront avec une susceptibilité morale exagérée, pour manifester l'imminence ou les premières atteintes de la folie. Or ces manifestations peuvent se faire selon plusieurs modes qu'il faut connaître, et qui dépendent du lieu primitivement irrité et du degré d'irritation, qui est lui-même subordonné aux causes éloignées, à la durée de leur action, à la susceptibilité des sujets, etc.

En effet, tantôt la cause excitante primitive dépend des rapports moraux d'homme à homme, ou des rapports sensitifs ou instinctifs de l'homme avec les animaux, avec les corps inanimés, ou avec les accidens de la nature; et cette cause est alors nerveuse, c'est-à-dire qu'elle est d'abord une excitation des nerfs: d'autres fois la cause excitante primitive dépend des rapports de l'intérieur de nos viscères avec les corps étrangers qui les pénètrent, tels que les alimens excitans, les boissons stimulantes, les médicamens, les poisons; et, dans ce second mode d'étiologie, plusieurs nuances d'irritation sont possibles. Il se peut que l'excitant soit de nature à produire une irritation plus nerveuse qu'inflammatoire dans l'estomac, tels sont les alcooliques et certains aromes très expansifs; alors l'irritation qui se propage dans le cerveau est aussi principalement nerveuse, et plus ou moins rapprochée de celle qui dépend de certaines causes morales. Nous disons plus nerveuse qu'inflammatoire, car, par la raison donnée plus haut (page 259, première partie), il n'y a point d'excitation nerveuse qui n'intéresse les capillaires sanguins. Il est possible également que l'excitant soit propre à faire naître dans l'estomac une irritation plus inflammatoire que nerveuse. Dans tous ces cas, il y a presque toujours une perception douloureuse pour le cerveau, qui reçoit la transmission de la double irritation gastrique. La super-susceptibilité de l'encéphale sera donc avec chagrin, tristesse, crainte, colère, et l'imminence ou la manifestation de la folie seront marquées par les mélancolies diverses, ou par le penchant aux attentats atroces sur soi-même ou sur les autres.

Signalons maintenant les complications possibles de ces deux ordres de causes. Supposons que les causes morales agissent sur un cerveau qui reçoit déjà les impressions d'un viscère malade, nous aurons une double cause de folie triste ou furieuse, et les idées habituelles, les opinions ou les croyances des malades détermineront l'espèce de délire; que les causes physiques soient dirigées sur des viscères qui, quoique sains, correspondent cependant avec un cerveau affecté par des idées sombres, le délire sera nécessairement beaucoup moins triste; que des causes morales gaies, telles que la joie, l'amour-propre satisfait, l'orgueil triomphant, agissent sur un cerveau déjà stimulé dans un mode plus ou moins voluptueux par un organe propre à le modifier ainsi, tel que l'appareil générateur, on aura le plus joyeux des délires. Concevons encore autrement, combinons de mille manières diverses toutes ces stimulations; joignons-y celles déjà établies dans l'appareil nerveux intra-crânien, consacré à l'instinct et à l'intelligence, appareil considérable, puisqu'il constitue les hémisphères du cerveau et du cervelet; représentons-nous ces nerfs opérant depuis longtemps sur des souvenirs, c'est-à-dire dans des modes particuliers qui ont déjà existé, ce qui suppose aussi la suraction de quelques uns de ces nerfs aux dépens des autres ; combinons diversement ces souvenirs par un autre mode d'action dit *imagination*, qui n'est peut-être que l'action prédominante de certains nerfs du même appareil ; associons ces souvenirs, déjà dénaturés, avec les impressions actuelles que donnent les sens ; concevons que le résultat de cette action intérieure soit une irritation permanente des organes de nos pensées, qui s'accroît par toutes celles qui se développent accidentellement dans les viscères ; joignons à tout cela les variétés infinies des irritabilités individuelles et des éducations diverses, et nous aurons enfin compris pourquoi il peut exister tant de nuances et tant de formes dans le délire des maniaques. Toutefois nous n'en aurons pas découvert la cause première, attendu que cette cause n'est autre que celle de la pensée.

Quelqu'un exigera peut-être que nous donnions sur ce mode d'étiologie d'autres faits que ceux qui viennent d'être énumérés, et dont la vérification, d'ailleurs facile, exige la connaissance d'une foule d'autres maladies, et du mode d'action de plusieurs modificateurs médicamenteux ou hygiéniques. Nous le pouvons en rappelant certains faits des plus vulgaires.

Lorsque l'on est vivement occupé ou d'une

personne ou d'une chose, on en conserve l'image, on la voit, on l'entend aussi clairement, après qu'elle est soustraite à nos sens, que si elle était en rapport immédiat avec eux. Celui qui interrompt un travail auquel il mettait beaucoup d'action, pour se livrer au repos, continue d'y penser au lieu de s'endormir; et si le sommeil survient, il ne peut, le plus souvent, interrompre la série d'idées; elle se prolonge sous forme de rêves. Tant que l'homme n'est pas dévié de l'état normal, la distraction, le repos, le sommeil, parviennent à faire cesser toutes ces impressions prédominantes, c'est-à-dire à faire oublier les peines, à calmer les ressentimens, enfin à rétablir l'équilibre et à remettre l'homme dans l'aptitude à recevoir les impressions nouvelles et à réagir sur elles convenablement. Mais si les impressions prédominantes acquièrent un très haut degré de force, soit par l'activité insolite ou soutenue de leurs causes, soit à raison de la prédisposition du sujet, ces impressions ne s'effacent plus; il y a excès de mémoire, mémoire importune de ces impressions; l'homme ne peut s'y soustraire, et soit qu'il aime ces impressions, comme dans la mélancolie érotique, ou qu'il les déteste, comme dans d'autres mélancolies, il ne tarde pas à s'apercevoir que ces souvenirs en entraînent d'autres qu'il n'avait aucune raison de chercher à reproduire. Le malade, car désormais nous pouvons l'appeler ainsi, souffre de ce mouvement intérieur, de cette mémoire tyrannique qui le force à contempler une foule d'images qu'il voudrait écarter; mais son inquiétude augmente lorsqu'il sent se former en lui-même des combinaisons monstrueuses de ces images, genre de travail intellectuel que l'on rapporte au vice de l'imagination, et lorsque toute sa raison suffit à peine pour l'empêcher de croire à la réalité de ces chimères.

Hë bien, cette activité exubérante de la mémoire, ces combinaisons bizarres de l'imagination se réduisent, pour le physiologiste, à une action trop vive et trop tenace, à une irritation de la substance nerveuse intra-crânienne consacrée aux opérations de l'intelligence.

Mais les impressions venues par les sens de la vue, de l'ouïe, du tact, les stimulations représentatives des corps, et qui servent si puissamment à enrichir notre intellect, ne sont pas les seules qui puissent être reproduites et constituer le phénomène de la mémoire : il y a aussi, malgré l'absence de la cause, rappel des sensations de douleur et de plaisir qui ont été jadis provoquées par la modification des nerfs de l'appareil locomoteur. Non seulement on croit sentir un membre amputé, on y éprouve encore de très vives douleurs dont on spécifie le siége, phénomène de mémoire qui ne peut être expliqué que par une excitation du cerveau, qui se renouvelle dans l'absence de la cause qui l'avait jadis provoquée : phénomène d'ailleurs qui est décisif sur la question de savoir si les perceptions et les idées sont autre chose que des excitations de la substance cérébrale.

Maintenant il y aurait à décider si les nerfs des viscères peuvent aussi donner des perceptions que la mémoire puisse rappeler. Voyons d'abord quelle est l'influence de ces nerfs sur le cerveau. Les ontologistes s'obstinent à refuser d'en tenir compte dans les phénomènes intellectuels ; mais nous avons de quoi les convaincre.

Les viscères n'ont-ils pas un nerf du domaine cérébral, la huitième paire, qui transmet incessamment leurs stimulations au cerveau ? Ne correspondent-ils pas encore avec lui par les communications du grand sympathique avec les nerfs vertébraux ? N'est-ce pas par cette double voie que s'établissent, entre le cerveau et les viscères, les rapports qui constituent l'instinct ? N'est-ce pas aussi par elle que sont déterminés les mouvemens musculaires nécessaires pour les actes instinctifs, dont les principaux sont la respiration, le vomissement, l'exonération du fœtus, etc. Personne ne soutiendra sans doute que les besoins de vomir, de tousser, d'expulser les matières fécales, l'urine, un enfant, aient leur siége primitif dans le cervelet; il faudra bien qu'on admette que des nerfs apportent à l'encéphale la cause de la perception de ces besoins qui sont instinctifs. Or, cette cause est une stimulation, car elle n'est que la propagation de l'excitation du viscère stimulé par le corps à exonérer; et toutes les fois qu'il en arrive beaucoup de ce genre à l'appareil encéphalique, quelle que soit la cause qui stimule les viscères d'où elles partent, les opérations intellectuelles en sont excessivement influencées et souvent absolument empêchées. L'expérience atteste même que la volonté leur résiste beaucoup moins qu'aux douleurs les plus aiguës provenant des nerfs, des sens ou des muscles. La volonté empêche l'homme courageux qu'on torture de pousser un cri, un soupir; mais elle ne peut contenir l'action des muscles qui servent aux cris et aux soupirs, lorsque les besoins de la toux, de l'éternument et de l'accouchement en demandent la coopération à l'encéphale par le genre d'influence qui est propre aux stimulations viscérales. Nous en avons vu la raison plus haut; c'est parceque le mode d'action du cerveau, auquel tient le phénomène dit *volonté*, est détruit par l'excès de l'excitation.

Puisque le cerveau ne peut se défendre des stimulations que lui lancent à chaque instant les viscères dans l'état normal, puisqu'il en reçoit des lois, qu'il est dérangé par elles dans ses opérations intellectuelles, et violenté dans l'exercice de la volonté, il n'est pas étonnant qu'une inflammation des organes digestifs et génitaux dénature le caractère, et provoque des séries d'idées différentes de celles qui existaient avant cette inflammation. Il n'est pas même nécessaire que l'irritation s'élève jusqu'au degré de la phlegmasie pour dénaturer la série d'idées: l'effet des alimens et des boissons alcooliques, celui du sperme accumulé dans les vésicules et les canaux spermatiques en sont la preuve. A plus forte raison le caractère doit-il s'altérer, lorsque les viscères digestifs et générateurs, habituellement sur-irrités, tourmentent l'encéphale en versant incessamment dans ses fibres nerveuses une partie de l'irritation à laquelle ils sont en proie. Je ne nomme que ces deux appareils, parcequ'étant les plus nerveux, ils agissent plus puissamment sur l'organe de nos pensées : mais je pourrais en signaler d'autres ; car, dans leurs fortes nuances d'irritation, tous les viscères ont la faculté de déranger l'action intellectuelle du cerveau. C'est une modification dont les sujets ont eux-mêmes la conscience : ils sentent partir de leurs viscères une sensation qui se porte vers la tête ; ils la sentent agir sur leur intelligence, détourner leur attention de l'objet sur lequel ils voudraient la fixer, et l'entraîner vers certaines sensations et vers certaines idées. L'hypochondriaque par irritation gastrique sent partir de l'estomac la sensation qui lui inspire de l'inquiétude, et qui le force de donner une haute importance à toutes ses sensations comme à autant de causes de maux inouïs, multipliés, incoercibles ; le névropathique par irritation du cœur est tout étonné de sentir la terreur s'emparer de lui au moment où il éprouve des palpitations, ou bien un spasme qui semble serrer le cœur et le rendre immobile ; la femme hystérique ne peut réprimer la crainte de suffocation qui la saisit au moment où la sensation du globe caractéristique s'agite dans ses entrailles et menace de monter à la gorge ; l'enragé ne peut ni dompter l'horreur de l'eau, ni repousser les pressentimens funestes et les images affreuses, effrayantes, qui lui ravissent le sommeil ou le poursuivent dans ses rêves, jusqu'à ce que l'excès de l'irritation lui enlève la faculté de penser et le fasse périr dans les convulsions. Plus il a d'irritation dans l'estomac et dans le pharynx, plus son cerveau est stimulé et arrive au degré de congestion qui abolit tout phénomène d'intelligence. Le complément des preuves que fournissent ces faits divers se trouve dans l'effet des sédatifs, comme les sangsues qui, agissant sur l'organe primitivement irrité, et non sur le cerveau, font souvent disparaître à l'instant même tous les phénomènes qui indiquaient l'irritation secondaire de ce viscère.

Le mode d'action des viscères malades, agissant sur l'encéphale, se réduit donc toujours à une stimulation. Hé bien, ces stimulations du cerveau, devenues excessives, continues, importunes, peuvent établir dans les fibres de ce viscère un mode d'irritation permanente qui constitue une véritable folie ; et dès que l'irritation du cerveau l'emporte sur celle des viscères, la scène change, car l'irritation cérébrale peut faire prédominer des idées qui depuis long-temps ne s'étaient présentées à l'esprit. Mais rien ne nous paraît prouver que l'excès de mémoire des sensations viscérales soit chose possible : c'est même ce qui nous donne la possibilité de confirmer les assertions des malades, et de prouver directement l'influence des viscères sur le cerveau. En effet nous produisons le délire en déposant un stimulant sur une membrane de rapport ; nous le faisons cesser, ainsi que les terreurs imaginaires, en détruisant l'irritation laissée dans la membrane par ce stimulant : que faut-il de plus ?

On allèguera, contre l'influence viscérale, que ce n'est qu'à la faveur d'un caractère timide, pusillanime, et par conséquent d'un mauvais développement du cerveau, que s'établit la mélancolie, etc. Cette cause ne suffit pas, puisque le sujet n'a pas toujours été névropathique ou visionnaire, et qu'il peut cesser de l'être : elle ne constitue qu'une prédisposition ; mais il peut y avoir des malades imaginaires qui se portent bien. Voilà donc deux ordres de stimulation établis à demeure dans le cerveau, ou voilà une irritation cérébrale continue, perpétuellement exaspérée par celle qui vient des viscères irrités. Tous les signes extérieurs de cette double irritation existent dans l'imminence et dans les premiers temps de la folie : nous les avons décrits en leur lieu.

L'instinct se déprave lors même que la folie est d'origine intellectuelle, parceque le cerveau innervant trop fortement sur les nerfs des viscères, en reçoit des réactions extraordinaires, des appels plus énergiques que ceux de l'état normal. Il s'altère d'abord dans ses opérations les plus relevées, dans celles qui produisent les phénomènes intellectuels, ensuite, dans les affections : le fou hait ceux qu'il aimait ; puis enfin, dans les premiers besoins, ainsi que nous l'avons vu dans la classification des monomanies. A plus forte raison l'instinct doit-il se dénaturer, lorsque l'irritation cérébrale qui constitue la folie a été fomentée et déterminée par celle des viscères. Ces cas sont ceux où la maladie commence par des appétits dépravés, tels qu'en présentent certains hypochondriaques, et plusieurs filles chlorotiques, également affectées de l'irritation des voies digestives. La dépravation peut exister dans beaucoup d'autres goûts instinctifs, que dans ceux relatifs à la nutrition, ainsi qu'on l'a noté dans la classification des monomanies ; mais j'insiste présentement sur l'irritation des voies gastriques, parceque les perceptions douloureuses qui en proviennent sont celles qui portent le plus à la tristesse, à la crainte, aux pressentimens sinistres, à la colère, etc. C'est pour cette raison que la très grande majorité des monomanies suicides et meurtrières sont amenées par des gastro-duodénites chroniques. C'est avec ces symptômes que tous les auteurs les décrivent, sans excepter le cérébriste par excellence, qui partage avec les anciens l'idée que, pour les guérir, il faut évacuer, sinon de l'atrabile, au moins des humeurs visqueuses et noirâtres dont l'estomac et les intestins sont farcis, comme s'il voulait donner à entendre que le délire tient à cette espèce d'humeurs; chose dont, pour le certain, il n'est nullement persuadé, puisqu'il pense que toutes les folies ont leur cause primitive dans une altération de la vitalité de l'encéphale.

Je ne veux point lui demander s'il attribue la formation de cette humeur à l'influence du cerveau malade, ni ce qu'il pense de la membrane muqueuse digestive, du foie, du pancréas, qui sont les sources de ces humeurs. Je passe outre, et je dis qu'il faut ici noter une distinction fort importante. Il est des scélérats qui, par l'effet de leur éducation (on sait quel est le sens qu'il faut ici donner à ce mot), sont enclins au meurtre, ou qui ont l'habitude du crime : ceux-là n'ont pas besoin d'une forte impulsion viscérale pour le commettre. Ce que je viens de dire s'applique donc aux honnêtes gens que la folie rend meurtriers ou conduit au suicide. Au surplus je suis d'avis que lorsque ce penchant est une fois établi par une cause viscérale, il peut quelquefois persister, quoique sa cause première soit détruite, comme on le voit chez certains fous qui le conservent long-temps, le dissimulent avec soin, et déploient toute sorte de ruses pour le satisfaire. Mais on ne doit pas oublier que ce qui constitue la folie, c'est la persévérance de l'irritation cérébrale, malgré la cessation de toutes les causes qui l'ont produite. Tant que la cause persiste, il n'y a que passion : il faut que l'irritation du cerveau soit devenue permanente, pour que l'on puisse accuser un homme de folie.

On demande souvent si les hommes qui, raisonnant bien d'ailleurs, sont tourmentés par une impulsion vers le meurtre ou le suicide qui leur inspire de l'horreur, méritent le nom de fous. Je n'hésite pas à répondre affirmativement : car la raison ne consiste pas seulement à bien tirer une déduction ; elle ne nous est pas seulement donnée pour faire le bien ;

elle a aussi pour fonction de nous empêcher de faire le mal. Or celui qui a cédé à une impulsion qu'il condamne a très mal raisonné, puisqu'il n'a point été arrêté par la prévision des conséquences; il a mal raisonné ses rapports avec les autres, ou il n'a point raisonné, ce qui revient au même : il est dans le même cas que l'homme excité par le vin, qui semble raisonner juste, mais qui frappe et brise pour le plaisir de détruire. Tous ces gens ne jouissent pas de la raison, puisqu'ils ne peuvent résister aux impulsions d'un instinct dépravé par l'irritation de l'appareil nerveux polysplanchnique. Cette monomanie est dite raisonnante : ce n'est que pour la distinguer des autres ; c'est parceque l'aberration est plus dans les actes que dans les discours. Mais elle est toujours l'effet d'une pensée secrète dont la prétendue raison des malades, qui en avait connaissance, n'a pu empêcher la réalisation : ce qui dénote ou l'absence ou la dépravation de cette faculté, c'est-à-dire la perte du type normal de l'action cérébrale qui préside à la conduite des hommes. Ici la principale question, pour la médecine légale, est de constater si la tendance au meurtre est vraiment un effet de la dépravation morbide de l'instinct; et le médecin sera toujours fort embarrassé pour prononcer, quand le sujet n'aura pas donné d'autres preuves de déraison, ou quand il n'en donne pas immédiatement après le meurtre commis, par l'explosion d'un violent délire.

Ce qui arrête, pendant le temps que l'on appelle d'incubation, le progrès de l'irritation intellectuelle tendant à la folie, c'est l'habitude des anciennes idées, ou, pour parler physiologiquement, des mouvemens nerveux de l'état normal; mais, à la fin, le nouveau mode de stimulation l'emporte sur l'ancien; une autre habitude tend à s'introduire dans l'innervation intra-cérébrale. Tant qu'elle n'y est pas générale et qu'elle n'a pas détruit l'ancienne, il n'y a que monomanie ou manie avec des momens lucides. C'est aussi le cas des fous qui demandent qu'on les garrotte ou qu'on s'éloigne d'eux, quand ils se sentent l'impulsion pour commettre un homicide. Lorsque le mode d'action de l'état normal est effacé par l'irritation, le fou est incapable de juger de son état. Ce changement ne peut être dû qu'à l'excessive rapidité des mouvemens des nerfs cérébraux surirrités; car nous avons prouvé qu'il y avait irritation, et l'irritation suppose accélération des mouvemens de la fibre vivante, de quelque forme de matière animale qu'elle soit construite. L'irritation dans la fibrine des muscles, comme dans la gélatine des vaisseaux, a pour caractère principal la précipitation des mouvemens de contractilité. Il en doit être ainsi de l'albumine qui compose la fibre blanche essentiellement nerveuse du cerveau : elle vibre précipitamment ici, d'accord avec la gélatine et la fibrine du système capillaire cérébral, comme nous l'avons fait voir dans la première partie de cet ouvrage ; et toutes les fois que ces mouvemens sont excessivement et persévéramment accélérés, le type normal est détruit et la folie est consommée. Le type hypernormal du mouvement, qui la constitue, étant enfin devenu une habitude puissante, le moi ne pourra plus le distinguer du normal, tant que l'irritation persistera. Ce qui prouve invinciblement mon assertion, c'est qu'on peut guérir la folie, quand elle débute chez un sujet neuf, après une courte incubation, en détruisant l'irritation du cerveau par des saignées copieuses et réitérées. Cette guérison s'opère de la même manière que celle d'une péripneumonie commençante, parceque l'identité est parfaite sous le rapport principal, celui de l'irritation ; c'est-à-dire que, dans les deux cas, la saignée suffit pour guérir la maladie, tant qu'elle suffit pour détruire l'irritation. Car, soyons de bonne foi, quelle autre condition détruit-elle chez l'homme qui ne peut respirer normalement et chez celui qui ne peut raisonner normalement, que l'état d'engorgement sanguin du poumon, chez le premier; et du cerveau, chez le second? L'irritation qui avait produit cet engorgement était par lui entretenue; on l'a fait cesser en détruisant cet engorgement, et les fonctions des deux organes se sont rétablies à l'instant: ce qui ne se serait point effectué si la modification irritative eût été plus prolongée; car alors il aurait fallu beaucoup de temps pour permettre à l'irritation de s'apaiser peu à peu, ou pour opérer sa soustraction par les moyens révulsifs. Ces faits sont applicables aux irritations de tous les organes. Lorsque les expérimentateurs auront trouvé le moyen d'établir une super-excitation *durable* dans la matière nerveuse intra-cérébrale des singes et des chiens, ils feront des folies à volonté.

La folie doit être jugée complète lorsque les impressions actuellement faites sur les sens, par exemple les discours qu'on adresse aux malades, ne peuvent plus ramener le *moi* de son illusion:

cette épreuve est la pierre de touche; car cela signifie que le mode hypernormal du mouvement intra-cérébral est tellement rapide que rien ne peut le suspendre. En effet, remarquez ses progrès : d'abord il n'est que momentané; il devient ensuite plus prolongé, et tend à devenir continu, mais ce qui reste du mode normal suffit pour le suspendre; quand ce reste ne suffit plus, en d'autres termes, lorsque les retours du malade sur lui-même, ces retours, qui d'abord arrêtaient efficacement le torrent d'idées disparates, sont devenus impossibles, la voix d'une personne étrangère réussit encore quelquefois à produire momentanément le même résultat; enfin lorsque cette nouvelle puissance est aussi sans effet, le mode vicieux a triomphé, la folie est vraiment complète.

Pourquoi tant s'étonner de la diversité des délires? Toutes nos impulsions instinctives et toutes nos idées étant associées à des mouvemens de la matière nerveuse comme des effets à leurs causes, peuvent se reproduire par l'effet de l'irritation qui existe dans cette matière; et c'est encore ici une des grandes vérités de la médecine nouvelle. J'ai démontré dans la *physiologie appliquée à la Pathologie*, et dans la première partie de cet ouvrage, une vérité qu'il est bon de reproduire ici, en lui donnant, s'il se peut, une forme plus démonstrative. Cette vérité est qu'il y a réciprocité d'influence entre plusieurs passions et les irritations viscérales qu'elles excitent: par exemple, de même que la peur et la surprise causent les palpitations du cœur, de même les palpitations, par cause physique, ramènent le sentiment de la peur et de la surprise. Il en est ainsi pour l'estomac : toutes les affections morales tristes, accompagnées d'impulsion vers la colère, le font souffrir, et la souffrance de l'estomac, par cause physique, produit nécessairement la tristesse et l'impatience. Mais il n'est point d'organe où cette mutualité soit plus évidente qu'elle ne l'est dans ceux de la génération. Ce n'est que par le retour du mode de stimulation encéphalique attaché à la saveur métallique, à celles du sucre, du poivre, de la terre, au son des cloches, au tintement des métaux, au bruit du tambour, que l'on peut expliquer la fréquence de ces sensations chez les hypochondriaques attaqués de gastrites chroniques. Ce sont là des exemples de la *mémoire* des *sensations*, qui est exaltée dans la folie aussi bien que celle des *perceptions* et des *idées;* et cette exaltation n'est encore ici qu'une irritation d'organe. Ces faits viennent aussi en preuve de cette association qui s'établit, par l'exercice intellectuel, par la tendance continuelle à l'expression de nos émotions intérieures, entre ces émotions et les idées qui nous viennent des sens. Ces aberrations du goût, de l'odorat, de l'ouïe, sont nulles dans le premier âge, et fort rares dans la seconde enfance; elles ne paraissent guère qu'après la puberté, époque où le cerveau a pris tout son développement; et plus on a vécu, plus on a exercé la faculté de sentir, et de se sentir sentant, plus les illusions deviennent faciles et fréquentes dans les irritations prolongées de la matière nerveuse des organes de rapport, et de l'appareil encéphalique. Stimulé par l'estomac phlogosé, le cerveau vibre, tantôt dans le mode qui correspond à telle perception, et tantôt dans celui qui correspond à telle autre. On peut s'en assurer par l'emploi alternatif des irritans et des sédatifs introduits dans ce viscère.

C'est en vertu de cette association des idées et des images des corps avec certains modes d'irritation du cerveau, que les attaques violentes du début et des exaspérations de la folie, en un mot, ce qu'on appelle accès d'agitation des maniaques, offrent une succession rapide d'idées incohérentes, et des hallucinations si bizarres. Ces phénomènes signifient que les paires de nerfs intra-crâniennes formant les hémisphères du cerveau et du cervelet, sont agitées de mouvemens irritatifs rapides et diversifiés. En effet, chaque mode d'innervation reproduisant l'idée du corps auquel ce mode a été associé, avec les émotions qu'il avait coutume de produire, le tout dans des nuances incomparablement plus prononcées, et avec une rapidité beaucoup plus grande que dans l'état normal, on conçoit que les paroles et les actes doivent offrir d'étonnantes variétés, et doivent se manifester avec une précipitation extraordinaire, analogue à celle que l'on observe dans la colère, dans la légère ivresse et dans toutes les passions violentes, qui sont essentiellement le même phénomène que la folie, et n'en diffèrent que *formellement*, par une moindre durée: *ira*, *furor brevis*.

Cependant il est une chose constante dans ce désordre, c'est que toutes les fois que l'irritation est vive, dans un mode non douloureux, avec augmentation d'innervation sur les muscles, sans convulsion, mais plutôt avec augmentation de leur puissance contractile, il y a, chez les maniaques, sentiment de supériorité, orgueil, arrogance insupportable, et souvent disposition à la fureur. La plupart de ces fous cassent, brisent, détruisent tout ce qu'ils peuvent atteindre ; ils tueraient, s'ils le pouvaient, les hommes et les animaux, et souvent sans autre motif que les impulsions instinctives du besoin de l'exercice musculaire, de la dépense d'une vitalité surabondante, de l'amour-propre, et de la satisfaction de soi-même, qui sans doute est ici très mal placée ; mais nous avons déjà fait voir que ce sentiment intérieur était susceptible d'étonnantes aberrations. Ils sont dans un état analogue à celui où se trouvent les jeunes pubères lorsqu'ils sentent dans leurs membres se développer une force inconnue ; mais, chez les fous, la nuance de cette exaltation singulière est incomparablement plus prononcée.

Nous avons vu que lorsque les maniaques souffrent des viscères gastriques et du cerveau, l'instinct dirige leurs opérations intellectuelles vers la tristesse, et que leur éducation détermine le genre d'idées qui va les occuper : cela constitue un début ou un période d'agitation dans lesquels les malades sont assiégés par les images les plus effrayantes et livrés au plus affreux désespoir. Que des animaux furieux, des monstres, des brigands, le bourreau, la police ou le diable les poursuivent ; que l'enfer soit à leurs côtés, ou que même ils s'y croient déjà précipités, et qu'ils imitent les contorsions avec lesquelles les livres et les tableaux leur ont représenté les damnés, tout cela n'importe guère ; c'est toujours le même phénomène. Le démonomaniaque est dans le cas d'un endormi, dont le *moi*, privé du secours de la raison, c'est-à-dire du degré d'excitation de l'état normal, combine différentes idées autour d'une légère sensation d'oppression pectorale, et croit sentir sa poitrine comprimée par un gros chat noir, par un démon qui cherche à l'étouffer, ou par un édifice qui s'est écroulé sur lui : il se réveille, et la sensation pénible se réduit à peu de chose. Il en est ainsi du maniaque triste : sur un léger malaise, il bâtit une foule de chimères plus ou moins lugubres, dont son cerveau prend l'habitude, et qui peuvent persister, quoique à un moindre degré, malgré la disparition de leur cause. On reconnaît encore ici l'association des émotions par irritation viscérale avec les idées fournies par les sens; idées qu'une mémoire exaltée rend plus intenses et plus propres à réagir sur les émotions qui les ont rappelées ; d'où résultent les monstruosités dont l'imagination des fous est obsédée, et l'excès du sentiment de colère, de terreur, de désespoir, qui les rend si malheureux.

On aurait très grand tort de déduire la croyance et les opinions arrêtées d'un homme de la série d'idées qui le domine dans l'état de folie. La folie qui n'a pas atteint la démence se caractérise autant par l'exaltation de la mémoire des idées abstraites que par toute autre altération intellectuelle ou affective. Les plus vieux souvenirs sont reproduits; ils peuvent même, vu les variétés de l'irritabilité cérébrale, devenir plus présens, plus influens sur les discours actuels, sur les émotions, les appétits, les désirs, que les dernières impressions: il est donc possible que les opinions auxquelles on avait renoncé soient reproduites; que, par un mouvement inverse, les dernières recouvrent leur prédominance, ou qu'il se fasse un mélange des unes et des autres. C'est pour cela que les médecins préposés aux établissemens d'aliénés ont si souvent observé que le dévot se change en impie, l'irréligieux en bigot, l'avare en prodigue, le pyrrhonien en sectaire et en fanatique, etc. C'est aussi pour cette raison que la passion dont l'excès avait préparé la folie, ne se prolonge pas toujours pendant tout le cours de cette affection, et que l'on note de temps en temps des enfantillages et des désapropos qui forment des disparates ridicules dans la série d'idées de la plupart des monomaniaques.

La manie générale est, comme nous l'avons vu, avec ou sans agitation, avec ou sans fureur, avec ou sans augmentation de forces musculaires, c'est-à-dire qu'elle a différens degrés d'intensité depuis celui qui se rapproche de la frénésie et qui est avec turgescence sanguine locale et excitation fébrile de la circulation, jusqu'à celui qui paraît exclusivement nerveux. La première forme ne saurait être de longue durée, parceque l'inflammation désorganise en peu de temps le cerveau, si elle n'est vaincue par la nature ou par l'art. La seconde peut durer plusieurs années, comme toutes les irritations de la substance nerveuse où le sang n'est pas appelé en trop grande abondance, telles que les névralgies, les sciatiques chroniques et nerveuses, c'est-à-dire dépendantes de l'irritation du nerf de ce nom, les lombagos tenant à celle du faisceau nerveux qu'on nomme *la queue de cheval*, etc., etc. mais les cas les plus ordinaires sont ceux où la manie partielle ou monomanie succède à la manie générale que souvent elle avait précédée.

Il y a plusieurs manières d'expliquer les monomanies. Celle du docteur *Gall* est la plus facile et la plus séduisante. Si le cerveau est composé d'organes divers, il est tout simple d'admettre, en appliquant la doctrine de l'irritation, que chacun de ces organes peut être isolément irrité; ce qui donne autant de monomanies qu'il y a d'organes constitutifs du cerveau. Il est fâcheux que de graves objections s'élèvent contre un système si commode. Ce qui frappe d'abord, c'est la difficulté de circonscrire nos penchans et nos facultés, ou de les rapporter à un assez petit nombre de chefs pour qu'ils ne dépassent pas celui des organes dont M. Gall compose l'encéphale. Qu'est-ce en effet que vingt-huit ou trente organes en comparaison des goûts et des penchans de notre instinct, des aptitudes et des variétés de notre intelligence? En se bornant au petit nombre d'organes proposés par l'organologiste, on est réduit à des subtilités continuelles pour expliquer, par les différens degrés de développement et par les diverses combinaisons des organes admis, les penchans et les facultés intellectuelles qui n'ont point d'organe propre. Mais comment en venir à bout sans tomber à chaque instant dans l'hypothèse, puisqu'il est impossible de circonscrire matériellement les organes admis, et d'en faire voir un central qui communique avec tous les autres pour les associer et les dominer au besoin? Si le docteur Gall pouvait seulement montrer, par la dissection, un nombre déterminé de paires de nerfs dans le cerveau et le cervelet, on pourrait essayer de partager entre elles tous nos moyens intellectuels, toutes nos prédominances affectives. Mais il est bien éloigné de ce degré de précision anatomique; il se borne à nous signaler, comme des organes particuliers, quelques circonvolutions qui font partie d'une expansion nerveuse où la nature n'a tracé aucune division : c'est à cette membrane nerveuse qu'il confie tous les trésors de l'intelligence, et qui plus est, tous les phénomènes instinctifs, à l'exception d'un seul qu'il réserve pour une autre expansion formant à peu près la septième partie de la première. Convenons qu'il est impossible qu'un semblable partage satisfasse les anatomistes, et ne leur paraisse pas un peu arbitraire.

Il a, dit-il, pour lui l'observation : mais pour quels faits l'invoque-t-il? Il l'invoque, dans la question du cerveau, en faveur d'éminences osseuses qui pourraient bien ne pas répondre constamment au même faisceau de fibres nerveuses, et qui ne répondent pas toujours exactement aux prédominances intellectuelles et affectives. Il l'invoque, relativement au cervelet, en faveur d'une coïncidence que j'ai quelquefois vue en défaut, et qui probablement n'est pas la seule. En effet, on a remarqué dans les vivisections de grands rapports entre le cervelet et l'appareil musculaire; on peut voir d'ailleurs ce que nous avons dit à ce sujet dans la première partie de cet ouvrage, page 108. De plus, outre l'érection, qui manque parfois dans les inflammations du cervelet, il y a toujours convulsions dans les muscles du rachis. Enfin, les épanchemens de sang dans le cervelet produisent l'apoplexie aussi bien que ceux du cerveau. L'expérience du docteur Gall n'est donc pas exacte en tout point, et telle qu'elle ne puisse souffrir de contestation, même pour ceux qui ont étudié son système avec le plus d'attention.

L'explication des nuances intellectuelles et affectives, par les différences du mode d'action, ou de l'irritabilité, de l'appareil cérébral, organe général de l'instinct et de l'intelligence, lève beaucoup de difficultés que les éminences osseuses du crâne ne peuvent seules résoudre. D'abord, on est forcé d'admettre cette explication pour des cas tels que ceux-ci : M. Gall cite lui-même des personnes chez qui l'*irritation* a développé des facultés qu'elles n'avaient pas; or, cela s'explique beaucoup mieux par un degré d'activité de plus dans un organe commun à plusieurs facultés subordonnées à un seul principe d'action, que par l'exaltation de la force vitale d'un organe spécial qui jusqu'alors aurait été moins gros et moins énergique que tous les autres; car on ne voit pas pourquoi cette *irritation* qui peut siéger ailleurs que dans le cerveau, n'aurait pas conservé leur prépondérance aux autres organes en les excitant à l'égal de celui qu'ils avaient coutume d'effacer. J'ajouterai que ces faits sont loin d'être rares : on trouve une foule de sujets qui manifestent constamment dans l'ivresse des penchans opposés à ceux qu'ils ont dans l'état normal; la gastrite dénature les caractères au point de rendre les braves pusillanimes, de transformer en impatiens et en fâcheux des sujets remarquables par leur douceur et leur sang-froid. En général, les maladies qui activent la circulation, sans occasioner de douleurs ni d'angoisse, tendent à inspirer la gaieté, à augmenter les facultés intellectuelles et à donner des illusions d'espérance; tandis que celles dont l'influence dépressive enchaîne l'action du cœur par une douleur particulière ou par le malaise, produisent les idées sombres, la crainte, la terreur ou le désespoir. Le premier cas s'observe chez un grand nombre d'adolescens : c'est au moment où les maîtres en font le plus grand éloge, où l'élève redouble d'ardeur pour le travail et semble se surpasser, que se développe l'irritation qui prépare la phthisie pulmonaire. Le second cas se rencontre chez tous les sujets nerveux attaqués de gastrite chronique.

Sans doute il faut que les organes de ces facultés existent, pour qu'elles puissent se développer ou se dépraver par l'influence d'une irritation; sans doute la partie antérieure des hémisphères du cerveau, organes de nos facultés morales, coopère beaucoup par la manière dont elle modifie les stimulations de l'ensemble, quand elle est développée dans tous les sens, à nous donner un haut degré d'intelligence; mais on ne saurait croire que telle faculté soit attachée à tel faisceau nerveux intra-crânien, de manière qu'elle ne puisse s'exécuter par aucun autre : cela ne sera jamais prouvé. Il faut un concours d'action des diverses parties de l'appareil intérieur, et souvent même des nerfs extra-crâniens, pour compléter les impressions dont se compose un jugement tant soit peu complexe, surtout lorsque les émotions instinctives y interviennent, et pour donner une forte impulsion à la volonté. Chaque faisceau doit sans doute y contribuer dans certaines mesures; mais pourquoi l'action de quelques faisceaux ne répondrait-elle pas, dans certains degrés d'impulsion, aux stimulations qui tendent à nous faire juger, aimer ou haïr, de manière à donner une image ou une affection différente de celles que ce même faisceau a coutume de produire? Ne sait-on pas qu'un degré d'intensité de plus donne au plaisir le caractère de la douleur? Il suffit de s'être gratté pour n'en pas douter. Il résulterait du système du docteur Gall qu'un organe changerait de rôle à chaque instant ou prêterait de nouvelles forces à celui qui devrait être son antagoniste. Qui nous a dit que dix vibrations au lieu de cinq, dans un temps donné, ne vont pas transformer un homme ordinaire en un prodige, en ranimant la mémoire qui fournit à l'intelligence des matériaux qu'elle retrouvait difficilement: et n'a-t-on pas vu cette nouvelle facilité pour le travail changer les goûts et les habitudes des hommes? Le contraire ne peut-il pas arriver, par la même cause, chez l'homme déjà suffisamment stimulé, qu'un surcroît d'excitation dont il n'a pas besoin, jette dans la confusion et le chaos? Quiconque a observé une réunion de buveurs doit savoir à quoi s'en tenir sur cette question. Une diminution accidentelle d'irritabilité ne peut-elle pas affaiblir d'autres facultés qui n'avaient que la mesure d'action nécessaire à leur intégrité?... N'est-ce pas à ces sortes de modifications que sont dus les développemens subits des facultés les plus relevées chez des hommes qu'on croyait condamnés à une triste médiocrité, et l'espèce d'abâtardissement qui se déclare, à un certain âge, chez plusieurs individus de certaines familles? Une nuance légère de gastrite ou d'hypertrophie du cœur, un grand effort d'intelligence ou de mémoire, un coup, une chute, suffisent pour opérer l'amélioration ou la détérioration des facultés, suivant qu'il en résulte plus ou moins de force, plus ou moins de mobilité, ou un relâchement insolite, ou un engorgement qui rend la contractilité de l'albumine cérébrale plus difficile, et tout cela sans que le volume du cerveau soit sensiblement altéré; car l'altération de volume ne peut se faire qu'à la longue; tandis que les changemens qui surviennent dans la facilité des opérations mentales en introduisent d'autres dans les goûts et les penchans, dans un espace de temps très peu considérable.

Si la persévérance de l'excitation de la folie peut relâcher ou tendre, épanouir en la ramollissant, ou condenser en l'indurant, la masse cérébrale; si l'excès de mémoire accompagne l'excès d'action et de force contractile; si l'abolition de cette faculté est le résultat du défaut de mobilité ou de l'excès de mollesse; si toutes les autres facultés sont en raison de la mémoire dans la folie, pourquoi ne voudrait-on pas que de pareilles modifications fussent possibles dans l'état normal du cerveau? Oui, sans doute, une certaine masse de cerveau est nécessaire aux facultés intellectuelles; oui, sans doute, elles doivent offrir des variétés correspondantes au prolongement des fibres cérébrales dans une direction plutôt que dans une autre; mais ce ne sont pas là les élémens uniques des différences dont ces facultés sont susceptibles. L'action influe plus que la masse pour établir les grandes différences: s'il en était autrement, on ne les verrait pas aussi prodigieuses qu'elles le sont. La distance qui sépare un homme de génie du commun des hommes n'est nullement en proportion des avantages de développement cérébral qu'il peut avoir sur eux, et souvent on trouve chez d'autres, qui lui sont inférieurs en moyens, plus de matière cérébrale qu'il n'en a lui-même, dans la région dont on fait dépendre sa prépondérance intellectuelle. Combien de cerveaux d'hommes de lettres n'a-t-il pas existé, du temps de Voltaire, dont la masse surpassait la sienne, même dans les régions qui correspondent, selon M. Gall, aux facultés qu'il possédait à un si haut degré?

Notre opinion bien arrêtée est qu'en effet il est nécessaire d'un certain développement dans le cerveau, organe de l'intelligence, pour qu'un homme se fasse remarquer par ses moyens intellectuels; que les facultés les plus distinguées correspondent, comme le veut le docteur Gall, au développement de la moitié antérieure des hémisphères du cerveau, opinion déjà énoncée dans l'antiquité; mais nous pensons que lorsque ces parties sont parvenues à un certain degré de volume, il s'établit entre les facultés des hommes des différences qui dépendent d'autres causes que de la masse. Nous croyons que ces différences sont subordonnées au mode d'action; que le plus ou le moins d'irritabilité, de contractilité, de permanence dans l'état de condensation, de souplesse ou de rigidité de la fibre nerveuse cérébrale, les font varier à l'infini; que les mouvemens de la matière animale mobile, ceux des pondérables, ceux du *je ne sais quoi* qui parcourt la fibre nerveuse, sont pour beaucoup dans ces différences; que les stimulations arrivées par les sens externes, celles qui viennent des sens internes, la manière dont l'intelligence a réagi, vu les circonstances, sur les unes et sur les autres, modifient continuellement nos facultés, de telle sorte qu'il est impossible de trouver un rapport constant, invariable, entre telle aptitude, tel penchant, et l'éminence osseuse du crâne, qu'on lui donne pour correspondante.

Telles sont les raisons qui nous obligent à ne pas classer les monomanies, avec le docteur Gall, d'après les éminences du crâne; mais cela ne nous empêche pas d'attacher le plus grand prix aux travaux de cet excellent et infatigable observateur. Les bases de son système sont d'une grande solidité; nous le regardons comme un de ceux qui ont le mieux compris les fonctions du système nerveux, et nous sommes indigné de la légèreté et de l'ingratitude avec lesquelles l'ont traité des écrivains qui sortaient à peine des rangs de ses auditeurs, et qui lui doivent tout ce qu'ils ont dit de raisonnable sur les fonctions du cerveau. Nous ne reprochons à ce savant que des défauts qui ne portent aucune atteinte aux fondemens de sa doctrine, qui consiste à rapporter tous les phénomènes intellectuels et instinctifs à l'action de l'appareil encéphalique; mais nous trouvons qu'il donne trop d'indépendance à cet appareil, et qu'il y fait des coupes arbitraires; car les reproches que nous lui faisons sont, en résumé 1° d'isoler les penchans et les facultés dans certaines fibres nerveuses, comme des espèces d'entités, choses qu'elles ne sauraient être, comme nous l'avons prouvé en parlant des psychologistes; 2° de ne pas admettre un consensus de tout l'appareil pour chaque phénomène intellectuel, et d'établir arbitrairement une république ontologique dans l'encéphale; 3° de faire agir ses organes les uns sur les autres sans le secours de ce consensus, quoiqu'il n'ait point d'organe régulateur, défaut qui lui a été reproché, et auquel il n'a pas répondu; 4° de ne pas admettre que les différences dans l'action vitale puissent en établir de très grandes dans les penchans et les facultés; 5° de ne pas mettre à sa place la prodigieuse influence des viscères digestifs et générateurs sur l'encéphale; 6° enfin de soutenir que les saillies de la surface du cerveau sont les indices positifs, invariables, et donnent la juste mesure des prédominances affectives et intellectuelles. Toutefois, malgré ce dernier reproche, nous ne lui contestons pas la plupart de ses observations sur l'influence du développement de certaines régions de l'encéphale sur les penchans et les facultés ; nous le blâmons seulement de ne pas reconnaître à ces penchans et à ces facultés d'autre cause qu'une prédominance de masse.

CONCLUSION SUR LA THÉORIE DE LA FOLIE.

La comparaison des nécroscopies avec les symptômes jette assez de jour sur la folie pour que l'on puisse poser définitivement la théorie physiologique de cette maladie.

Dès le début de cet article, j'ai avancé que la folie était un des effets de l'irritation. L'histoire des causes, leur mode d'action, la physionomie et la marche des symptômes, tout, en un mot, pendant la vie, a concouru à la démonstration de mon assertion. Les altérations cadavériques l'ont confirmée pour l'état aigu, puisque l'on a trouvé la substance cérébrale endurcie et entremêlée de globules sanguins dans une proportion qui dépasse de beaucoup l'état normal, et puisque cette substance a paru fortement pressée contre les parois osseuses, et aplatie, comme ayant subi un degré d'hypertrophie. Ces altérations correspondent à une époque où il y a coïncidence de force contractile exagérée et de congestion sanguine.

L'état chronique n'a rien offert de contradictoire, car l'injection et l'opacité des membranes sont des traces évidentes d'une irritation qui a régné dans les vaisseaux sanguins. D'autre part, si l'atrophie de l'état chronique a remplacé l'hypertrophie de l'état aigu; si la mollesse a succédé à la dureté; si la dureté, quand elle existait, a offert quelquefois des traces d'induration morbide, je ne puis voir dans tout cela que l'exécution fidèle des lois communes à toutes les inflammations et à toutes les subinflammations que l'on peut observer dans les autres organes. Souvent, en s'atrophiant, le cerveau des insensés a conservé sa solidité sans désorganisation apparente, preuve certaine que la réduction n'était point l'effet de l'absorption d'un liquide séreux ou purulent, mais celui d'une exaltation soutenue de la contractilité de toute la masse encéphalique, c'est-à-dire d'une forte et durable irritation. Dans d'autres circonstances, la présence d'un véritable pus n'a laissé aucun doute sur l'existence d'un mouvement inflammatoire, de ceux qu'on nomme légitimes. Dans tous les cas d'atrophie du cerveau, le crâne s'est rétréci, les saillies de la surface externe se sont affaissées, en même temps que la face perdait son expression par les progrès de la démence; mais en même temps aussi les os ont été trouvés épaissis, éburnés, injectés de sang, ou bien usés et friables. Qui peut voir dans ces changemens autre chose que l'impérieuse loi, développée dans notre *Physiologie*, qui veut que les parois soient toujours en rapport avec les organes qu'elles renferment, lorsqu'il ne se trouve aucun corps interposé? Le cerveau s'est condensé; il était donc nécessaire que le crâne s'affaissât. La table interne a d'abord suivi le viscère, et s'est écartée de l'externe; mais celle-ci a dû la suivre à la longue, et les saillies extérieures se sont affaissées. M. Gall a dit cela sans s'expliquer sur l'irritation, dont il n'a pas assez mûri l'idée. C'est à la maladie, à l'altération de la force vitale qu'il attribue les changemens du cerveau. Ce n'était pas assez dire: une pareille assertion est trop vague pour notre époque; c'est uniquement à la propagation de l'irritation de l'intérieur à l'extérieur qu'il faut attribuer l'hypertrophie éburnée des os du crâne; et quant aux friabilités du crâne avec amincissement, elles s'observent chez les fous qui ont vieilli dans l'état de démence, et rentrent dans les atrophies qui succèdent aux hypertrophies de la surirritation.

L'inégalité de volume des deux hémisphères paraît avoir beaucoup surpris les observateurs : mais qu'a-t-elle d'étonnant dans un organe double? A-t-on jamais trouvé les deux moitiés de pareils organes malades et désorganisées précisément au même degré? L'inégalité ne s'établit-elle pas dans tous nos organes symétriques, aux dépens de la régularité de nos formes, quand nous avons long-temps vécu? Cela dépend manifestement de ce que nous ne pouvons pas être stimulés également dans toutes les parties de ces organes.

Je me résumerai sur les autopsies en disant que les épanchemens, les infiltrations, les hydatides des membranes, les endurcissemens généraux, avec ou sans injection sanguine, avec hypertrophie ou avec atrophie, ainsi que les épanchemens et les ecchymoses de la substance ou les taches marbrées qu'on y a vues; les pétrifications et les ramollissemens partiels, les ossifications d'artères et de membranes, enfin l'état éburné du cerveau avec injection, aussi bien que son amincissement et sa friabilité, sont des effets de l'irritation. Tout cela prouve que l'irritation, quand elle n'a pas d'abord tout confondu et tout brisé par le moyen de l'inflammation, agit au moins sous la forme de subinflammation, et désorganise chaque tissu suivant un mode adapté à la matière animale dont il est formé, et à son tempérament particulier.

L'altération de la membrane muqueuse du canal digestif, et celle du foie, qui l'accompagne nécessairement, peuvent avoir débuté avant la folie, et avoir été accélérées par quelque influence pendant sa durée, de manière à devenir une cause de mort; mais ce qu'il y a de certain, c'est que l'irritation prolongée de l'encéphale ne peut manquer de produire celle des organes digestifs et du foie, qu'accompagne assez souvent l'hydropisie. Quant aux phlegmasies dont on peut trouver des traces dans la poitrine et dans l'appareil locomoteur, elles sont accidentelles, et ne doivent point nous arrêter.

Voilà le matériel : voyons maintenant les explications, c'est-à-dire cherchons à retirer de ces faits, par le secours de l'induction, d'autres faits moins évidens qui rendent raison des premiers; il suffira de résumer ce que nous venons d'exposer avec détail.

Le premier effet de l'irritation de la portion de

substance cérébrale qui préside aux phénomènes intellectuels, est un excès de mémoire et d'imagination; car l'imagination n'est qu'un mode de la mémoire. Si cet excès va toujours croissant, le sommeil diminue, ou du moins il devient presque semblable à la veille. L'activité intracrânienne exubérante rappelle d'anciennes impressions, et les combine de différentes manières nouvelles pour la conscience de l'individu; il voit, il sent en lui ce trouble naissant, et il est de plus trompé par des sensations hallucinantes dont la cause lui semble extérieure, quand elle n'est autre chose que l'irritation de son cerveau. Il frémit en pensant qu'il a presque ajouté foi à ces chimères et aux étranges combinaisons de son imagination exaltée; il se désole de les sentir se former et se prolonger malgré lui, et dans les momens même où il désirerait le plus d'en être délivré. Voilà ce que nous avons dit: faisons maintenant un pas de plus.

Ce qui l'empêche encore d'y croire, c'est un reste du mode normal de l'action encéphalique; mais le mode anormal l'emporte enfin, et, dès ce moment, la raison qui était attachée au mode normal n'existant plus, la conscience devient fausse et la volonté est dépravée, parcequ'elle n'obéit plus au moi dc l'état normal. En effet, la conscience et le moi sont si bien dépravés dans la folie complète, que le malade ne se voit plus dans ses justes rapports avec ses semblables; ce n'est pas le moi de la santé que l'observateur retrouve en lui, c'est un faux moi, une fausse conscience, opérant d'après des idées soit disparates, soit similaires et conséquentes, mais fondées sur de faux principes. Voilà les guides du plus haut degré de la manie générale.

Quand les fous de cette espèce conservent le souvenir de ce qu'ils ont dit et fait, on pourrait croire que leur moi n'était qu'opprimé, et non détruit; mais cela n'arrive pas quand l'agitation est extrême : ils ne peuvent se rappeler ce qu'ils ont dit et fait trop précipitamment. Ils ressemblent aux hommes ivres ou transportés par la fureur, qui oublient ce qu'ils ont dit ou fait avec une extrême rapidité. Les frénétiques sont dans le même cas. L'observation de lui-même, et par conséquent la mémoire de cc qu'il a été intellectuellement, manquent à l'homme toutes les fois que ses opérations mentales dépassent un certain degré de précipitation. La mémoire des accès de folie étant souvent en défaut sur plusieurs scènes de leurs délires, ne peut donc pas fournir la preuve de la conservation de la conscience et du moi.

Lorsque le fou revenu raconte tout ce qu'il a fait et déclare avoir été trompé par de fausses images de choses ; lorsqu'il prouve que les raisonnemens qu'il faisait d'après des faits qui lui paraissaient réels, ont été parfaitement déduits; en un mot, lorsqu'il conserve la mémoire de l'accès, on pourrait encore croire qu'il a conservé son moi, mais que sa conscience a été trompée par de fausses images, produit de l'irritation cérébrale. Mais quand il est alternativement raisonnable et fou, ou raisonnable sur un point et fou sur un autre, sans que l'on puisse jamais parvenir à le désabuser, que doit-on penser de son moi et de sa conscience? De ce qu'un monomaniaque juge bien de la température et de la forme d'un corps, concluera-t-on qu'il possède la raison? De ce qu'il répond juste sur ses propres besoins, induira-t-on qu'il a la conscience de son moi? Mais si l'on accorde cela, où se trouveront la raison, la conscience et le moi, lorsque le même individu déclarera qu'il est chien, loup-garou, bouteille, outre, borne, grain de moutarde, etc.? dira-t-on qu'il a un double moi, une double conscience, l'une pour les idées justes, et l'autre pour les idées fausses? Soit encore pour celui qui se croit animal; on pourrait à la rigueur lui accorder un moi de chien ou de loup-garou; mais quelle idée faudra-t-il se faire du moi d'une borne ou de celui d'une bouteille? Si on lui refuse le double moi, la double conscience, prétendra-t-on soutenir qu'il ne possède que sa conscience normale, mais qu'elle est obscurcie par la maladie? Il y a deux réponses à faire ici.

1° On peut accorder une conscience opprimée par le mal à celui qui donne parfois des témoignages de raison; mais peut-on la concéder à celui qui n'en fournit aucun pendant plusieurs années? Où est le moi, où est la conscience de l'homme en demence qui, après avoir long-temps vécu dans un état d'abrutissement complet, meurt sans avoir donné des preuves qu'il eût conservé sa raison? Il en est qui la recouvrent au dernier moment; mais où était-elle allée pendant cette longue absence? La maladie l'avait opprimée, dira-t-on : hé bien, j'arrive à la seconde réponse.

2° En avançant que le moi et la conscience aient été opprimés par la maladie, il faut dire ce que c'est que la maladie. On ne peut la concevoir comme un être à formes déterminées, qui comprime ou opprime un autre être à formes également déterminées nommé *moi*, ou bien un être de même nature nommé *conscience*. Comment donc faudra-t-il que l'on se représente le moi, la conscience et la maladie, pour dire quelque chose de raisonnable?

Concluons de cette discussion, que je ne veux pas pousser plus loin, me contentant de renvoyer à la première partie de cet ouvrage, que, si l'on veut éviter l'ontologie, il ne faut point soutenir, d'une manière générale ou absolue, qu'un fou est raisonnable ou qu'il a perdu la raison; qu'il conserve ou ne conserve pas la conscience de son moi; que le sentiment du moi est opprimé sous le poids d'une maladie, et qu'il ne tend qu'à se rétablir, comme cela arrive après la guérison, et quelquefois au dernier moment de la vie; que, s'il ne paraît pas, ce sentiment n'en existe pas moins, attendu que c'est une chose ou une substance simple, indestructible, etc., etc. Ce langage métaphorique n'apprend rien, et ne tend qu'à prolonger le règne des illusions et à prêter des armes au fanatisme. Il faut dire ce qui est: que tantôt un fou a de la raison, et que tantôt il n'en a pas; que quelquefois il a la conscience de son moi, et que d'autres fois il en est privé; que, lorsqu'il guérit, il recouvre sa raison; qu'il peut aussi en jouir quelques instans avant de mourir, mais que souvent il périt sans l'avoir recouvrée; que la raison de ces différences est que les mots *raison*, *moi*, *conscience*, n'expriment que des résultats de l'action de la matière nerveuse de l'encéphale; action qui est susceptible de changer tant que dure l'état de vie. Enfin il faut ajouter que, par cela même que le malade ne jouit ni d'une raison constante, ni d'une raison toujours juste, il n'est pas dans des rapports normaux avec les autres hommes.

Pour ce qui touche à l'explication de cet état moral si variable, on devra dire, après s'être éclairé par les causes, par la marche et par les nécroscopies, que lorsque son cerveau est trop vivement irrité, le fou n'a ni raison ni conscience; que lorsqu'il ne l'est que modérément, il a de l'une et de l'autre; mais qu'aussitôt que l'irritation revient, elles disparaissent, comme dans le sommeil ordinaire, ou dans l'apoplexie, si mieux l'on aime; que, lorsque la raison reparaît, pour quelques momens, aux approches de la mort, cela vient de la cessation de la surirritation morbide, dans un cerveau qu'elle n'avait pas entièrement désorganisé, et que c'est une dernière preuve du rôle que joue l'irritation dans tous les délires : voilà ce qu'il faut dire pour ce moment suprême.

Quant aux fous en convalescence, que les conversations trop vives ou une liberté prématurée font rechuter, on doit ajouter que l'exercice de leur raison et de leur conscience, ainsi que l'application de l'une et de l'autre aux impressions actuelles des sens, sont autant de *stimulations cérébrales* qui, se convertissant en *irritations cérébrales*, font disparaître *raison*, *conscience* et *moi*, ou, si l'on veut, le type normal d'action encéphalique auquel tout cela tient. Quand on n'a pas de raison, comme les fous à manie générale, on ne possède pas actuellement ce type ; quand on n'a la raison que parfois, et qu'on la perd pour la moindre excitation, on n'a pas la possession assurée, permanente, de ce type, mais on l'a eue : elle est donc perdue; tandis que l'idiot de naissance, qui n'en a jamais joui, n'a pu la perdre. Telles sont les raisons qui autorisent la définition que j'ai donnée de la folie.

Ajoutons, pour donner de nouveaux appuis à ces vérités, en les ralliant de plus en plus à la physiologie, que dans l'irritation chronique la force contractile n'est pas détruite tant que la mémoire ne s'altère pas ; car l'affaiblissement de cette faculté est le premier signe de la diminution de cette force, mais que l'habitude morbide établit, au bout d'un certain temps, l'incurabilité, quand celle-ci n'est pas l'effet de la désorganisation; que toute la masse du cerveau est malade, du plus au moins, même dans les monomanies, et que par conséquent ce ne sont point des affections partielles du cerveau. Nous nous fondons sur ce que les monomaniaques sont faibles sous tous les rapports intellectuels; sur ce que les monomanies changent d'objet; sur ce qu'aucun fait d'anatomie pathologique ne constate la coïncidence de l'altération d'une portion de la masse encéphalique avec un genre de délire déterminé; sur ce que la démence, quand elle survient chez les monomaniaques, n'est jamais bornée aux sujets sur lesquels roule le délire partiel; sur ce qu'elle est toujours générale, et commence par l'affaiblissement de la mémoire, quelle qu'ait été l'espèce de délire, et même lorsqu'il n'existe d'autre lésion encéphalique que la diminution de la force musculaire.

Nous disons aussi que si l'on voit des fous en démence jouer aux dames et faire de la musique, c'est parceque la démence est encore incomplète. En effet, l'affaiblissement de la contractilité n'est sensible à son début que par la diminution des opérations intellectuelles les plus compliquées, telles que les jugemens qui exigent le rapprochement d'un plus grand nombre de perceptions : c'est pour cela que la mémoire des idées abstraites les plus relevées et des jugemens déductifs est celle qui s'affaiblit et se perd la première, tandis qu'il faut plus de temps pour détruire celle des idées qui servent aux combinaisons simples et aux actes les plus rapprochés de ceux de l'instinct[1].

La démence analyse, jusqu'à un certain point, nos facultés par la manière successive dont elle les détruit. Lorsque la partie intellectuelle de ces facultés, ou le mode de l'action cérébrale auquel elles tiennent n'existe plus, les imbéciles s'abandonnent aux actes instinctifs les plus grossiers et les plus dégoûtans, et souvent les plus contraires à l'état normal : ce qui prouve la dépravation de l'instinct; mais s'ils vivent encore quelque temps, la démence leur enlève jusqu'à l'instinct, jusqu'à la volonté, et les réduit à un état qui les place, sous ce rapport, au-dessous du zoophyte, et peut-être même de la plante[2];

[1] On objectera peut-être que le jeu de dames exige de profondes combinaisons :... les plus forts joueurs de dames que j'aie connus étaient des sots.

[2] Voyez plus haut page 393, la peinture de l'état dé-

observation précieuse pour le physiologiste, puisqu'elle lui montre jusqu'à quel point le système nerveux devient nécessaire aux fonctions des animaux où il est très développé, et surtout à celles de l'homme[1]. Les médecins physiologistes doivent aussi tirer un grand parti de ce même fait, pour confirmer ce que nous avons déjà dit du rôle de l'encéphale et de ses dépendances dans une foule de sympathies morbides que nos pères refusaient d'expliquer.

plorable dans lequel finissent les imbéciles qu'une complication accidentelle ne précipite pas avant le terme naturel de l'affection cérébrale.

[1] Nous n'ignorons pas que plusieurs animaux, les zoophytes, etc., reconnaissent et saisissent leur proie sans système nerveux. C'est que chez eux la matière nerveuse, fondue dans les autres formes de la matière animale, suffit au petit nombre d'actes qui leur sont départis. Le milieu qui les entoure leur fournit avec abondance leur nourriture, et l'irritabilité de leurs fibres leur donne le moyen de la saisir. Mais à mesure que les actes nécessaires à l'alimentation et à la reproduction se multiplient et se compliquent, la matière nerveuse se trouve plus distincte des autres tissus, et devient plus abondante et plus influente sur les fonctions. Enfin, chez l'homme elle l'est au point que l'existence ne peut se maintenir sans innervation, et, qui plus est, sans phénomène sensitif.

CHAPITRE VIII.

PRONOSTIC DE LA FOLIE.

Le *pronostic* de la folie se tire de ses causes, de la constitution des sujets, de la forme de son début, de sa marche et de ses complications.

La folie par causes accidentelles offre toujours plus de chances favorables que celle qui peut être rapportée à une disposition innée, et où les modifications accidentelles n'ont agi que comme causes déterminantes. Parmi ces dernières causes, les morales sont les plus redoutées, surtout lorsqu'elles ont agi pendant longtemps. Mais lorsque les longues peines d'esprit ont été compliquées avec une affection chronique des voies digestives, la guérison est toujours plus difficile, parceque les deux irritations se stimulent et s'entretiennent mutuellement. Tel est le cas de ceux qui ont long-temps vécu dans l'ivrognerie; on croit même qu'ils peuvent transmettre la prédisposition à leurs enfans; mais cette assertion me paraît hasardée. Il arrive bien plus souvent qu'une mauvaise organisation du cerveau dispose les hommes en même temps à la folie et à la crapule, et c'est cette disposition qui se transmet, dans certaines familles, de père en fils.

La folie qui succède aux causes purement physiques, comme la suppression d'un flux, la répercussion d'un exanthème, etc., cède assez communément à un traitement bien dirigé, si d'ailleurs il n'y a complication ni d'hérédité, ni des causes morales et physiques dont nous avons donné plus haut le détail. Les cas les plus difficiles sont ceux où la folie succède à une maladie qui a porté atteinte à l'organisation du cerveau ; telles sont l'épilepsie, les paralysies, l'apoplexie, etc. Dans ce cas, la démence ne se fait pas beaucoup attendre.

Quand la folie débute avec impétuosité chez un sujet neuf, on est beaucoup moins inquiet sur les résultats que lorsqu'on la voit s'annoncer par un défaut de mémoire, une difficulté de prononcer certaines syllabes, et quelques illusions passagères dont le malade s'aperçoit et qu'il peut même éviter en excitant lui-même son attention. Ces signes, qui se présentent d'ordinaire après des travaux de tête prolongés, des peines d'esprit, des douleurs accompagnées de faiblesse dans les muscles du dos et des extrémités supérieures et inférieures, souvent avec des tremblemens et des frémissemens convulsifs, annoncent que la contractilité du cerveau est déjà épuisée par l'irritation, et que le malade tombera promptement dans la démence avec paralysie générale, quelle que soit la raison dont il paraisse encore jouir. Cette forme de début est plus commune dans la vieillesse que dans les autres âges : s'il s'y joint une disposition à la loquacité, des hallucinations, une gaieté sans motifs, des propos incohérens, on doit s'attendre à la démence sénile proprement dite.

Quand un malade robuste débute dans la folie par une insensibilité complète, qu'il reste dans l'immobilité, les yeux privés d'expression, refusant de boire et de manger, on ne peut attribuer cet état qu'à une congestion sanguine du cerveau, soit que le malade n'ait point d'idées, soit qu'il en ait de si confuses qu'il ne trouve aucun motif pour agir, soit enfin qu'une idée fixe le domine, absorbe son attention, ou soit de nature à l'empêcher de marcher ou de prendre des alimens, par exemple quand il croit que s'il marche il va se briser, que s'il dit un seul mot c'en est fait de lui, etc. Dans aucun de ces cas le mal n'est désespéré. Souvent ce calme stupide est le prélude d'un grand accès. Dans d'autres cas plus rares, la folie conserve cette forme; mais alors les malades sont tristes, versent des larmes et se croient ruinés ou perdus. On juge donc de l'issue probable de cet état par l'estimation des forces.

La folie que les malades ordinairement mélancoliques, soit par amour, soit par toute autre cause, ont dissimulée pendant long-temps et qui s'est trahie de temps à autre, peut éclater avec violence; et si le sujet est encore robuste, on a beaucoup à espérer; mais si elle ne se reconnaît que par la perte de la mémoire et par les autres signes dont il vient d'être question, on doit juger que la longue lutte que le malade a soutenue a épuisé la contractilité cérébrale, ou que la désorganisation de la matière nerveuse encéphalique est déjà faite, et que la démence ne tardera guère.

Plus les sujets sont robustes, moins on a de chances funestes à redouter, si ce n'est la congestion ou l'inflammation aiguë du cerveau, qu'il est aisé de prévenir par les émissions sanguines; mais on a tout à craindre pour les personnes débiles, pour celles dont la fibre est molle, et qui sont susceptibles au point que les affections morales causent chez elles un grand bouleversement : ces personnes sont très sujettes aux rechutes et arrivent presque toujours promptement à l'imbécillité.

Les données pronostiques que l'on retire de la marche de la folie sont parfaitement d'accord avec les précédentes. La manie générale, avec symptômes inflammatoires accompagnés d'ailleurs d'une vive agitation, laisse long-temps beaucoup d'espoir, lors même que le malade n'entend nullement raison, paraît toujours occupé de ses chimères et entre facilement en fureur. On l'a vue se terminer après plusieurs années, comme nous l'avons déjà dit. Ainsi, quoiqu'elle ne guérisse pas dans le courant du premier semestre, terme assez ordinaire, on peut conserver l'espoir pendant un et deux ans, et même beaucoup plus long-temps, puisqu'on a des exemples de guérison après dix et vingt ans d'aliénation mentale. La manie partielle ou la monomanie est souvent plus opiniâtre, parcequ'elle est d'ordinaire plus chronique : elle est à craindre surtout lorsque les idées dont les fous s'occupent sont de nature à leur causer beaucoup d'irritation, à les empêcher de prendre de la nourriture, à épuiser promptement la vitalité de leur système nerveux ; ces cas sont d'autant plus graves qu'il s'y joint une gastro-entérite plus invétérée. On doit placer dans cette catégorie le délire religieux, celui dans lequel les fous se croient possédés du diable ou plongés dans les enfers. Cette démonomanie est des plus formidables quand elle est accompagnée des signes d'un violent désespoir, quand on voit les malades avec les yeux hagards, le visage hideusement tiraillé, les cheveux hérissés, et qu'ils se refusent à tous les soins qu'on veut leur donner. Mais quand ils sont familiarisés avec le diable, ou qu'ils se croient eux-mêmes l'esprit malin; quand ils en rient et qu'ils n'en font aucun cas, le pronostic ne se tire plus du genre du délire, mais des complications, des forces des malades, et surtout de l'état de la mémoire.

En effet ce sont là mémoire et l'attention, qui la suppose toujours, qui fournissent les principaux élémens du pronostic dans les folies déjà avancées. Tant que la mémoire existe, et que les malades ne tombent pas dans la stupidité et la niaiserie, tant qu'ils peuvent prêter attention à ce qu'on leur dit, on ne doit pas perdre l'espoir, soit qu'ils rattachent vos discours aux idées chimériques qui les occupent, soit qu'ils répondent juste, et ne paraissent divaguer que sur l'objet accoutumé de leur délire.

Aussitôt que la mémoire commence à s'affaiblir chez les fous, et que la force d'attention se perd, ils se trouvent, ainsi que nous l'avons dit plus haut, délivrés des soucis que leur créait une imagination exaltée, et qui faisaient obstacle à la nutrition : dès lors l'assimilation se fait avec plus de facilité, et s'ils ne sont pas affectés d'une phlegmasie chronique du canal digestif, on les voit engraisser, se colorer et acquérir même de la fraîcheur, mais sans aucune expression. Si donc on n'observe pas cette amélioration de la fonction nutritive, on doit en tirer un mauvais présage, et s'assurer quel est l'organe dont l'irritation peut entretenir la maigreur, altérer la coloration, etc.

Cette supernutrition qui s'observe assez communément chez les fous en démence, n'est pas elle-même sans inconvénient : elle prépare souvent des retours d'agitation avec symptômes inflammatoires, pendant lesquels la mémoire ne revient pas, et qui par conséquent ne sont pas des présages de guérison. Cette supernutrition cause aussi l'épilepsie et quelquefois des apoplexies foudroyantes. D'autres fois les fous vivent long-temps dans cet état, gras et voraces ; mais ils finissent toujours par la paralysie générale, et par l'irritation, l'engorgement et la phlegmasie chronique des organes digestifs et du foie. Les signes de cette gastro-entérite consécutive doivent donc être regardés comme très fâcheux : ils présagent le gonflement du foie, l'ictère, l'hydropisie et la diarrhée, qui amènent la destruction de ces malheureux. Plusieurs succombent avec des escharres gangréneuses et tout ce qui s'ensuit.

Les fréquens retours d'agitation, même avec apparence inflammatoire, chez un fou qui tend à passer à l'état de démence, ne sont donc pas la preuve qu'il soit encore curable : il faut plutôt s'en rapporter à l'état de la mémoire et de l'attention. Nous avons dit que ces exaspérations, en général, sont plus communes dans les grands froids, dans les fortes chaleurs et aux époques équinoxiales que dans tout autre temps; mais toutes les excitations accidentelles, morales ou physiques, peuvent aussi les provoquer. Il y aurait plus à craindre si les exaspérations se déclaraient sans cause provocatrice. Ces accès sont d'un bon augure chez un fou dont la maladie avait débuté avec la forme torpide; car c'est une loi, en pathologie, qu'il se déclare un mouvement de réaction nervoso-sanguine au moment où les congestions se résolvent. On désire seulement que ces sortes de réactions ne durent qu'un petit nombre de jours; mais on ne les voit pas avec plaisir chez les fous qui paraissent dans un état de convalescence; car elles sont la preuve du retour de l'irritation cérébrale, ce qui entraîne de nouveaux délires.

La folie intermittente laisse d'abord quelque espoir que l'on fonde sur l'exactitude avec laquelle les malades se conforment aux préceptes d'une sage prophylaxie; mais quand cette folie est invétérée, il est très difficile de la guérir. Il en est des irritations périodiques qui font délirer, comme de celles qui produisent la congestion épileptique : plus elles ont duré, plus elles tendent à se reproduire. Enfin, l'irritation intermittente de l'appareil encéphalique finit, comme celles de tous les autres viscères, par s'établir d'une manière continue, et lorsqu'elle est arrivée à ce type, la démence, terme fatal, n'est pas loin, si elle n'a déjà commencé.

D'après le même principe, on doit porter un pareil jugement sur les rechutes sans périodicité régulière. Chaque attaque portant une nouvelle atteinte au cerveau, on doit toujours s'attendre à trouver d'autant plus d'obstacles à la guérison, que les malades ont éprouvé plus de rechutes. En général les folies partielles tendent à devernir générales, et toutes les générales tendent plus ou moins à la démence et à la paralysie générale. C'est toujours par l'état de la mémoire et du mouvement musculaire que l'on estime la proximité de cette funeste terminaison.

De toutes les complications possibles dans la manie, les trois plus formidables sont l'épilepsie, la phlogose chronique du canal digestif, et la pneumonie chronique.

La première tient de plus près à la nature de la folie ; souvent elle l'a précédée et déterminée, d'autres fois elle vient la compliquer à une époque plus ou moins avancée. Les jouissances solitaires, auxquelles les fous sont si sujets, en sont souvent la cause déterminante. Mais, au reste, la manie étant une irritation du cerveau, qu'y a-t-il d'étonnant qu'elle s'accroisse parfois et détermine la congestion cérébrale génératrice des accès d'épilepsie? Dans tous les cas, l'épilepsie fait courir aux malades les risques d'une attaque d'apoplexie foudroyante ; et, quand cela n'arrive pas, elle précipite l'apparition de la démence et de la paralysie, soit générale, soit partielle.

La phlogose du canal digestif cause d'abord l'inappétence ou la voracité ; quelquefois la jaunisse et l'hydropisie ascite : elle finit d'ordinaire par le gros intestin, et tue les malades par la diarrhée. Toutes ces complications sont funestes quand elles attaquent un insensé déjà depuis long-temps dans l'état chronique, ou épuisé en peu de temps par une fureur et une agitation qu'aucun remède n'a pu calmer.

La pneumonie chronique, cause des ulcérations et des phthisies pulmonaires que l'on observe chez certains fous, succède souvent aux répétitions de bronchites ou catarrhes que la plupart des fous incurables ne peuvent éviter; car, dégoûtans, malpropres, ingrats, méchans et même dangereux comme ils le sont, ces malheureux se trouvent privés des petits soins qui pourraient prévenir les conséquences des rhumes et des toux d'irritation qu'ils peuvent contracter. La pneumonie chronique a souvent fait de tels progrès quand on s'en aperçoit, que les secours de l'art sont désormais inutiles.

Lorsque les fous ont long-temps souffert des douleurs rhumatismales et goutteuses auxquelles la froideur et l'humidité de leurs loges les rendent fort sujets, on doit s'attendre que ces irritations pénétreront à l'intérieur et désorganiseront le cœur sous la forme de la péricardite ou de l'anévrisme, et le poumon sous celle de la pleurésie chronique ou de la phthisie pulmonaire. Ce serait donc mal à propos qu'on leur supposerait une vigueur toute particulière pour résister aux impressions du froid : les fous n'en jouissent que durant la période d'excitation.

La même cause et d'autres encore les exposent aux fièvres intermittentes et aux phlegmasies aiguës des grands viscères ; maladies dans lesquelles les fous courent toujours de grands dangers, parceque l'irritation chronique du cerveau peut prendre un caractère aigu, et les enlever avec les symptômes de ce qu'on appelle improprement fièvres cérébrales, putrides, ataxiques ou malignes.

Si l'on juge de la curabilité des fous par les proportions de guérison publiées dans les différens traités de manie, on trouvera que, dans les établissemens bien tenus, on guérit au moins le quart et souvent plus du tiers des aliénés mis en traitement. Si l'on recherche les données de curabilité d'après les âges, on remarquera que de dix à vingt ans plus de la moitié des malades guérissent ; que de vingt à trente les guérisons sont moins nombreuses ; que de trente à quarante la proportion des guéris est un peu moins avantageuse ; que de quarante à cinquante elle ne s'élève qu'au tiers, et de cinquante à soixante à quelque chose de moins ; enfin que de soixante à soixante-dix on se trouve fort heureux si l'on en guérit un septième. On a remarqué que les femmes guérissent plus facilement que les hommes. Espérons que les perfectionnemens que la médecine physiologique apporte au traitement des autres maladies se feront aussi apercevoir dans celle-ci. J'ajouterai que je possède déjà un assez bon nombre de faits qui me paraissent très propres à fortifier cet espoir flatteur.

CHAPITRE XI.

DU TRAITEMENT DE LA FOLIE.

L'antiquité n'opposait guère aux folies que les saignées, les purgatifs drastiques, à la tête desquels on trouve placé l'ellébore et les bains froids, et surtout les bains de surprise, qui consistaient à précipiter les malades dans l'eau froide et à les retirer aussitôt, à plusieurs reprises. Quelques auteurs encore peu éloignés de notre époque poussaient la hardiesse au point de tenir les malades submergés tout le temps nécessaire pour réciter le psaume *Miserere*. Leur but était d'agir par la frayeur de la mort. Quand ces moyens échouaient, on s'en tenait à la réclusion. Au surplus la maladie fut, pendant un grand nombre de siècles, regardée comme tellement rebelle, qu'on se trouvait fort heureux de citer un petit nombre de guérisons.

Les démonomaniaques furent communs dans le moyen âge, temps de fanatisme et d'ignorance; mais on les livrait moins aux médecins qu'aux prêtres, qui les exorcisaient, et la prétendue guérison de quelques fourbes cupides donnait de la vogue à cette espèce de traitement, au détriment de la médecine, qui ne faisait aucun progrès dans cette partie.

La diminution du fanatisme en Europe n'améliora guère le sort des fous : quand on cessa de les exorciser, on ne cessa pas de les maltraiter, de les charger de chaînes, et même de les frapper lorsqu'ils étaient méchans. Sans doute ce ne furent pas les médecins qui se rendirent coupables de ces cruautés; mais il y avait toujours faute, par ignorance, du côté de la médecine : on attaquait d'abord la folie furieuse et l'agitation des débuts par les saignées, les drastiques, les bains froids, les douches froides sur la tête; mais si l'on n'obtenait pas un prompt succès, les malades cessaient d'appartenir aux médecins; on les abandonnait à des gardiens peu surveillés qui s'emportaient contre eux pour la cause la plus légère, et leur infligeaient des châtimens cruels. Il existe encore aujourd'hui, dans plusieurs grandes villes de l'Europe, des hospices d'aliénés où les coups sont en usage.

Telle était à peu près la situation des fous en France (c'est-à-dire saignées copieuses, drastiques, douches froides, bains de surprise et réclusion), lorsque Pinel devint le médecin de l'hospice de Bicêtre. Sa philanthropie s'indigna des mauvais traitemens qu'on faisait subir aux aliénés, et de l'espèce d'abandon dans lequel on les laissait lorsque les premiers moyens n'avaient pas réussi.

Il composa un ouvrage, son plus beau titre à la gloire, tendant à appeler l'attention des observateurs sur ce genre de maladies trop négligées; il fit entendre qu'en traitant les fous avec plus d'humanité, en prévenant par des paroles consolantes et par la distraction, l'humiliation, la honte, le désespoir, qui les attendent aux premières lueurs de raison; en leur épargnant les moyens violens, tels que les drastiques, la percussion et la terreur de l'eau froide, qui ébranlent trop fortement leurs nerfs affaiblis, après les saignées à outrance; en réservant la douche pour servir de moyen de correction dans certains cas, on obtiendrait un bien plus grand nombre de guérisons qu'il ne s'en opérait d'ordinaire. Deux idées-mères se font remarquer dans son ouvrage: rattacher les délires maniaques jusque là confus, inintelligibles pour les médecins et les philosophes, aux facultés intellectuelles et affectives admises par les idéologistes, d'après Locke et Condillac; régler le traitement suivant les vues de l'expectation hippocratique, fondée sur les efforts périodiques de la nature et la production plus ou moins régulière des crises. Ces vues nouvelles, développées avec le ton de la conviction et l'enthousiasme d'une philanthropie éclairée, produisirent un grand effet dans le monde savant; de toute part on se mit à observer la folie avec attention; on s'empressa de recueillir des faits : les fous devinrent l'objet de l'intérêt des médecins, qui le firent bientôt partager aux hommes dépositaires de l'autorité. Le sort des aliénés s'améliora; et si Pinel ne fit pas faire par lui-même de grands progrès au traitement de la folie, du moins il eut, avant de mourir, la satisfaction de contempler les heureux effets de l'impulsion qu'il avait donnée.

Ce que j'ai dit sur les divisions dont la folie est susceptible, sous les rapports physiques et moraux, me dispense de discuter les opinions de Pinel sur l'analyse des facultés de l'entendement, faite d'après les différens genres de folie. Je me bornerai donc à parler de son traitement. Je le trouve trop inactif. Sans doute il est meilleur d'abandonner les fous aux influences du régime que de les épuiser par d'énormes saignées, de les tourmenter par la percussion de l'eau froide, la terreur de l'immersion, et d'enflammer leurs organes digestifs par des purgatifs violens. Mais n'est-il pas un juste milieu entre ces tortures et l'inertie hippocratique? Moi, je le pense, et je vais exposer ici ce que je dois à mon expérience et à celle de quelques uns de mes amis, qui, comme moi, ont appliqué la médecine physiologique à la folie.

Établissons d'abord les indications.

La folie est une irritation. Nous avons donc, pour la combattre, deux ordres généraux de modificateurs, les sédatifs et les contre-irritans dits aussi et même plus souvent révulsifs. Si nous supposons ici la maladie, comme cela doit être, à son début et à son plus haut degré, nous la verrons avec des symptômes d'irritation inflammatoire : ce sera une encéphalite que nous aurons à combattre. Nous devrons donc l'attaquer par les saignées, par l'abstinence, par les boissons émollientes et par l'application du froid. On a beaucoup trop déclamé contre les saignées abondantes depuis Pinel, et son école s'est montrée trop avare du sang des aliénés : aussi ne rapportent-ils pas un seul exemple de guérison subite, tandis que les médecins physiologistes peuvent citer un grand nombre de cas où la saignée, et surtout les sangsues répétées pendant trois, quatre et cinq jours consécutifs, ont enlevé la folie débutante comme on enlève une péripneumonie et une gastro-entérite commençante, et rendu tout-à-coup les malades à la raison. Il existait déjà des faits qui pouvaient conduire à cette pratique; mais il fallait prendre le bon et rejeter le mauvais. Du temps de Desportes, le terme moyen du traitement des aliénés curables était de cinquante-cinq jours. En 1822, il était à Bicêtre de cent trente jours sur les hommes, et à la Salpêtrière de cent quarante-cinq jours pour les femmes. Au lieu de s'étonner des heureux résultats obtenus par la méthode suivie à l'époque de Desportes, et d'attribuer les revers à l'affaiblissement des malades, on aurait dû mettre en doute s'ils ne dépendaient pas plutôt des commotions de l'eau froide, des mauvais traitemens et du désespoir qu'ils entraînent, enfin de l'irritation des drastiques administrés sans égard à la susceptibilité des organes de la digestion; on aurait pu d'ailleurs chercher un juste milieu, et essayer de combattre l'irritation cérébrale, les premiers jours, par des saignées proportionnées aux forces, au lieu de laisser les fous s'agiter trois ou quatre mois dans le délire, afin que la maladie eût le temps de *parcourir toutes ses périodes.*

Toutefois les pertes copieuses de sang ne sont pas toujours sans danger dans le délire avec agitation convulsive. J'ai vu souvent, dans l'ancienne pratique, des hommes attaqués de délires aigus fébriles, avec tremblemens convulsifs, par suite des excès de liqueurs alcooliques, périr subitement quelques heures après une saignée. J'en ai recueilli jadis cinq ou six exemples en très peu de temps, dans la clinique de feu Corvisart, qui n'avait point adopté le système et les dénominations de son collègue Pinel. Il n'appelait point ces maladies *fièvres ataxiques ;* elles étaient pour lui des *fièvres malignes.* Il voyait dans le délire et la rougeur des yeux le signe d'une inflammation du cerveau compliquant la *fièvre essentielle ;* et avant de donner le camphre, le kina et les eaux spiritueuses contre la *malignité*, car il les donnait aussi, il opposait la saignée du pied à l'inflammation, et souvent les malades périssaient dans la journée.

Le même échec peut arriver dans la manie : un de nos confrères, le docteur Pressat, qui doit d'étonnans succès au traitement antiphlogistique, en a fait judicieusement la remarque. Ce praticien éclairé pense qu'il faut donner des boissons adoucissantes aux sujets qui deviennent subitement fous furieux à la suite des excès de liqueurs spiritueuses, et laisser le pouls se relever pendant quelques jours, avant d'en venir aux émissions sanguines. Plus on saigne ces sortes de fous, plus ils deviennent furieux : ils tombent ensuite tout-à-coup dans un collapsus mortel. Cette remarque mérite d'autant plus d'attention qu'elle vient d'un praticien qui a souvent fait avorter la folie débutante par des saignées générales et locales, comme l'on fait avorter les pleurésies et les gastro-entérites aiguës commençantes.

Après les saignées des gros vaisseaux, viennent les saignées capillaires : les sangsues, les ventouses scarifiées sur le trajet des jugulaires, sur la tête, qu'il faut raser, à la base du crâne, sous l'occipital, dans toutes les régions où la chaleur se fait sentir trop vivement, où le malade éprouve de la douleur, et même dans les endroits où la peau est simplement endolorie, enfin sur la nuque et entre les épaules, à la manière de *Cœlius Aurelianus*, sont des moyens d'une grande efficacité. Il convient d'en user autant que les forces du malade peuvent le permettre, dans les cas récens et même dans les exacerbations, en y joignant quelques autres moyens accessoires.

Les principaux sont la chaleur, appliquée à la moitié inférieure du corps par le moyen du demi-bain à vingt-cinq ou vingt-six degrés, pendant qu'on verse, doucement et de très bas, de l'eau tiède sur la tête ; c'est ce qu'on nomme bains par affusion ; ils ne sont pas moins utiles ici que dans les inflammations aiguës du cerveau ; mais il faut persévérer.

Si l'inflammation de l'estomac s'ajoute au délire maniaque, on doit l'attaquer sans perdre de temps. Si elle a précédé et déterminé la folie, il faut, après la saignée générale, porter les sangsues sur l'épigastre, à plusieurs reprises, avant et même pendant qu'on les applique à la tête.

Si la folie n'a pas cédé à ces moyens, secondés par l'abstinence, les boissons réfrigérantes, telles que l'orgeat, l'eau de gomme, la limonade, etc., les fous se calment du moins jusqu'à un certain point, et sont saisis par un violent appétit. Il serait dangereux de le satisfaire complètement ; mais il le serait aussi de leur faire supporter un jeûne trop rigoureux : on devra donc les nourrir avec des potages, des fécules, des légumes et des fruits. Le laitage peut aussi leur convenir ; mais la viande doit encore être ajournée.

C'est à la même époque, c'est-à-dire immédiatement après la chute de l'exaltation, que les malades redoutent le froid, qu'ils bravaient pendant leur fureur. Comme quelques uns sont morts par la seule influence du froid, il faut prendre des précautions pour éviter un pareil malheur. Cette remarque est de Pinel.

Les accidens les plus pressans ayant été calmés par le traitement antiphlogistique, on doit s'informer des causes, afin d'en tirer des indications curatives. Toute suppression d'hémorrhagie habituelle exige qu'on travaille à rétablir le flux devenu nécessaire à l'équilibre des fonctions. On y parvient quand les grands viscères n'ont pas reçu d'atteintes profondes, en dissipant leurs irritations et faisant appel vers le siége ordinaire du flux par les sangsues appliquées aux époques où il avait coutume de paraître. Les répercussions des exanthèmes et des écoulemens invétérés réclament l'emploi des exutoires, comme les cautères, les sétons; ou, pour le moins, l'usage répété des pommades vésicantes et des applications emplastiques, pour rubéfier la peau et y entretenir des éruptions pustuleuses.

La médication purgative a quelquefois été trouvée utile; mais on ne peut y recourir qu'après avoir, par les saignées générales et locales, mis l'estomac et les intestins en état de supporter sans inconvénient l'action des drogues destinées à provoquer les évacuations alvines; encore ne convient-il pas d'insister sur ces moyens. N'oublions pas que c'est une fausse théorie plutôt que l'expérience qui a suggéré l'emploi des purgatifs violens, et que ce sont des succès mal interprétés qui ont soutenu leur vogue. Certains d'entre eux, l'ellébore surtout, étaient réputés hydragogues; et, comme l'on voyait dans le cerveau un organe froid, obstrué par des humeurs pituiteuses, on croyait faire à merveille d'appeler ces humeurs vers le bas-ventre, et de les expulser par la même voie. Quelques cures, effet d'une heureuse révulsion, ont enraciné ce préjugé, qui s'est conservé jusqu'à nos jours. On ne fait plus usage des purgatifs drastiques, on se contente des cathartiques, quand on croit devoir purger les fous. Nous n'approuvons ni cette pratique, ni l'emploi des vomitifs; on doit remédier aux irritations gastro-intestinales de ces malades par les saignées locales, et les prévenir par un régime sévère. Il est toujours nuisible de faire du canal digestif un centre habituel de fluxion. Dans l'embarras où se sont trouvés les médecins, ils ont cru pouvoir essayer l'émétique à haute dose comme contre-stimulant, selon la méthode de Rasori. Les tentatives que l'on a faites ont été telles, que cette pratique est aujourd'hui délaissée.

Les antispasmodiques diffusibles, l'opium, le musc et tous les médicamens fétides ont obtenu peu de succès dans la manie. L'opium surtout est redouté, parcequ'il tend à produire des congestions de sang dans le cerveau ; mais, après des saignées suffisantes, il peut intervenir pour diminuer, chez certains sujets, l'excès de l'irritabilité nerveuse. Le docteur Pressat l'emploie avec avantage pour cet objet, dans son établissement situé près de la barrière du Trône : je m'en suis également servi avec succès dans ma pratique particulière, après avoir poussé les saignées aussi loin qu'elles pouvaient l'être, toutes les fois que la mobilité nerveuse et la disposition convulsive étaient devenues les symptômes prédominans. On peut aussi, parmi les succédanés de l'opium, tenter l'extrait de jusquiame blanche ; mais la belladone irrite trop énergiquement le cerveau pour qu'on puisse s'y fier.

La digitale n'a pas produit, à ma connaissance, de succès dignes d'être cités ; maintedant c'est à l'acide hydrocyanique, recommandé dans les encéphalites aiguës, que quelques praticiens ont recours. C'est un médicament peu fidèle et dont il ne faut se servir qu'avec une grande circonspection, à cause de sa propriété délétère.

Le quinquina a été essayé contre les manies périodiques ; on lui a dû quelques guérisons, mais c'est un moyen peu sûr. Dans ces cas, la meilleure méthode est d'écarter les causes, de pratiquer les évacuations sanguines aux approches des époques de rechute, et d'exercer ensuite la révulsion vers l'extérieur, par les différens moyens dont nous avons parlé, ou par ceux que nous allons proposer.

Après les médicamens viennent les *moyens hygiéniques*, à la tête desquels il est juste de placer le traitement moral. Le premier article de ce traitement c'est la réclusion. Il importe d'abord que le malade soit séparé des personnes avec lesquelles il a coutume de vivre. S'il reste au milieu des siens, il est toujours impérieux et plus difficile à conduire : sa fureur est au comble par la résistance qu'il éprouve, et s'il voit qu'on lui obéisse, sa fierté prend un essor extraordinaire. Ces deux extrêmes ne font qu'exaspérer l'irritation cérébrale et rendre la cure plus difficile. D'ailleurs il faut une prompte et imposante répression pour calmer les violens accès, et cela ne peut être exécuté convenablement que par des personnes étrangères. Une résistance impuissante exaspère les maniaques. Mais une force éminemment supérieure, déployée avec calme, et toujours fondée sur la justice et la raison, leur impose à l'instant même, et diminue beaucoup l'impétuosité de l'innervation cérébrale. Malgré les illusions qui captivent leur attention, malgré les puissans motifs qu'ils croient avoir de traiter tout le monde avec hauteur et de faire tout le mal possible, les fous, du moins pour la plupart, n'ont pas perdu toute idée de justice : un reste du type normal de l'action cérébrale reparaît de temps à autre, et leur permet de reconnaître ce qu'il y a d'inconvenant ou de blâmable dans leur conduite; et si c'est toujours à propos qu'on les saisit, qu'on les enferme, qu'on les resserre dans le gilet de force, loin d'en être exaspérés, ils en sont plutôt calmés. D'autre part, s'ils sont assez dérangés pour y être insensibles, on ne court aucun risque à les soumettre à l'emploi de pareils moyens, pourvu qu'on prenne les précautions nécessaires pour qu'ils ne soient ni blessés ni meurtris. Ces moyens de répression, que la sage philanthropie de Pinel a substitués aux coups et aux chaînes dont on chargeait les aliénés, sont à peu près les seuls adoptés en France, et l'on observe que la fureur est moins commune et moins rebelle qu'autrefois. La douche d'eau froide sur la tête est le seul moyen violent dont on fasse encore usage : on le leur fait connaître d'abord, puis on s'en sert comme d'un épouvantail pour réprimer leur fureur et les détourner des mauvaises actions. Les fous ressemblent à ces garnemens de quatorze à quinze ans qui sont poussés à mal faire par un instinct secret : quoiqu'ils sachent à merveille qu'ils font du mal, et qu'ils se condamnent tacitement, ils sont toujours ramenés vers le mal par un plaisir qui les séduit plus que tout autre. Leur jouissance est fondée sur le chagrin et sur la colère des autres, et un sourire ironique en est la marque extérieure : c'est ce qu'on nomme la malice. Nous y voyons, dans tous les cas, une dépravation du besoin de la satisfaction de soi-même avec impuissance de la raison. Cet état, chez le jeune garçon, vient d'un développement encore imparfait de l'encéphale; mais, chez le fou, il est un effet de l'irritation. Tous deux ont le cerveau trop excitable, et sont privés du type de la raison ; mais ils diffèrent essentiellement en ce que, chez l'adolescent sain, l'irritabilité de l'encépale est normale et tend à diminuer, en même temps que la région qui préside aux opérations intellectuelles acquiert de la prédominance ; tandis que, chez le fou, l'irritabilité est morbide et tend à dépraver les organes de l'intelligence aussi bien que ceux de l'instinct. Ni l'un ni l'autre ne sont dans un état stationnaire ; mais il n'y a qu'à favoriser le travail organique chez le premier, tandis qu'il faut tout faire pour le réprimer chez le second [1].

Aussitôt que l'agitation n'existe plus, le temps de la répression est passé, mais celui de la réclusion ne l'est pas encore. Au reste, il faut observer le maniaque, et l'on aura bientôt compris s'il est prudent de lui laisser une certaine liberté. On doit surtout exercer une grande surveillance sur ceux qui ont été travaillés de la manie du meurtre et du suicide ; car ce penchant est sujet à renaître après de longues interruptions, et les maniaques savent dissimuler pour inspirer de la confiance et obtenir la

[1] Consulter le *Traité de la Manie* de Pinel, le grand *Dictionnaire des sciences médicales*, le *Dictionnaire de médecine* en dix-huit volumes, et l'ouvrage de Hofbauer.

liberté nécessaire à l'exécution de leurs projets. Leur sang-froid à cet égard est quelque chose de surprenant. Comme souvent la gastrite entretient ces penchans atroces, le médecin devra s'attacher à en effacer jusqu'aux moindres traces. Un cautère placé sous l'un ou l'autre hypochondre, pourrait contribuer à la destruction de ces irritations souvent si opiniâtres. On ne saurait douter non plus que le séton placé à la nuque ne puisse être utile, après les saignées suffisantes, dans les folies devenues chroniques, pour prévenir les altérations encéphaliques qui amènent la démence et la paralysie générale.

Pinel introduisit l'usage de classer les aliénés et de les isoler dans des divisions particulières. Son digne successeur, le docteur Esquirol, a suivi cet exemple. Le premier partage à faire est celui des sexes; de plus, on doit avoir, 1° une division pour les fous furieux, que l'on maintient par le gilet de force, en les fixant avec des liens dans un lit ou dans un fauteuil construit exprès; 2° une division pour les fous non malfaisans, mais agités : il suffit qu'ils soient enfermés; 3° une division pour les imbéciles en démence, malpropres et paralytiques, qu'on est obligé de soigner comme des enfans;

4° une division pour les maladies compliquantes accidentelles, comme les pneumonies, les fièvres intermittentes; 5° enfin la division des convalescens et des fous tranquilles, qui ont la liberté de sortir dans un jardin, et qui rentrent dans leurs chambres, à volonté. Il faut encore entre ces derniers établir des distinctions; car parmi eux il se trouve beaucoup de monomaniaques; et si l'on mettait ensemble ceux qui délirent sur le même sujet, ils s'exciteraient réciproquement en s'applaudissant ou se contredisant, et pourraient passer à l'état d'exaltation ou de fureur, ce qui diminue toujours les chances de guérison.

Mais du reste ce n'est pas ce qu'on observe le plus souvent. Les fous sont égoïstes et tendent à s'isoler les uns des autres; chacun d'eux est assez fortement occupé de sa chimère pour faire peu d'attention à ses compagnons d'infortune. L'un se promène à grands pas, escorté par des êtres imaginaires qu'il voit sans cesse autour de lui; l'autre se retire dans un coin pour contempler à loisir ces objets fantastiques et s'entretenir paisiblement avec eux; un troisième est assis dans l'immobilité, dans le silence, et paraît livré à la méditation la plus profonde, quoique souvent il ne pense à rien, comme l'a si bien dit le docteur Esquirol dans la description pittoresque qu'il a faite d'une maison d'aliénés. (Voir le *Dictionnaire des sciences médicales.*) Tous sont en défiance les uns des autres, se méprisent mutuellement, et se croient les seuls raisonnables; car ils savent très bien qu'ils sont dans une maison d'aliénés, mais ils pensent que c'est injustement, et par la persécution de leurs ennemis ou de leurs proches, qu'ils y sont détenus. Il ne faudrait pas conclure de là que le séjour de ces lieux soit un obstacle à leur guérison, et un motif qui doive en dégoûter les familles. Les fous font trop peu d'attention aux autres fous pour en être défavorablement impressionnés; et quand ils seraient chez eux, ils n'en voudraient pas moins à leurs parens et à leurs amis; car ils auraient toujours le motif de la détention ou de la réclusion pour exciter leur ressentiment; ils s'emporteraient également, soit contre l'arbitraire de leurs parens, soit contre la désobéissance de leurs subordonnés : leur fierté serait toujours humiliée de la résistance ou du ton impérieux de leurs domestiques, etc., etc. Le propre de la folie est de dépraver les affections, aussi bien que l'intelligence; et l'expérience prouve que, revenus à eux-mêmes, les fous ne conservent point de rancune contre ceux qui les ont fait enfermer.

Tant que les fous n'ont pas perdu la mémoire et l'attention, ils abandonnent leur série d'idées au moment où on les apostrophe, et répondent juste, pour un temps plus ou moins long, aux questions qui leur sont faites. Tous ceux qui sont dans ce cas ne doivent pas être jugés sans ressource. En mettant de côté toutes les abstractions personnifiées sous les noms de facultés ou de principes, en un mot toutes les considérations ontologiques, pour s'en rapporter aux phénomènes observables, on trouve que l'homme devient fou parceque son cerveau devient surexcité. La première indication est donc de porter le calme dans cet organe par tous les moyens dont l'expérience a fait connaître l'efficacité. Cette première indication remplie, l'observation attentive apprend que, bien que le cerveau soit encore surexcité, il est possible de remettre la pensée dans le type normal par des impressions faites sur les sens. On remarque qu'opérant sur ces impressions, l'intelligence paraît normale; mais qu'aussitôt qu'elle agit sur des souvenirs, elle redevient anormale. En d'autres termes, on remarque que des impressions sensitives il résulte des idées conformes au type de la raison; et que des souvenirs il résulte des idées étrangères à ce type. L'indication est donc de faire en sorte que l'intelligence agisse le plus possible d'après les impressions sensitives, et le moins possible d'après les souvenirs. Voilà bien un déplacement d'excitation, une contre-excitation, une révulsion véritable, physique et morale; mais elle s'opère dans l'appareil nerveux encéphalique; elle agit trop près du point surexcité, et peut ainsi perdre son caractère de contre-excitation qui la rend révulsive, pour devenir excitation directe, et même des plus pernicieuses; car, à force de chercher à distraire les fous de leurs idées prédominantes, on les excite et on les conduit même à l'état de fureur. C'est pour cette raison que l'on doit donner la préférence aux occupations et aux exercices musculaires qui sont de nature à fixer l'attention des convalescens. Certains jeux tendant à exercer le corps, le jardinage, ont été vantés pour cet objet. La gymnastique devrait y figurer en première ligne, et toutes les maisons d'aliénés devraient être pourvues des machines inventées ou perfectionnées par le colonel Amoros. On trouverait dans ces moyens une double révulsion : celle d'une série d'idées vers une série différente, et celle de l'innervation qui sert aux opérations de l'intellect, de la mémoire, de l'imagination, vers l'innervation qui dirige l'action musculaire, c'est-à-dire une révulsion qui agit beaucoup plus loin du point principal d'irritation que celle que l'on obtient par les excitations faites sur les sens.

Quant aux discussions tendant à montrer aux fous qu'ils sont dans l'erreur, on doit s'en abstenir plus encore que de la mauvaise habitude de caresser leur chimère pour acquérir leurs bonnes grâces. La première méthode les exaspère à l'instant même; c'est l'excitation directe dont nous parlions il n'y a qu'un instant: la seconde finirait aussi par là, si l'on continuait trop long-temps. On ne doit leur faire de concessions que pour un moment, afin de les conduire doucement à la distraction et au travail. Il est toujours dangereux de les tromper, car ils s'en aperçoivent et ne pardonnent pas facilement; cela les décourage, les irrite, et empêche le calme nerveux si nécessaire à leur guérison.

Tous les médecins qui ont observé les fous de près s'accordent en ce point, que le premier signe de guérison et le plus sûr de tous, est le retour des affections accoutumées. Tant que le détenu déclame contre les personnes qui lui étaient chères, et qu'il méconnaît les soins de son médecin et de ses gardiens; tant qu'il se plaint, *sans fondement*, d'injustices et de mauvais traitemens, on doit se défier du retour apparent de sa raison. Même jugement à porter, s'il ne condamne pas ce qu'il a fait dans sa folie; car son premier mouvement est de convenir qu'il a été fou, et de blâmer ses extravagances, dont il est rare qu'il ait entièrement perdu la mémoire, mais qu'au contraire il raconte avec les plus grands détails, à l'exception toutefois de ce qui s'est passé dans le plus haut degré de l'agitation; et cela par la raison que nous avons plus haut déduite, page 486.

Dès que les fous ne peuvent plus soutenir une conversation raisonnable, dès que leur attention se relâche en vous écoutant, qu'ils vous regardent niaisement, qu'ils retombent dans des chimères diversifiées et incohérentes, ou recommencent certains mouvemens automatiques dont ils ont pris l'habitude, et qu'ils venaient d'interrompre; quand tout cela arrive, malgré les efforts qu'ils semblent faire pour se contenir, écouter et comprendre, on doit juger que la mémoire est affaiblie, que la démence se déclare, et que la maladie est incurable. Mais avant de prononcer, il ne faut pas oublier que l'impossibilité de penser, et même la stupidité la plus complète, peuvent être l'effet d'une congestion passagère. Un fou ne peut donc être classé parmi les imbéciles en démence que lorsqu'il a passé par tous les degrés de la maladie. Mais lorsque après avoir donné des preuves d'une excessive irritabilité morale, qui se peint à l'extérieur par la pâleur, la maigreur et la crispation du *facies*, un fou perd la mémoire et l'attention, et prend un visage calme, en même temps qu'il engraisse et qu'il acquiert de la fraîcheur, la démence est certaine, et les révulsions physiques et morales ne peuvent plus avoir d'autre effet que de maintenir sa bonne nutrition et de prévenir les congestions cérébrales. Mais si, en outre, la parole devient difficile et la marche chancelante, la paralysie générale est imminente, et toute tentative dans le sens des deux révulsions est inutile. A plus forte raison doit-il en être ainsi, si les malades ont eu plusieurs apoplexies incomplètes, s'ils sont épileptiques, et s'ils ont déjà perdu l'usage de quelques sens ou de quelques muscles.

Il faut dès lors se borner aux précautions hygiéniques, aux moyens de propreté, et au traitement des accidens qui peuvent survenir à ces imbéciles. Par exemple, il n'est pas rare qu'un excès de sanguification les expose à l'apoplexie, et qu'une saignée ou des sangsues soient nécessaires pour la prévenir. On juge de l'utilité de ce moyen par l'excès de la coloration, par un surcroît de torpeur des mouvemens musculaires, par l'augmentation de la somnolence et du balbutiement, par la plénitude du pouls, etc. Une saignée faite, dans ces cas, semble ranimer le malade, lui rendre la faculté de marcher, et même un peu d'attention; ce qui donne de l'espoir aux personnes sans expérience; mais cet espoir ne tarde pas à s'évanouir.

Il est également possible qu'une gastro-duodénite, un engorgement du foie, un embarras stercoral, exigent une application de sangsues à l'épigastre, aux hypochondres, ou l'usage d'un purgatif; mais il serait dangereux de leur en faire prendre l'habitude.

Le traitement des maladies accessoires ne diffère pas, chez les fous, de ce qu'il doit être pour le reste des hommes; mais il faut surtout s'attacher à prévenir ces complications, en les préservant du froid par des vêtemens de laine, en leur faisant perdre l'habitude qu'ils ont souvent de se déshabiller, en veillant à la propreté de leurs cabinets, à ce que l'humidité n'y soit jamais stagnante, en les échauffant pour cela, durant l'hiver, avec des cheminées disposées de manière que l'insensé ne puisse faire un mauvais usage du feu.

On est parfois réduit à introduire les alimens dans la bouche des hommes en démence, pour les empêcher de mourir de faim, et à les nettoyer plusieurs fois par jour afin de les débarrasser de leurs ordures ; mais on peut faire fabriquer des chaises et des lits qui les empêchent de se salir.

Souvent aussi l'on est forcé de faire construire les lits de manière que les imbéciles à demi-paralysés ne se laissent pas tomber sur le carreau, où ils pourraient mourir de froid, ou du moins contracter quelque affection grave. Aucun de ces petits soins ne doit être négligé pour prévenir les complications, qui n'abrègent que trop souvent les jours de ces infortunés.

SUPPLÉMENT.

Cet ouvrage était terminé lorsque parut l'histoire de la philosophie du dix-neuvième siècle par M. Damiron, et que l'on commença à publier les leçons de M. Cousin. Quoique l'on puisse trouver surabondamment, dans le *Traité de l'irritation*, de quoi répondre à tous les argumens de ces philosophes en faveur de l'hypothèse d'un principe surajouté au système nerveux, nous avons cru devoir insister, par ce Supplément, sur deux points fondamentaux qui sont, selon ces auteurs, *les questions vitales de la philosophie* : l'un est l'*argument de Hume*, et l'autre les *élémens de la raison* établis par M. Cousin dans sa quatrième leçon du 8 mai 1828.

Hume soutient que ce qu'il y a de déterminé, de concret dans un phénomène sensible, ne renferme pas le rapport de l'effet à la cause; que ce phénomène sensible ne donne qu'une conjonction fortuite ou une connexion accidentelle; d'où résulte nécessairement, selon l'école ontologique, que, puisque le genre humain tout entier trouve ce rapport de cause à effet dans le phénomène où les sens ne peuvent l'apercevoir, il ne peut l'y découvrir que par le moyen de l'esprit. Exemple : deux billes sont sur un tapis, l'une mobile, l'autre immobile : la mobile frappe l'autre, qui part. Ils prétendent que le sens de la vue ne donne pas l'idée que la première est la cause du mouvement de la seconde, attendu que cette idée de causalité est une induction, chose qui n'est ni visible, ni tangible. Même raisonnement sur toutes les inductions de causalité que l'on tire à l'occasion des phénomènes de la nature ; comme on les a d'abord tirées des phénomènes que l'art a pu produire. Exemple : il y a des alternatives de pluie et de beau temps, de chaleur et de froid ; il y a des tremblemens de terre, des sources d'eau bouillantes, des plantes et des animaux qui présentent à l'observateur des fonctions diverses, etc. Nous n'avons pas été plus tôt frappés de ces phénomènes, que nous sommes persuadés que chacun d'eux a sa cause particulière, son but, ses moyens, etc., quoique ni la cause, ni le but, ni les moyens ne frappent aucun de nos sens.

On a prouvé, page 158 de cet ouvrage, que ces jugemens de causalité sur les phénomènes de la nature ne sont que des comparaisons dictées par l'induction ; mais il s'agit ici de l'induction elle-même : c'est l'induction dont on veut faire un phénomène indépendant du système nerveux. La raison qu'on allègue c'est que l'induction ne se fait pas par les sens de la vue, de l'ouïe, du toucher, du goût, de l'odorat... Eh! messieurs, qui jamais a songé à vous soutenir le contraire ? Si les inductions que vous citez et celles qui constituent votre raisonnement et le nôtre dans la discussion actuelle, ne sont pas faites par les sens, elles sont faites par le cerveau; comme il résulte de nos considérations sur le développement de l'appareil nerveux, et des argumens consignés page 158 et suiv... Leur objection se réduit donc à ceci : le *phénomène de l'induction diffère du phénomène de la perception d'un corps*. Oui sans doute, disons-nous ; il en diffère, en ce que l'induction est la suite de la perception, c'est-à-dire se manifeste après la perception, et en conséquence de la perception. Mais cela n'empêche pas que le cerveau ne soit aussi nécessaire à l'une qu'à l'autre ; seulement il fait l'une plus facilement et plus fréquemment que l'autre. C'est à l'observation à faire ensuite connaître les causes appréciables de ces différences.

Ils disent que l'induction, par exemple le rapport d'égalité entre deux quantités, comme quand on affirme que deux, d'une part, sont égaux à deux, d'une autre part, ils disent que ce rapport échappe aux sens, à l'imagination, parcequ'il est invisible, intangible, et n'a pas d'existence concrète... Sans doute, mais si l'on veut affirmer la même chose d'une perception simple, on le fera avec la même facilité. La perception du blanc et du noir, comme celle du rond et du carré, ne sont des choses ni visibles, ni tangibles, ni concrètes : il n'y a que les corps à l'occasion desquels nous avons eu ces perceptions, et les organes sensitifs qui nous les ont fournies, qui jouissent de ces qualités. Les ontologistes conviennent que nous avons les idées des corps, parceque nous avons des organes sensitifs : que n'avouent-ils aussi que nous avons les inductions, parceque nous avons un cerveau? Nous leur en avons fourni assez de preuves dans cet ouvrage. Ils refusent de l'avouer parcequ'ils ne le voient pas. Il faut donc aussi qu'ils nient que la perception d'une couleur se fait par le cerveau, car sans cerveau l'œil ne donne point l'idée des couleurs; et l'on ne voit pas plus s'opérer la perception du blanc et du noir, que l'on ne voit s'opérer le phénomène de l'induction. Mais l'observation par les sens, faite sur les autres après l'avoir été sur soi-même, apprend que la perception du blanc, et l'induction qu'il diffère du noir, sont également des opérations du cerveau. Mais, comme nous l'avons montré dans le corps de l'ouvrage, les psychologistes font la faute de juger l'homme sur leur sentiment intime, sans se donner la peine de vérifier leurs jugemens par l'épreuve des sensations.

Après avoir induit, des fonctions du système nerveux mal observées, l'existence d'un principe étranger au système nerveux, les ontologistes psychologistes confient à ce principe tout ce que leur ignorance des faits qui composent l'histoire de l'homme ne leur permet pas d'expliquer. La pensée ayant été abstraite du système nerveux, ils la font agir comme un être; ils lui confient la certitude, la preuve, la réalité; en un mot, ils la traitent comme si elle était tout dans l'homme : puis ils lui superposent une autre entité qu'ils désignent par un autre nom, dont cette pensée n'est plus alors que le témoignage ou l'expression. Voilà des métamorphoses hypothétiques, et ils n'en sont point effrayés. Toute la morale est traitée d'après cette base.

Nous leur disons : Vous êtes les dupes des phénomènes intellectuels. Vous prenez le mot qui les rappelle pour la cause de ces phénomènes. Nous vous l'avons déjà prouvé par l'histoire des phénomènes et de leurs instrumens : nous allons vous fournir une autre espèce de preuves. *Vous dites :* C'est l'esprit, qui n'est point une matière nerveuse, c'est l'esprit qui perçoit, sent, raisonne, veut, prévoit, etc. *Nous disons :* C'est le système nerveux qui fait tout cela. *Vous répondez :* Comment pourrait-il le faire? *Nous répliquons :* Nous n'en savons rien, et nous ne cherchons plus à le savoir, parceque nous avons reconnu que cela était impossible. Vous vous étonnez de notre résignation, et vous ajoutez : Nous le savons, nous. C'est parceque l'esprit est dans la matière nerveuse. Dans ce cas, répliquons-nous, faites-nous voir comment il opère. Sur cela vous prenez la parole et vous faites agir votre esprit, qui n'est pas matière, comme agirait un homme qui est vraiment matière : c'est-à-dire que vous nous répétez ce que nous savons aussi bien que vous sur les fonctions de l'homme. En effet, quelque torture que vous vous donniez pour faire, de l'esprit agissant, une histoire qui diffère de l'homme agissant, l'identité est d'abord parfaite. C'est un homme imaginaire que vous placez dans le cerveau, ainsi que nous vous l'avons démontré dans cet ouvrage, et vous faites faire à cet homme de votre création, qui n'a, dites-vous, rien de commun avec l'homme matériel, mais qui dans le fait n'en diffère que par le nom que vous lui avez imposé, vous lui faites faire d'abord ce que fait un homme matériel. Je ne sais si vous vous en apercevez; mais, pour lui ôter la ressemblance, vous lui prêtez ensuite des actes que l'homme matériel ne fait pas. Tantôt vous le faites agir comme un animal, tantôt comme une plante, d'autres fois comme un corps inerte, ou comme un impondérable. Quand vous voulez un être plus relevé, un génie, un être intermédiaire entre Dieu et les hommes, vous cumulez en lui, chose arbitraire, tout ce qui vous paraît étonnant, singulier, dans les phénomènes expliqués, comme dans les inexplicables, et, pleins d'une vive émotion, vous vous prosternez devant ce prodige. Les mots ne suffisent plus à votre enthousiasme, parce que vous vous êtes échauffés par la contemplation de votre idole, et que vous avez fait naître en vous de véritables passions.

Voilà ce que vous faites : et vous croyez aller plus loin que nous. Oui, vous allez plus loin; mais c'est dans l'hypothèse, c'est dans l'idéal que vous cheminez. Si maintenant nous dégageons de vos descriptions pompeuses de *l'être*, tout ce qui est applicable aux corps qui nous sont connus ; si nous réduisons vos multiplications gratuites de qualités à ce qui peut être prouvé, il se trouvera en définitive, ou que vous n'aurez rien dit du principe prétendu différent du système nerveux, qui n'ait été dit de l'homme lui-même; ou que ce que vous en aurez dit de plus n'étant susceptible d'aucune preuve, ne pourra être considéré que comme hypothétique et imaginaire, s'il ne mérite pas encore de plus le titre d'absurde.

Nous pouvons en conclure que vous n'avez rien dit de certain sur le *comment* de la faculté de percevoir, de raisonner, de vouloir, et que ce comment ne vous est pas plus connu qu'à nous. Passons maintenant au second point que nous nous sommes proposé de traiter dans ce supplément.

M. Cousin vient de perfectionner les catégories d'Aristote et celles de Kant, pour en faire les élémens de la raison, qui est le principal mobile de sa philosophie. Ce perfectionnement prouve d'abord que la raison n'est pas pour les écoles ontologiques un phénomène nécessairement un, observable par les sens, et sur lequel tout le monde soit forcé d'être d'accord, mais qu'elle est une entité factice, qui varie au gré des philosophes. La raison, telle que la conçoit M. Cousin, lui est, objectera-t-il, révélée par la conscience; mais nous avons prouvé dans cet ouvrage que la conscience n'était qu'un résultat des perceptions fournies par les sens tant internes qu'externes. Nous avons donc le droit de soumettre les élémens ou les catégories du philosophe français à l'expérience des sens, c'est-à-dire de rechercher si les perceptions sensitives sont l'origine de ces élémens, et comment elles ont pu les produire. Nous serons court pour ne pas trop grossir ce volume, d'autant que nous pouvons renvoyer au corps de l'ouvrage.

Les élémens de M. Cousin sont, 1° RELATIVEMENT AU NOMBRE, *l'unité et la multiplicité*... Ce sont des idées résultant *A* de l'action des sens, agissant sur le cerveau, *B* de l'action du cerveau réagissant d'après l'influence des sens; et les comparaisons que l'on fait des nombres entre eux sont des inductions qui, comme toutes les inductions possibles, sont aussi des phénomènes de l'action cérébrale. Le comment de tout cela reste inconnu [1].

2° RELATIVEMENT A L'ESPACE, *il est déterminé ou borné ; il est indéterminé ou absolu*... L'idée d'espace déterminé est un produit de la perception sensitive. L'idée d'espace indéterminé n'existe pas comme idée simple : on n'y voit que l'énoncé d'une induction hypothétique attestant notre ignorance et notre routine.

[1] Nous prions les lecteurs de ne pas oublier que le point de dissidence entre les physiologistes et les spiritualistes est là, et ne peut être que là. Or voici le résumé de la manière dont nous avons traité cette question : nous avons prouvé par les faits que tous les phénomènes instinctifs et intellectuels sont des actes de l'irritabilité du système nerveux, mais nous avons refusé d'en expliquer le comment : nous distinguons essentiellement le fait de la production de la pensée par le cerveau, d'avec l'explication de ce fait ; tandis que les spiritualistes déduisent l'impossibilité du fait lui-même de l'impossibilité de son explication, et placent dans le cerveau une entité pour fournir cette explication. Nous répliquons que cette entité est une hypothèse. Voilà toute la question. Elle est traitée fort au long dans la première partie de l'ouvrage, et toutes les réponses qui vont suivre ne font que rappeler les démonstrations par lesquelles nous avons prouvé, 1° que l'opinion des physiologistes est l'expression des faits ; 2° que l'opinion des spiritualistes repose sur une hypothèse.

3° RELATIVEMENT A L'EXISTENCE, *la qualité absolue ou relative*... Nos sens ne nous font connaître que l'existence relative. L'existence absolue n'est qu'une induction hypothétique sur laquelle nous ne pouvons disserter sans faire un roman.

4° RELATIVEMENT AU TEMPS, *il est déterminé ou il est absolu, ce qui donne l'éternité*... Nous avons l'idée du temps par la succession des impressions faites sur nos sens, et nous le comparons toujours à une ligne tracée dans l'espace, c'est-à-dire que nous le matérialisons malgré nous. Du reste, n'ayant aucune idée sensitive sur la durée précise des impressions successives qui composent le temps, nous ne pouvons en parler que par hypothèse. Ainsi, quand nous disons que les choses ont toujours existé, et qu'elles existeront toujours, ou qu'elles ont eu un commencement et qu'elles auront une fin, nous ne pouvons donner de preuves ni de l'un ni de l'autre. Nous parlons d'après deux hypothèses, fondées, la première, sur ce que, ne pouvant concevoir le néant, dont nous n'avons aucun exemple, nous prenons le parti de le nier; la seconde, sur ce que nous jugeons du commencement de l'univers par le commencement de quelque corps de cet univers, sans avoir réfléchi que tout n'y est que transformations.

5° RELATIVEMENT AUX FORMES, *elles sont finies, déterminées, limitées, mesurables; mais elles ont un principe qui n'est ni limité, ni fini, ni mesurable...* Les idées des formes sont le produit de nos perceptions sensitives. Celle de leur principe est une induction qui rentre dans les causes premières. L'auteur n'a rien dit des *couleurs*, des *consistances* et des *températures;* mais elles sont sur la même ligne que les formes, quoiqu'on les attribue à des corps étrangers à ceux où nous croyons les percevoir. Tous ces mots rappellent des perceptions que nous avions en même temps que celles des corps qui ont frappé nos sens, perceptions que nous avons abstraites les unes des autres, parceque ces mêmes corps nous ont émus de plusieurs manières. Or, si nous les isolons des corps, ces perceptions ne sont plus que des modifications de nous-mêmes, et nous ne pouvons, sans hypothèse, leur attribuer une existence indépendante des corps et de notre système nerveux.

6° RELATIVEMENT AU MOUVEMENT OU A L'ACTION, *on le conçoit borné, secondaire et relatif, ou absolu et cause première...* L'idée d'action est complexe; elle embrasse une foule de phénomènes que nous connaissons complètement ou incomplètement, suivant qu'ils s'éloignent ou se rapprochent de la cause première. Mais ici, comme dans les catégories précédentes, nous éprouvons de la tendance à juger de l'inconnu par le connu. C'est ainsi, c'est-à-dire, par induction hypothétique, et non autrement, que nous formons l'idée de l'absolu ou de la cause première ; et nous n'en pouvons rien dire que par le même procédé : ce qui porte le sage à s'abstenir de toute dissertation sur sa nature.

7° RELATIVEMENT A TOUS LES PHÉNOMÈNES QUI SE PASSENT EN NOUS ET HORS DE NOUS, *nous avons les idées de la manifestation ou apparence, et de quelque chose qui n'est pas cela, et c'est l'être en soi : ainsi nous distinguons apparence et réalité...* Cette proposition est d'un vague affligeant. On peut bien dire que quelquefois nos sens nous trompent sur l'existence de certains corps ; mais on ne peut pas avancer d'une manière générale que les corps qui frappent nos sens ne soient que des apparences illusoires ; car il faudrait nous mettre en doute nous-mêmes, et nous n'aurions pas le droit de discuter la question. Que veulent dire les philosophes avec leur être distingué des apparences ? Abstraire l'être des apparences est ici, si nous avons bien compris, la même chose qu'abstraire, de la matière, les forces ou la force première. Seulement l'abstraction est ici appliquée à l'existence, au lieu de l'être au mouvement et aux changemens de forme de la matière... D'abord, n'ayant par les sens l'idée d'aucune production *ex nihilo,* nous ne pouvons en parler que d'après de fausses comparaisons; puis, s'il s'agit de ce qui *est,* considéré sans production, nous ne connaissons non plus que ce qui frappe nos sens. Les corps sont dans un état perpétuel de métamorphose, c'est-à-dire frappent nos sens sous différentes formes successives, et *sont* dans un état multiforme. Voilà tout ce que nous savons, parceque voilà tout ce que nos sens nous apprennent. Si nous parlons ensuite d'un être fixe, qui préexiste et préside à tous ces êtres mobiles, comme nos sens ne nous l'ont point montré, nous ne pouvons le concevoir que par induction comparative, c'est-à-dire que nous n'en avons que le sentiment, et que nous ne pouvons en disserter que par hypothèse.

8° Relativement a la pensée, *notre raison,* dit-on, *en conçoit de relatives à ceci, à cela, à des choses qui pourraient ne pas être ; et de plus, elle conçoit le principe de la pensée qui passe dans toutes les pensées sans s'y arrêter...* La pensée étant un mode d'action du cerveau, son principe appréciable ne peut être que la substance cérébrale irritable, mise en action par des excitations faites sur les sens, et son principe inappréciable, qu'une cause première. Ce n'est donc que par une métaphore ou une comparaison vicieuse, rien n'étant analogue à la pensée, qu'on peut abstraire ce principe et le faire passer successivement par plusieurs pensées.

9° RELATIVEMENT AU MONDE MORAL, *on aperçoit le beau, le bon, et l'on y transporte invinciblement les catégories du fini et de l'infini; ce qui prend ici la forme de l'imparfait et du parfait, du beau idéal et du beau réel, du saint dans sa pureté non souillée...* Les expressions *monde moral* sont figurées. Elles ne peuvent représenter que les pensées des hommes, c'est-à-dire des cerveaux agissant dans certains modes en vertu de leur irritabilité; et comme dans cela se trouvent des perceptions venant des viscères, aussi bien que des sens externes, ces expressions doivent rappeler l'ensemble nerveux en action sous l'influence de tous les modificateurs de la nature. Ainsi considéré, l'homme a des perceptions plus ou moins agréables par la sensation générale de plaisir qui s'y rattache; plus ou moins favorables à l'exercice de ses fonctions de conservation, de reproduction et d'observation; plus ou moins propres à satisfaire le besoin qu'il éprouve d'être content de lui-même, et sous ces deux derniers rapports, encore agréables. Les qualifications de beau et de bon sont d'abord données aux corps; puis on les donne aux perceptions qui les rappellent, et enfin à une entité factice qu'on leur substitue. Vient ensuite l'habitude des comparaisons hypothétiques, qui porte l'homme à multiplier ces qualités qu'il a désormais personnifiées, comme il multiplie l'espace et le temps : c'est la même opération intellectuelle. Hé bien, c'est cette multiplication hypothétique qui lui fait trouver fini ce qu'il croyait infini, et imparfait ce qui lui semblait parfait. C'est elle qui lui donne les idées abstraites de sainteté, de pureté non souillée, car il ne saurait croire que la cause des émotions de respect et de vénération qu'il éprouve puisse résider dans des êtres qui ne seraient pas fort au-dessus de lui. Il ressemble à l'amant qui divinise sa maîtresse, son amour-propre lui insinuant qu'une simple mortelle ne pourrait inspirer tant de passion. Mais l'ontologiste va plus loin; car il forme de toutes pièces, avec des qualités sans corps, multipliées par hypothèse jusqu'à l'infini, des entités qui ne représentent autre chose que... la vive excitation de son système nerveux.

Telle est aussi la source des idées morales

opposées aux précédentes; j'entends celles de laideur, méchanceté, impureté, profanation. Elles sont d'abord suggérées à l'homme par les sensations pénibles qu'il perçoit pendant l'exercice de ses fonctions, et par les obstacles qu'il trouve à leur accomplissement. Elles devraient, comme les précédentes, ne représenter autre chose que des perceptions en rapport avec les corps qui les ont produites; mais après les avoir personnifiées par une première hypothèse, l'homme les multiplie par une seconde, comme il l'a fait pour les précédentes, et il arrive à l'extrême laideur, à l'horrible, à l'abominable, à l'exécrable, jusqu'à ce que l'excès de son émotion intérieure soit tel qu'il ne trouve plus d'expression correspondante. Mais remarquez aussi que les émotions douloureuses se multiplient infiniment plus que les émotions agréables, et que celles-ci, par leur excès, se convertissent en douleurs, quand elles ne font pas perdre tout sentiment. La nature se fait obéir par le plaisir et par la douleur; mais, de ces deux ministres, le second est incomparablement le plus puissant et le plus occupé. Telle est la raison pour laquelle les sectes religieuses ont été, dans leurs promesses sur l'avenir, si fécondes en tourmens pour les criminels, et si stériles en jouissances pour les gens de bien.

Nous trouvons dans ces considérations physiologiques l'explication des fureurs du fanatisme, et de l'atroce raffinement des supplices inventés pour le régicide et le sacrilége. En effet, plus les hommes ont l'habitude des hypothèses, plus ils éprouvent d'exaltation dans leurs émotions intérieures ; une première multiplication hypothétique des qualités attribuées à l'entité factice en produit une seconde, une vingtième, une centième ; et les émotions croissent dans la même proportion, car ce sont elles-mêmes qui ont provoqué ces multiplications hypothétiques. Mais comme les émotions agréables ont une durée et une mesure beaucoup plus limitées que les douloureuses, les passions fondées sur la tristesse et sur la colère s'élèvent toujours beaucoup plus haut que celles qui ont pour base la joie et le bonheur. Après s'être complu durant une courte jeunesse à se multiplier les jouissances de l'amour, et l'on sait jusqu'à quel point l'hypothèse y contribue ; après s'être abandonné aux plaisirs de la table, à ceux que lui promet la curiosité dans la recherche des objets nouveaux, à ceux de l'amour-propre, etc., l'homme sent se former en lui d'autres désirs. Il n'a pas perdu ces premières jouissances, mais elles ne remplissent plus tous ses instans; car l'illusion qui prolongeait le charme de l'amour, de la table, des objets et des spectacles nouveaux, d'un petit succès qui flatte la vanité, s'est dissipée par l'effet inévitable de l'habitude. Il lui reste de l'activité à dépenser, elle peut prendre bien des directions; mais si malheureusement elle est dirigée vers les hypothèses sur les causes premières, l'homme arrive par degrés, et de toute nécessité vu les contrariétés que lui suscitent ceux qui pensent d'une autre manière, il arrive, nous le répétons, à l'intolérance, et très souvent au fanatisme et à la férocité. Il y parvient pour la cause des rois ou du sénat, aussi bien que pour celle des dieux : car c'est la même abstraction première, la même multiplication hypothétique qui préside aux métamorphoses de toutes ces idées complexes. Voilà le premier pas fait; mais une fois que les émotions dans le sens de l'amour-propre blessé, et de la colère qui réagit en conséquence, se sont fortement développées chez les chefs des peuples par l'influence des multiplications hypothétiques, ces émotions se transmettent et se propagent dans les masses par les lois de l'imitation dont le pouvoir est immense : c'est ainsi que la férocité devient populaire. L'histoire de tous les peuples, dont les plus doux ont au moins sacrifié, dans les premiers temps de leur civilisation, quelques victimes humaines à leurs dieux, en fournit des preuves surabondantes. Nous avons présentement sous les yeux d'autres preuves du même genre qu'il est inutile de citer. Nous ajouterons seulement que les passions haineuses et cruelles sont toujours en raison directe de l'irritabilité du système nerveux, et par conséquent de l'encéphale : on en voit assez la cause, et c'est elle qui nous explique pourquoi les peuples du Midi se sont toujours montrés plus fanatiques et plus féroces que ceux du Nord.

Pour remplir définitivement l'objet que nous nous sommes proposé par ce Supplément, nous inférerons de tous les faits et de tous les raisonnemens consignés dans cet ouvrage, 1° que les explications des psychologistes sont des romans qui n'apprennent rien de nouveau ; 2° qu'ils n'ont aucun moyen de donner les explications qu'ils promettent ; 3° qu'ils sont dupes des mots qu'ils emploient pour disserter sur des choses incompréhensibles ; 4° que les physiologistes sont les seuls qui puissent parler avec autorité sur l'origine de nos idées et de nos connaissances ; 5° et que les hommes étrangers à la science de l'organisation animale doivent se borner à l'étude des phénomènes instinctifs et intellectuels dans leurs rapports avec les différentes manières d'être de l'état social.

Cette matière est encore assez étendue pour occuper la vie d'un homme studieux, et assez intéressante pour lui inspirer de l'enthousiasme. On peut faire l'histoire de la philosophie, comme celle du genre humain, sans rien présupposer sur la manière dont les facultés des hommes que l'on est obligé de mettre en scène, se sont développées. Tous les signes abstraits du langage peuvent être employés comme des formules rappelant certaines scènes de la vie et certaines modifications de la pensée, sans qu'on se trouve obligé de personnifier intentionnellement ces signes. On peut développer des vues de rapport très étendues, embrasser un vaste ensemble de faits, dérouler un plan grandement conçu, et communiquer une solide instruction à ses auditeurs ou à ses lecteurs sans soutenir l'hypothèse des connaissances *à priori*. Le haut intérêt, les puissans motifs, les images attrayantes, entraînantes même, ne manqueront point parceque cette hypothèse aura manqué. L'élévation des sentimens ne peut aussi rien y perdre, car, d'une part, le respect pour le moteur suprême n'en sera point affaibli : la cause divine ne gagne rien à être revêtue des attributs de l'humanité ; elle ne peut que perdre, par ce travestissement, aux yeux du véritable philosophe, et tôt ou tard il est inévitable que le peuple arrive aussi à en dévoiler l'artifice. D'autre part, il y a dans l'homme des mobiles assez puissans pour le porter au bien, au juste, au sublime, et ces mobiles sont réels ; tandis que ceux que certains philosophes essaient de lui fournir par la doctrine dés absolus, doivent, comme hypothétiques, tomber un jour dans le discrédit. Il ne s'agit plus ici d'intérêt personnel calculé ni de la volupté, comme mobiles de nos actions, mais de quelque chose de plus vrai et de plus digne du rôle que nous remplissons dans l'univers. Nous avons tous les principes de la bonté, de la charité, du dévouement, de l'héroïsme le plus sublime, dans cet instinct d'amour qui nous pousse vers nos semblables, dans ce besoin de notre propre estime, et dans ce plaisir si doux, à nul autre comparable, que nous goûtons à nous sentir les auteurs ou les promoteurs d'une action qui fait des heureux. Ces principes sont en nous ; ils y sont indépendamment de toute opinion apprise ou déduite sur leur cause première ; ils y sont par l'organisation de notre système nerveux cérébral avec lequel ils se sont développés ; mais ils s'y trouvent à côté des mobiles qui nous poussent vers les actions blâmables. Ainsi, au lieu de construire des hypothèses sur leur cause première, ou de personnifier ces instincts, artifice dont les hommes à inclinations perverses s'aperçoivent, et dont ils profitent pour autoriser leurs crimes, attachons-nous à développer ces germes de félicité publique et particulière, par un système d'éducation fondé sur les exemples de justice, de probité, de grandeur d'âme, de dévouement pour les hommes et pour la société ; en un mot, faisons naître l'habitude de bien faire : il n'y a là ni déception, ni hypothèse, ni sophisme que le méchant puisse rétorquer en faveur de ses coupables penchans.

Paris, le 17 mai 1828.

FIN.

TABLE DES CHAPITRES.

SECONDE PARTIE.

FIN DE LA TABLE DES CHAPITRES.

TABLE ALPHABÉTIQUE.

FIN DE LA TABLE ALPHABÉTIQUE.

FAUTES A CORRIGER.

Page 265, ligne 25, au lieu de *et non par*, lisez *et non pas*.

Page 272, ligne 17, au lieu de *des nerfs*, *des sens*, lisez *des nerfs des sens*.

Page 362, ligne 16, au lieu de *Paris* 18.., lisez *Paris* 1827.

Page 374, ligne 2, au lieu de *lipemanie*, lisez *lypémanie*.

Page 394, ligne 14, au lieu de *atteints*, lisez *atteintes*.

Page xxvi, ligne 18, au lieu de *connaissances normales et anormales*, lisez *connaissances de la physiologie normale et anormale*.

Page xxviij, ligne 20, au lieu de *comme elle le fit*, lisez *comme il le fit*.

p. 250–51.

www.ingramcontent.com/pod-product-compliance
Ingram Content Group UK Ltd.
Pitfield, Milton Keynes, MK11 3LW, UK
UKHW022318190726
13856UKWH00001B/83